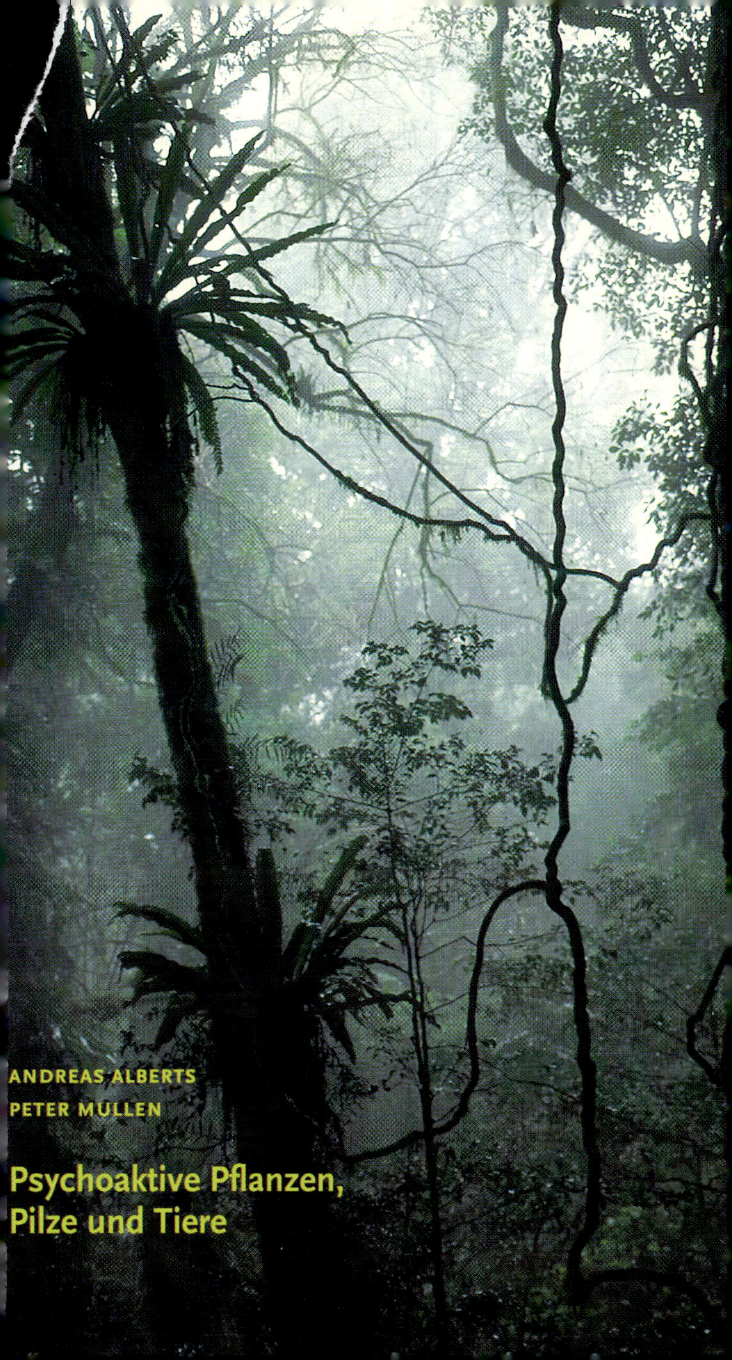

ANDREAS ALBERTS
PETER MULLEN

Psychoaktive Pflanzen, Pilze und Tiere

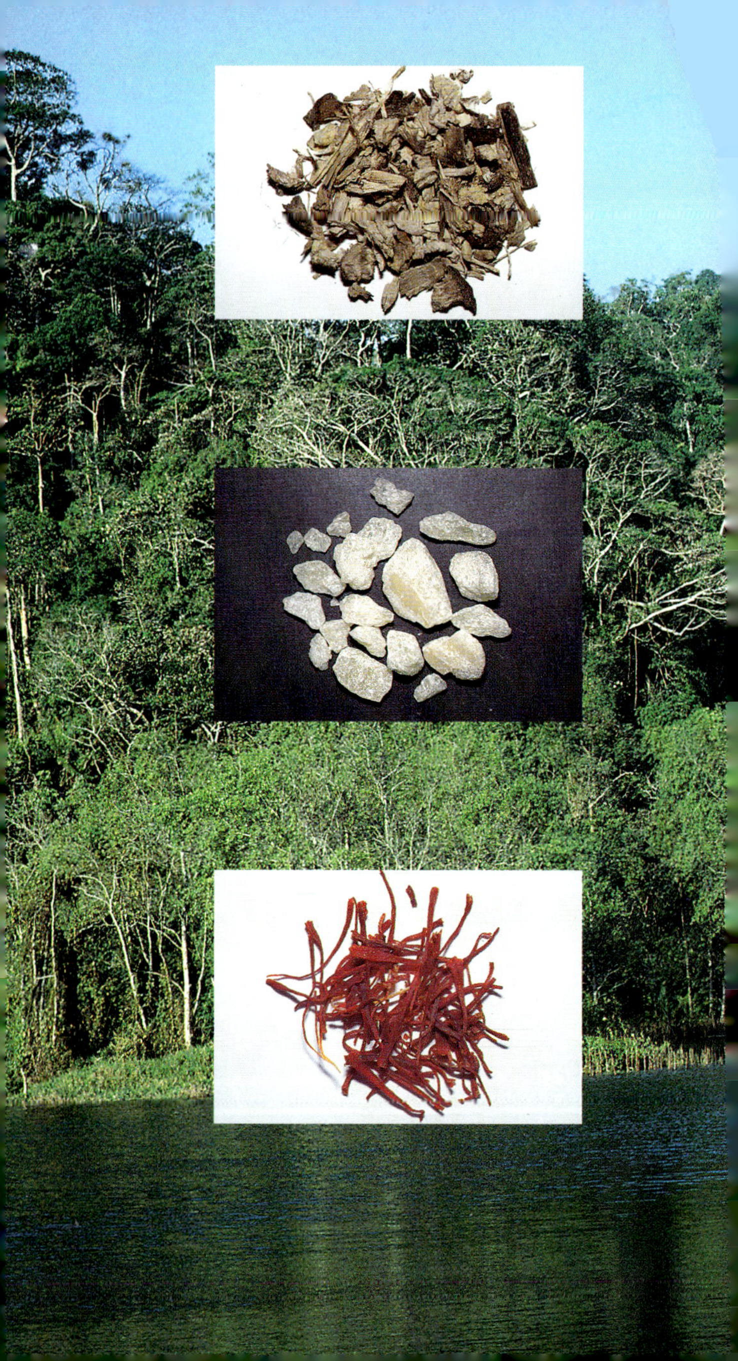

ANDREAS ALBERTS
PETER MULLEN

Psychoaktive Pflanzen, Pilze und Tiere

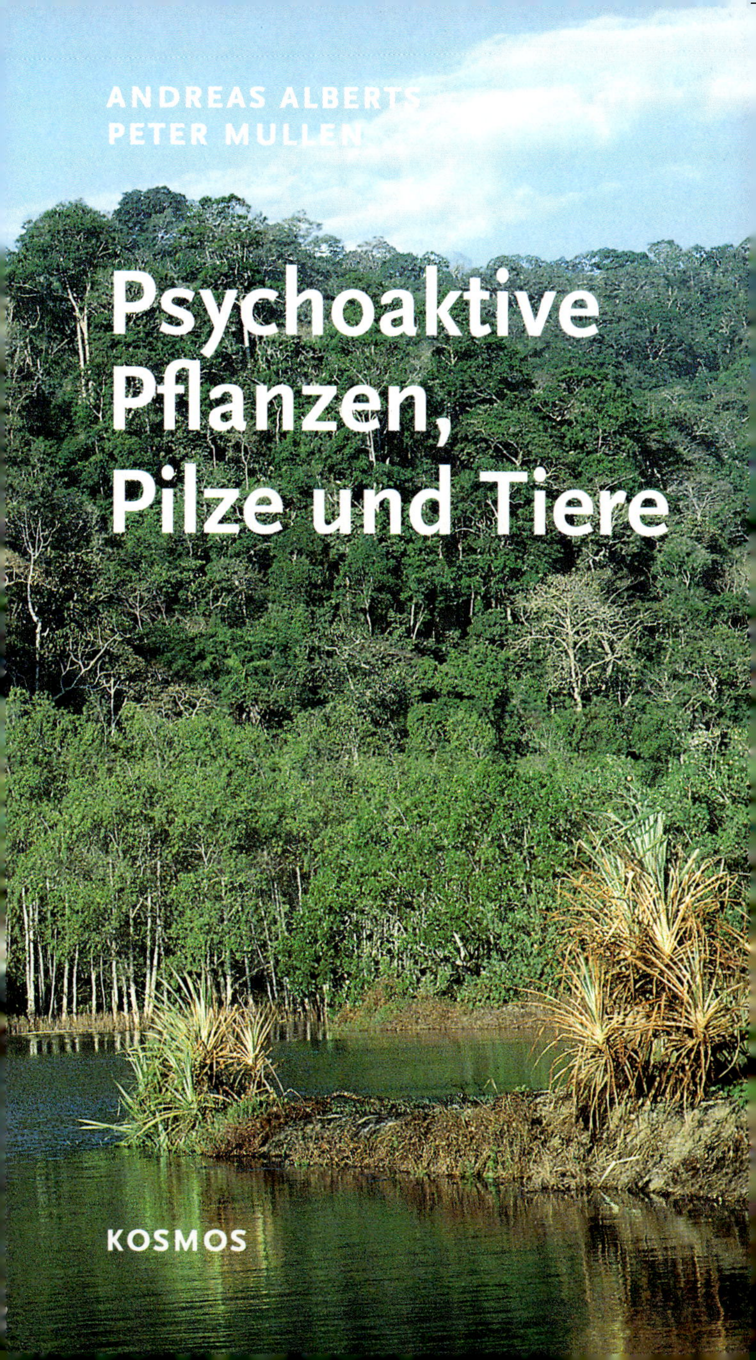

KOSMOS

Mit 172 Farbfotos und 37 Formelzeichnungen

Fotografien: PETER MULLEN (Bildagentur SUNBIRD IMAGES) mit Ausnahme: S. 151 unten und 193 oben von ANDREAS ALBERTS; S. 181 von HANS E. LAUX; S. 245 unten von MANUELA KIRSCHNER; S. 241 unten von GEORG POHLAND (Bildagentur SUNBIRD IMAGES); S. 243 oben von Dr. HUBERT BOSCH. Die Abbildung des Yopo-Schnupfbestecks (S. 25) entstand mit freundlicher Genehmigung von T. WINTER. Die Abbildung auf S. 13 (Pfeifensortiment) entstand mit freundlicher Genehmigung von „The Headshop", Burgplatz 2 – 3, D-40213 Düsseldorf.

Für Rat und Unterstützung möchten wir uns bedanken bei: E. ALBERTS, K. ALBERTS, Prof. Dr. A. W. ALFERMANN, Prof. Dr. R. BAUER, S. M. BLANCO, Dr. W. GELIUS-DIETRICH, K. HAMBLOCH, Prof. Dr. H. M. JAHNS, T. C. JOHN, H. LÖSCHPER, G. MEYER-WIEL, Dr. A. MULLEN, A. MULLEN, I. MULLEN, Dr. R. RIEHL, Dr. U. SANTORÉ und den GärtnernInnen des Botanischen Gartens der HEINRICH-HEINE-UNIVERSITÄT Düsseldorf.

Umschlaggestaltung von FRIEDHELM STEINEN-BROO, Pau (Spanien) unter Verwendung je eines Dias von MULLEN (Schlafmohn), KAHL (Feuersalamander) und POTT (Fliegenpilz)

Lektorat: BÄRBEL OFTRING

Herstellung: SIEGFRIED FISCHER

Zu den Abbildungen auf den Seiten 1 und 2/3:

Regenwald, Nordaustralien (1); Urwaldlandschaft, Java (2/3); die Abbildungen in den Kästen: Kava-Kava (*Piper methysticum*; 2, oben); Weihrauch (*Boswellia sacra*; 2, Mitte); Safran (*Crocus sativus*; 2, unten)

Die Deutsche Bibliothek – CIP-Einheitsaufnahme

Ein Titelsatz für diese Publikation ist bei

Der Deutschen Bibliothek erhältlich

ISBN 3-440-08403-5

Printed in Czech Republik/Imprimé en République tchèque

Satz: A. ALBERTS, P. MULLEN, T. C. JOHN

Repro: Typomedia Satztechnik Ostfildern

Druck und Bindung: Těšínská Tiskárna AG, Český Těšín

Haftungsausschluss

Dieses Nachschlagewerk soll nicht zum Gebrauch psychoaktiver Drogen anleiten oder auffordern, es dokumentiert auf wissenschaftlicher Basis Pflanzen-, Pilz- und Tierarten, deren Varietäten im kulturellen oder religiösen Leben vieler Stammeskulturen und Volksgruppen von Bedeutung waren oder noch sind. Es wird darauf aufmerksam gemacht, dass viele der beschriebenen bzw. abgebildeten Arten den Betäubungsmittelgesetzen der betreffenden Länder unterstehen. Insbesondere wird keine Haftung für die Richtigkeit der Angaben zur Dosierung und Applikation psychoaktiver Substanzen übernommen, auch wenn gerade hier auf Korrektheit geachtet wurde und diese Angaben dem Wissensstand bei Fertigstellung des Werkes entsprechen. Dennoch sollte jeder Benutzer in Eigenverantwortung evtl. vorhandene Beipackzettel bzw. weitere Literaturangaben verwenden, um gegebenenfalls Abweichungen der dort gegebenen Dosierungsempfehlungen und Kontraindikationen festzustellen. Dies gilt besonders für selten verwendete oder wenig erforschte Präparate und bei denjenigen, die vom Bundesgesundheitsamt (BGA) in ihrer Anwendbarkeit eingeschränkt worden sind, außerhalb der Bundesrepublik gelten die Vorschriften der dafür zuständigen Behörden.

Vorwort

„Drogen“ * und Rauschmittel faszinieren den Menschen seit Jahrtausenden und sie sind eng mit Kultur, Geschichte und Religion vieler Völker verbunden. Das Interesse an Wirkstoffen natürlicher Herkunft, insbesondere auch für medizinische Anwendungen, hat in letzter Zeit stark zugenommen. Die Autoren ANDREAS ALBERTS und PETER MULLEN beschreiben im vorliegenden Buch erstmals in Form eines handlichen Naturführers 110 Pflanzen, Pilze und Tiere, die in den verschiedensten Kulturkreisen unserer Erde auf Grund ihrer anregenden, beruhigen, aphrodisierenden, halluzinogenen bzw. ihrer allgemein psychoaktiven Wirkung verwendet wurden oder werden. Sowohl interessierte Laien wie auch Naturwissenschaftler und Ärzte finden in diesem Buch genaue Informationen zu den jeweiligen Drogen und ihren Inhaltsstoffen. Der erste Teil des Buches gibt allgemeine Hinweise zur Sammlung und Aufbewahrung der Drogen. Der zweite Teil stellt jede einzelne Droge mit einer farbigen Abbildung vor, beschreibt sie ausführlich und geht auf verwandte Arten ein. Besonderer Schwerpunkt liegt auf der Wirkung der jeweiligen Droge. Im abschließenden dritten Teil werden die wirksamen Inhaltsstoffe beschrieben und mit ihren chemischen Formeln dargestellt. Das Buch enthält ein ausführliches Stichwortverzeichnis. Es sind die wissenschaftlichen, die deutschen und volkstümlichen Artnamen sowie die Inhaltsstoffe in alphabetischer Reihenfolge aufgeführt und erleichtern so die Verwendung des Buches.

Ich wünsche diesem informativen Buch eine weite Verbreitung.

Düsseldorf, im Oktober 1999

Prof. Dr. A. W. ALFERMANN

* unter „Droge“ versteht der Laie gewöhnlich Pflanzen, Pilze, Tiere und auch Chemikalien mit psychoaktiver Wirkung. In der pharmazeutischen Wissenschaft werden getrocknete Tier-, Pilz- oder Pflanzenteile, die für medizinische Zwecke genutzt werden können, als „Droge(n)“ bezeichnet. In diesem Sinne würden auch schwarzer oder grüner Tee Drogen darstellen.

Inhalt

Einleitung

Artenteil

PFLANZEN:

Zu diesem Buch

Dieser Naturführer zeigt 110 der wichtigsten psychoaktiven Pflanzen, Pilze und Tiere dieser Erde in Wort und Bild. Das Buch ist in drei Teile gegliedert.

- Die Einleitung gibt dem Leser eine Einführung in die wichtigsten Begriffe, die Systematik und Biologie der Drogen und Rauschmittel und geht auf Ernte, Trocknung, Aufbewahrung sowie auf die Qualitätsprüfung von Arzneipflanzen und Drogen ein.
- Die Arten im Bestimmungsteil (Artenteil) sind nach dem jeweiligen Organisationstyp (Pflanzen, Pilze, Tiere) in drei Hauptgruppen geordnet. Diese sind durch einen Farbcode gekennzeichnet.
- Im Anhang werden der chemische Aufbau und die Wirkung psychoaktiver Substanzen zusammengefasst. Die Strukturen von 37 psychoaktiven Wirkstoffen werden durch Formelzeichnungen dargestellt.

Da die Informationen über psychoaktive Drogen z. T. sehr lückenhaft sind und immer wieder gefährliche Szene-Gerüchte zu Anwendung und Dosierung solcher Stoffe in Umlauf gesetzt werden, ist es nicht verwunderlich, dass die Zahl der Vergiftungs- und Todesfälle in den letzten Jahren stetig zugenommen hat. Häufig wird die Gefährlichkeit solcher sog. „Bio-Drogen“ aufgrund ihrer natürlichen Herkunft, im Vergleich zu synthetischen Rauschmitteln unterschätzt, zumal Pflanzen, Pilze und Tiere meist die Ausgangsprodukte dieser Stoffe darstellen. Aus diesen Gründen enthält der Anhang ein Verzeichnis der Giftnotruf- und Informations-Zentralen im deutschsprachigen Raum (Deutschland, Schweiz und Österreich). Das Register am Ende Buches enthält die wissenschaftlichen, deutschen und volkstümlichen Artbezeichnungen sowie die psychoaktiven Wirkstoffe und erleichtert so das Auffinden der gesuchten Informationen.

Die Bezeichnungen der ebenfalls psychoaktiv wirksamen Gattungen und Arten, denen keine eigene Monografie gewidmet ist, sowie die der psychoaktiven Zubereitungen sind durchgehend **halbfett** ausgezeichnet.

Aufbau und Gliederung der Monografien im Artenteil

Die Arten im Bestimmungsteil sind alphabetisch geordnet. Jede Monografie enthält in einem farbigen Kasten die Überschrift mit der wissenschaftlichen (lateinischen oder griechischen) Gattungs- bzw. Art- und Autorenbezeichnung (z. B.: ***Mustera mustera*** **MUSTERM.**), die Synonyme, die allgemein übliche deutsche Bezeichnung, den wissenschaftlichen Namen der Familie (z. B.: ***Musteraceae***) und dahinter die deutsche Familienbezeichnung.

Die eigentliche Beschreibung der jeweiligen Art beginnt immer mit den **volkstümlichen Namen** (deutsche, englische u.a).

Dem folgen Hinweise zu **Verbreitung**, Herkunft und Anbau der Arten. Eine ausführliche und präzise **Beschreibung** ermöglicht die Bestimmung der entsprechenden Gattung oder Art. Bei Pflanzen ist nachfolgend die Blütezeit, bei Pilzen die Fruchtungszeit angegeben (fehlt bei Tieren).

Vorkommen bzw. bei Tieren der **Lebensraum** werden im nächsten Abschnitt zusammengefasst. Der Leser findet hier unter anderem Informationen zu Bodenbeschaffenheit, Temperatur u. a. Standortfaktoren.

Als **Drogen** werden in der pharmazeutischen Wissenschaft getrocknete Tier-, Pilz- oder Pflanzenteile, die für medizinische Zwecke genutzt werden können, als Drogen bezeichnet. In den Monografien folgt der internationalen Drogenbezeichnung i. d. R. die deutsche Bezeichnung der entsprechenden Droge. Auch kann der Text wichtige spezifische Merkmale (z. B. Farbe, Geruch oder Geschmack) der Droge beschreiben, auch finden die wichtigsten Stamm-Pflanzen (bzw. -Pilze und -Tiere) Erwähnung.

Die für die einzelnen Gattungen und Arten charakteristischen **Inhaltsstoffe** sind im gleichnamigen Abschnitt aufgelistet. Viele Arten werden seit Jahrtausenden, bis in die Gegenwart, von vielen ursprünglichen Stammesgesellschaften, aber genauso in den westlichen Industrienationen, wegen ihrer beruhigenden, anregenden, halluzinogenen, medizinischen oder anderen Eigenschaften verwendet.

Jede Art hat ihre eigene **Geschichte**, die in wenigen Worten (und Zahlen) erzählt wird.

Es folgen Angaben zur **traditionellen** und **medizinischen Verwendung**. Dem Leser werden hier in anschaulicher Art und Weise der traditionelle und psychoaktive Gebrauch näher gebracht sowie die Art der Zubereitung und Anwendung erläutert. Nicht vernachlässigt wurde dabei die Anwendung in Medizin, Ethnomedizin und Homöopathie. Aus vielen Arten konnten bereits wirkungsvolle Heilsubstanzen isoliert werden, andere sind erst unzureichend oder noch gar nicht auf solche Eigenschaften hin geprüft worden.

Charakteristisch für die in diesem Buch beschriebenen Arten ist die allgemein bewusstseinsverändernde **Wirkung**. Auf die psychoaktive und pharmakologische Wirkung sowie die z. T unangenehmen Nebenwirkungen wird abschließend eingegangen.

Eine Infozeile am Fuß jeder Seite gibt noch einmal kurz Auskunft darüber, um welchen Organisationstyp (Pflanze, Pilz oder Tier) es sich handelt. Wirkungen und besonders die möglicherweise lebensgefährlichen Nebenwirkungen sind hier stichwortartig zusammengefasst.

Was bedeutet psychoaktiv?

Psychoaktive Pflanzen, Pilze und Tiere, bzw. die daraus gewonnenen Produkte und Wirkstoffe, sind Drogen, die in Form einfacher oder aufwendiger Zubereitungen eingenommen werden, um auf die Psyche einzuwirken oder das Bewusstsein zu verandern, im weitesten Sinne also Drogen und Rauschmittel.

Drogen und Rauschmittel (Begriffe und Systematik)

> "Alle Dinge sind Gift und nichts ohne Gift, allein die Dosis macht, dass ein Ding kein Gift ist."
>
> ▸ **(Paracelsus: 1538)**

Gifte (gr.: τοξικον, φαρμακοϖ; engl.: Poisons, Toxins) sind Stoffe, die in einer bestimmten Dosis durch ihre chemischen oder physikalischen Eigenschaften toxisch wirken und unter Umständen den Tod herbeiführen können. **Vergiftungen** (engl.: Poisoning) treten bei schädlicher Wirkung von Giftstoffen auf. Der Grad der Vergiftung ist vor allem von der chemischen Substanz, ihrer Toxizität und Dosis, Einwirkungsdauer und -häufigkeit abhängig, ferner von individuellen Merkmalen des Patienten (Alter, Vorerkrankungen u. a.). Es wird zwischen akuter und chronischer Form unterschieden:

- **Akute Vergiftungen** kommen vor allem durch die Aufnahme von Arzneimitteln (z. B. suizidal), Haushalts-, Arbeitsstoffen, Nahrungs- und Genussmitteln, pflanzlichen und tierischen Giften zustande.
- **Chronische Vergiftungen** entstehen durch andauernde Exposition gegenüber z. B. Umwelt- oder Nahrungsgiften, Chemikalien oder durch chronischen Medikamentenabusus.

Toxikologie (engl.: Toxicology) ist die Lehre von den Giften bzw. Lehre von den schädlichen Wirkungen chemischer Substanzen auf lebende Organismen. Toxikomanie (gr.: μανια Wut) ist eine veraltete Bezeichnung für **Abhängigkeit**. Pharmakon (gr.: φαρμακον Heilmittel; engl.: Drug) hat zwei Bedeutungen 1. Wirkstoff; 2. Arzneimittel. **Pharmakologie** ist die Lehre von den Wechselwirkungen zwischen Arzneistoffen und Organismus. Sie wird unterteilt in Pharmakodynamik und Pharmakokinetik. Die **Pharmakodynamik** (gr.: δυναμιζ Kraft) untersucht die Einflüsse von Arzneistoffen auf den Organismus einschließlich Dosis/Wirkungsbeziehung, Nebenwirkungen, Wirkmechanismen und Toxikologie. Die **Pharmakokinetik** untersucht den Einfluss des Organismus auf Arzneistoffe, befasst sich so unter Erstellung **pharmakokinetischer Modelle** am intakten Organismus mit der Kinetik der Resorption, Verteilung, Metabolisierung und Ausscheidung von Arzneisubstanzen. Ziel ist es, Beziehungen zur Pharmakodynamik herzustellen und ein optimales Dosierungsschema zu entwickeln. Die **Pharmazeutische Biologie** (früher **Pharmakognosie**) befasst sich im wesentlichen mit der Erkennung und Bewertung von Arzneipflanzen. Die **Ethnobotanik** beschäftigt sich mit der Erforschung der kulturellen Verwendung von Pflanzen.

Psychostimulantien („Uppers")

Psychostimulantien (lat.: stimulare anstacheln; engl.: Psychostimulants; syn. Psychotonika) sind Psychopharmaka mit vor allem antriebssteigernder und psychisch anregender Wirkung, z. B. Kokain, Sympathomimetika vom Amphetamintyp, Koffein. Bei Daueranwendung Psychosen und Gefahr der Abhängigkeit.

Sedativa, Hypnotika, Narkotika („Downers")

Beruhigende, schlafferdernde, angstlösende und betäubende Substanzen, die mitunter Wahrnehmungsveränderungen bewirken. **Sedativa**

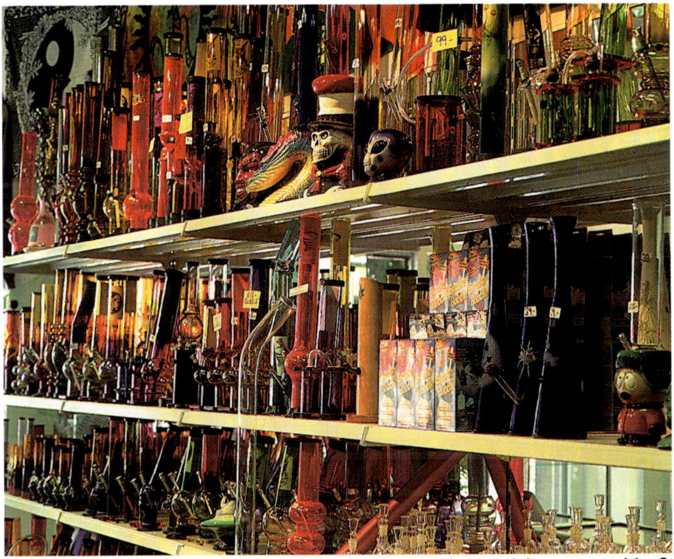

Pfeifensortiment (The Headshop, Düsseldorf)

(von lat. **sedativus** beruhigend), sog. **Beruhigungsmittel**. Psychopharmaka mit relativ unspezifischer Wirkung auf die Funktionen des Zentralnervensystems. **Schlafmittel** oder **Hypnotika** sind Pharmaka, die zur Beeinflussung von Schlafstörungen verwendet werden. **Narkotika** sind Pharmaka, die geeignet sind, eine Narkose herbeizuführen.

Halluzinogene („All Arounders")

Halluzinogene (engl.: Hallucinogens; syn. **Eidetika**, **Empathogene**, **Entaktogene**, **Entheogene**, **Psychedelika**, **Psychodysleptika**, **Psychotika**, **Psychotogene**, **Psychotomimetika**) sind Chemikalien, die Veränderungen in der Wahrnehmung, im Bewusstsein und in der Gemütslage hervorrufen, selten jedoch geistige Verwirrung, Gedächtnisverlust oder Desorientiertheit in Bezug auf Personen, Raum und Zeit bewirken, was sie von den Delirantien abgrenzt. Halluzinogene sind psychoaktive Substanzen mit der Fähigkeit akustische, visuelle, sensorische oder andere **Halluzinationen** hervorzurufen (z. B. Bufotenin, Ibotensäure, LSD, Mescalin, Psilocybin u. a.).

Systematik der betäubenden und erregenden Genussmittel

Nach Lewin, L. von 1927:

ERSTE GRUPPE▸ **Euphorica**, Seelenberuhigungsmittel. Stoffe, die des Verwenders Gefühls- und Empfindungsleben im weitesten Sinne des Begriffes und in irgendeinem Umfang mit erhaltenem oder teilweise ganz verschwundenem Bewusstsein mindern bzw. aufheben und ihm seelisches und körperliches Behagen auch mit Freisein von Affekten bewirken. In diese Reihe gehören Opium und seine Inhaltsstoffe, Morphin, Kodein usw. sowie Kokain.

ZWEITE GRUPPE▸ **Phantastica**, Sinnestäuschungsmittel. Sie umfasst in ihrem chemischen Bau weit auseinander stehende Stoffreihen pflanzlicher Stoffe, die als eigentliche Phantastica zu bezeichnen sind. Ihre Vertreter wie *Anhalonium lewinii, Cannabis indica* und die Tropein-haltigen Pflanzen rufen deutliche, auch in der Gestalt von Sinnestäuschungen, Halluzinationen, Illusionen und Visionen erkennbare Gehirnerregung hervor, die von Bewusstseinsstörungen und anderen Ausfallsymptomen von Gehirnfunktionen begleitet und gefolgt sein können.

DRITTE GRUPPE▸ **Inebriantia**, Berauschungsmittel. Synthetisierbare Stoffe wie **Alkohol**, Chloroform, Äther, Benzin, die nach einer primären Erregung von Gehirnzentren eine Erregbarkeitsabnahme evtl. bis zum zeitlichen Versagen derselben verursachen.

VIERTE GRUPPE **Hypnotica**, Schlafmittel.

FÜNFTE GRUPPE **Exzitantia**, Erregungsmittel. Genussmittel aus dem Pflanzenreich, die in der Regel eine mehr oder minder in die Erscheinung tretende bzw. subjektiv empfundene Erregung des Gehirns ohne Bewusstseinsstörung hervorrufen. Hierher gehören z. B. Koffein haltige Stoffe, Kath, Tabak, Betel u. a. mehr.

Nach Leuenberger von 1970:

1. **Analgetika und Euphorica** (schmerzstillend, berauschend, das Wohlbefinden steigernd), z. B.: Opium, Morphium, Heroin, Kodein, Methadon, Pyramidon etc.

2. **Sedativa und Tranqulizer** (beruhigend), z. B.: Librium, Valium, Rauvolfia, Tofranil, Meprobamat etc. Barbiturate.

3. **Hypnotika** (Schlafmittel), z. B.: Barbiturate (Luminal), Hydantoin, Chloralhydrat etc.

4. **Inebriantia** (Betäubungsmittel), z. B. **Alkohol**, Chloroform, Äther, Benzin etc.

5. **Stimulantia und Excitantia** (Erregungsmittel, Aufputschmittel, Weckamine), z. B.: Koffein, Teein, Captagon, Kokain etc.

6. **Psychedelika bzw. Halluzinogene** z. B.: Meskalin (Peyotl), **Haschisch** (**Marihuana**), Psilocybin (Teonanácatl), Ololiuqui (***Turbina corymbosa***), LSD-25 (z. T. im Mutterkornpilz enthalten) sowie die schwächer halluzinogen wirkenden Stoffe von Fliegenpilz, Bilsenkraut, Stechapfel, Tollkirsche und einige unbedeutende Substanzen wie DMT und DET.

Zubereitung und Anwendung psychoaktiver Substanzen

ART DER EIN- BZW AUFNAHME:	ZUBEREITUNGSART:
über die Haut (einreiben)	Salben, Einreibungen
über die Nasenschleimhaut (schnupfen)	Schnupfpulver, Schnupfzubereitungen
über die Lunge (rauchen, inhalieren)	Inhalationen, Rauchdrogen, Rauchzubereitungen, Räucherwerk
über den Magen-Darm-Trakt (essen, trinken)	Rauschtrünke, berauschende Speisen, Pillen etc.
über die Darmschleimhaut (anal einführen)	Klistiere, Zäpfchen
über die Blutbahn (spritzen)	Injektionen, Anritzen der Kopfhaut (als Besonderheit bei ***Tabernanthe iboga***)

Psychoaktive Produkte und Zubereitungen

ALKOHOL▸ Sammelbezeichnung für alle durch alkoholische Gärung, Zusatz von Ethanol oder durch Destillation gewonnenen Getränke. Hauptsächlich unterschieden werden Weine, Wein ähnliche Getränke, Biere und Spirituosen. Die zusammen mit Nicotin und Koffein vielleicht wichtigste psychoaktive Substanz in den westlichen Industrienationen ist der **Alkohol**. Zur Stoffklasse der Alkohole gehören neben dem Ethanol auch z. T. stark gesundheitsschädliche Verbindungen. Diese häufig in Schwarzbrennereien produzierten Alkohole wirken zwar ebenfalls berauschend, können aber wie z. B. Methanol (Blindenschnaps) zur Erblindung oder zum Tode (5 – 100 ml) führen. (vgl. **Bier** und **Wein**)

AYAHUASCA▸ Seit prähistorischer Zeit von Schamanen und Medizinmännern für Heilrituale und schamanische Handlungen (zur Kommunikation mit Geistwesen u. a.) verwendeter psychoaktiver Trank. Der Gebrauch wurde anscheinend im westlichen Amazonasgebiet entdeckt. Grundlage aller **Ayahuasca**-Zubereitungen ist ***Banisteriopsis caapi*** (**Ayahuascaliane**). Die zerteilten Lianenstücke werden ausgekocht und verschiedene Zutaten beigefügt (z. B. ***Psychotria viridis***, ***Diplopterys cabrerana***, *Ilex guayusa*, ***Cyperus*-Arten** u. a.). Die Hauptwirkstoffe des **Ayahuasca**-Trankes sind Harmalin und *N,N*-DMT.

BALCHE´▸ Ritualtrunk der Maya und Lakandonen. Zutaten sind Wasser, **Honig** (seltener Zuckerrohrsaft oder raffinierter Zucker) und die (frische oder wiederverwertete) Rinde von ***Lonchocarpus violaceus*** (**Balche´baum**). **Balche´** enthält 2 – 5 % **Alkohol**, gelegentlich werden weitere Soffe zugesetzt (z. B. ***Agave*-Arten**, *Datura*-Arten, *Lophophora williamsii*, *Nicotiana*-Arten, *Solandra*-Arten, *Theobroma cacao*, ***Turbina corymbosa***, *Psilocybe*-Arten, *Bufo*-Arten, ***Dendrobates*-Art(en)** u. a.).

BETELBISSEN▸ Der **Betelbissen** besteht aus drei Hauptbestandteilen: Betelnüssen (*Areca catechu*), Betelblättern (*Piper betle*) und gelöschtem Kalk, meist werden noch andere Zutaten beigefügt (u. a. *Acacia*-Arten, ***Cinnamomum camphora***, ***Crocus sativus***, *Datura*-Arten, ***Mitragyna speciosa***, *Nicotiana tabacum*, *Piper*-Arten, ***Syzygium aromaticum***, Kalk, Asche, Parfüm). Das Betelkauen hat in Asien eine (vermutlich bis zu 12 000 Jahre) alte Tradition. Die Wirkung ist stimulierend, Hunger- und Durstgefühl werden gedämpft, der Speichelfluss gesteigert. Betelkauen steht im Verdacht Mund- oder Zungenkrebs auszulösen.

BIER(E)▸ Sammelbezeichnung für alle aus stärkehaltigen Substanzen durch alkoholische Gärung gewonnenen Getränke. Unterschieden werden, je nach Art der Hefe, untergärige und obergärige Biere. Nach dem „Reinheitsgebot" (Bayern, 1516) müssen untergärige Biere aus Gerstenmalz, Hopfen, Hefe und Wasser hergestellt sein.

CIMORA (TIMORA)▸ Ein in Peru schamanisch verwendeter, psychoaktiver Trank, der entweder hauptsächlich aus ***Iresine*-Arten** oder *Brugman-*

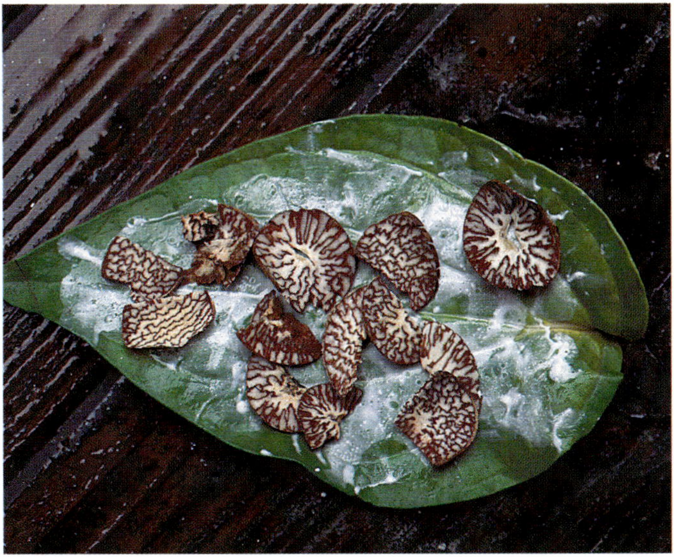

Betelbissen (hier *Areca catechu*, *Piper*-Art, Nelkenblüte, Schneckengehäuse)

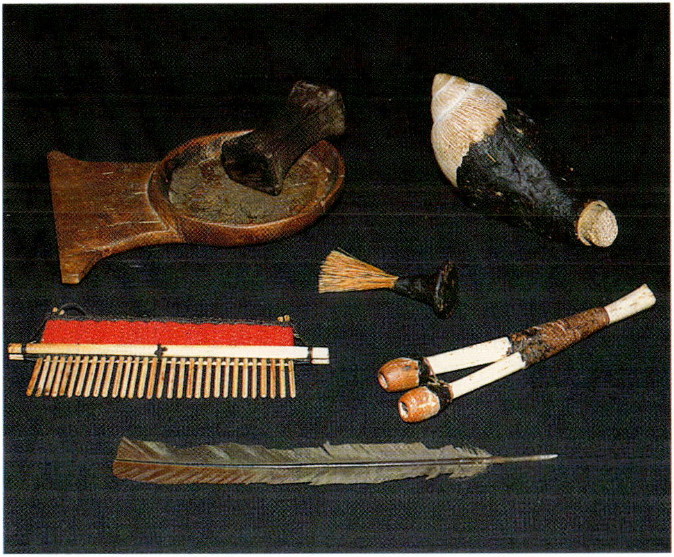

Yopo-Schnupfbesteck (halluzinogene Zubereitung aus *Anadenanthera*-Arten)

sia-Arten besteht oder eine Mischung verschiedener Pflanzen enthält (*Brugmansia*-Arten, *Hippobroma longiflora*, ***Neoraimondia arequipensi***, ***Pedilanthus tithymaloides***, *Trichocereus pachanoi*).

HEXEN- ODER FLUGSALBE(N)▸ **Flugsalben** werden bereits in antiken Quellen genannt. Erstmals wird eine **Flugsalbe** von HOMER erwähnt. Die Salben wirken stark narkotisierend und halluzinogen. Oft dauerten die Reisen tagelang an. Die Verwendung sollte den Hexenflug und Tierverwandlungen ermöglichen. Inhaltsstoffe der **Hexensalben**: *Aconitum napellus*, *Acorus calamus*, *Atropa belladonna*, *Conium maculatum*, *Datura*-Arten, *Cannabis sativa*, *Hyoscyamus*-Arten, *Mandragora officinarum*, *Papaver somniferum*, *Solanum*-Arten, *Amanita muscaria*, *Claviceps purpurea*, *Bufo bufo* (Krötengift), *Lytta vesicatoria*, Katzenhirn, Kinderfett, Säuglingsblut, Wolfsblut u. a.

KLISTIER(E)▸ (von gr. κλυζειν reinigen, wegspülen) Darmeinlauf, Darmspülung. Flüssigkeiten, die für medizinisch-therapeutische oder psychoaktive Zwecke rektal verabreicht werden. Für die Herstellung werden Dekokte oder Aufgüsse bestimmter Pflanzen, aber auch alkoholische Getränke (**Balche´**, **Bier**, **Chicha**, **Pulque**, **Wein** usw.) verwendet, die meist mit anderen psychoaktiven Substanzen versetzt werden (z. B. *Lophophora williamsii*, *Nicotiana*-Arten, *Papaver somniferum* bzw. **Opium**). Die Verabreichung erfolgt mit Hilfe besonderer Klistiergeräte.

KYKEON (κυκεον)▸ Einweihungstrank der eleusinischen Mysterien. Die Mysterien um die Göttin Demeter, die sich auf der Suche nach ihrer von Hades in die Unterwelt entführten Tochter Persephone befindet, nahm eine zentrale Rolle in der antiken Glaubenswelt ein. Da es den Eingeweihten unter Androhung der Todesstrafe verboten war über das Geheimnis der Mysterien zu sprechen ist kaum etwas darüber bekannt. Die wichtigsten Zutaten des **Kykeon** waren Wasser, Gerste und eine Minzen-Art (vermutlich ***Mentha aquatica*** oder ***Mentha pulegium***). Viele Autoren sind der Auffassung, der Trank müsse eine weitere psychoaktive Substanz enthalten haben (z. B. *Lolium temulentum*, *Papaver somniferum*, *Peganum harmala*, *Amanita muscaria*, *Claviceps*-Arten, *Panaeolus*-Arten, *Psilocybe*-Arten).

ORIENTALISCHE FRÖHLICHKEITSPILLEN▸ Kombinationspräparate mit psychoaktiver und aphrodisierender Wirkung, die aus vier Grundbestandteilen zusammengesetzt sind: **Opium**, *Cannabis*-Produkten, *Datura*-Samen und Gewürzen. Je nach gewünschter Wirkung werden weitere Zutaten beigefügt (***Cinnamomum camphora***, *Myristica fragrans*, *Piper*-Arten, ***Strychnos nux-vomica***, ***Syzygium aromaticum***, ***Zingiber officinale*** u. a.).

PITURI▸ Von den australischen Aborigines für magische (***Duboisia*-Arten**) und hedonistische (verschiedene *Nicotiana*-Arten und ***Goodenia lunata***) Zwecke benutzte Pflanzen und besonders behandelte Pflanzenprodukte. Die Pituriblätter werden mit Pflanzenaschen vermischt, als Priem gekaut. Die Pflanzen (*Acacia*-Arten, *Cassia*-Arten,

Eucalyptus-Arten, *Melaleuca*-Arten u. a.), aus den die Aschen gewonnen werden, enthalten alle wirksame Substanzen. ***Duboisia hopwoodii*** (**Pituristrauch**) enthält Alkaloide Piturin, Duboisin und Nikotin.

RÄUCHERUNGEN▸ Weltweit werden **Räucherungen** für medizinische, religiöse, magische u. a. Zwecke verbrannt. Das Inhalieren bestimmter Substanzen ist vermutlich seit der Entdeckung des Feuers bekannt. Der Rauch enthält Substanzen mit pharmakologischer Wirkung, der Duft des Rauches hat nachweislich eine stark psychologische Wirkung.

RAUCHMISCHUNGEN▸ Viele psychoaktive Pflanzen und Produkte werden pur oder zusammen mit anderen Beimischungen geraucht. Das Rauchen psychoaktiver Substanzen ist beinahe weltweit verbreitet. **Kinnickinnick** bezeichnet diverse Zutaten und **Rauchmischungen**, die von den Indianern in der „Friedenspfeife" geraucht werden.

SCHNUPFPULVER▸ Besonders in Südamerika wurden spezielle Methoden des Schnupfens medizinischer und psychoaktiver Pulver entwickelt. Dabei werden die Substanzen (i. d. R. fein zermahlene Pulver) durch Schnupfen oder Inhalieren über die Nasenschleimhaut aufgenommen. Zur Zubereitung werden in Südamerika Schnupfpulvertabletts verwendet. Aus dem Amazonasgebiet ist der Gebrauch eines psychoaktiven, **Yopo** oder **Cebíl** genannten **Schnupfpulvers** bekannt, das aus ***Anadenathera colubrina*** und ***Anadenathera peregrina*** gewonnen wird.

SOMA▸ Das irdische Gegenstück zu **amrita**, dem den Göttern vorbehaltenem Trank der Unsterblichkeit. **Soma** war der Name einer Gottheit, einer Pflanze und eines Opfergetränkes, das vor ca. 3 000 Jahren im Industal kultisch verehrt und getrunken wurde. Die Identität der Pflanze ist nicht mehr gänzlich zu klären (möglicherweise *Amanita muscaria*, *Ephedra*-Arten, *Claviceps*-Arten, *Peganum harmala*, *Psilocybe*-Arten oder andere). **Haoma** ist die persische Entsprechung des indischen **Soma**.

WEIN▸ Ausschließlich durch vollständige oder teilweise alkoholische Gärung der frischen, auch eingemaischten Weintrauben oder des Traubenmostes gewonnenes Erzeugnis. Unterschieden werden Rot- und Weißwein. **PALMWEIN▸** Durch Fermentation werden in vielen Teilen der Erde weinartige Getränke aus Palmen hergestellt. **SAKE▸** Ein aus Wasser, Reis, Hefe und dem Kojischimmelpilz gebrautes Getränk.

ZOMBIEGIFT▸ Das Zombiephänomen ist auf Haiti konzentriert. Zombies sind ein reales Phänomen mit soziokulturellem Hintergrund. Mit Hilfe des **Zombiegiftes** werden Menschen zu lebenden Toten gemacht (Zombiefikation). Hauptwirkstoff des **Zombiegiftes** ist vermutlich das aus dem Kugelfisch (*Diodon hysterix*) stammende Tetrodotoxin, das Zustände von Scheintod bewirken kann und in höherer Konzentration tödlich ist. Offensichtlich kann das Gift einen Scheintod bei vollem Bewusstsein herbeiführen, wodurch viele der Opfer lebendig begraben werden. In Japan gehören Tetrodotoxin-haltige Arten der Gattung *Fugu* (siehe S. 244) zu den begehrtesten Delikatessen.

Gebräuchliche Drogenbezeichnungen

Die Drogenbenennung im Abschnitt **Drogen** des Artenteils (S. 30–249) erfolgt entsprechend dem Europäischen Arzneibuch (Pharmakopoea Europea, Abk.: Ph. Eur.). Dabei wird erst die in den Genitiv gesetzte Drogenbezeichnung (in der Regel von der derzeitigen, gelegentlich von einer früheren botanischen Bezeichnung der wichtigsten Stammpflanze abgeleitet) genannt und anschließend die lateinische (oder griechische) Bezeichnung für das verwendete Pflanzenteil in der Einzahl.

BEZEICHNUNGEN DER PFLANZENTEILE BZW. DROGEN

Bulbus (*Bulbi*): Zwiebel
Cortex (*Cortices*): Rinde von Stamm oder Ästen (Rindendroge)
– *excorticatum*: geschält
– *e radice*: von der Wurzel
– *e ramo*: von Ästen oder Zweigen
– *e trunco*: vom Stamm
Flos (*Flores*): Blüten, Blütenstände u. ä. (Blütendroge)
– *cum calyce*: mit Kelch
– *sine calyce*: ohne Kelch
– *cum stipite*: mit Stiel
– *sine stipite*: ohne Stiel
Folium (*Folia*): Blätter aller Art (Blattdroge)
– *cum flore*: mit Blüte
Fructus (*Fructus*): Früchte aller Art (Fruchtdroge)
Bacca (*Baccae*): Beere
Nux (*Nuces*): Nuss, Nüsschen
Legumen (*Legumina*): Hülse, Hülsenfrucht
Gemma (*Gemmae*): Knospen einschließlich der Turionen (oder Stockknospen)
Herba (*Herbae*): Kraut, die krautigen (nicht verholzten, saftigen, grünen, blühenden) Pflanzenteile (Krautdroge)
Lignum (*Ligna*): Holz von Stamm oder Ästen (Holzdroge)
– *excorticatum*: geschältes
Pericarpium (*Pericarpia*): Fruchtwand, Fruchtschale
Radix (*Radices*): Wurzeln u. a. unterirdische Pflanzenteile (Wurzeldroge) (siehe auch: *Bulbus, Rhizoma, Tuber*)
– *mundata*: geschält
– *naturalis*: ungeschält
Rhizoma (*Rhizomata*): Wurzelstock (Rhizomdroge)
Semen (*Semina*): Samen (Samendroge)
Stipes (*Stipites*): Stiel
Summitas (*Summitates*): Gipfel (Zweigspitzen von Holzpflanzen)
Thallus: Algen- oder Flechtenkörper
Tuber (*Tubera*): (Wurzel-) Knolle

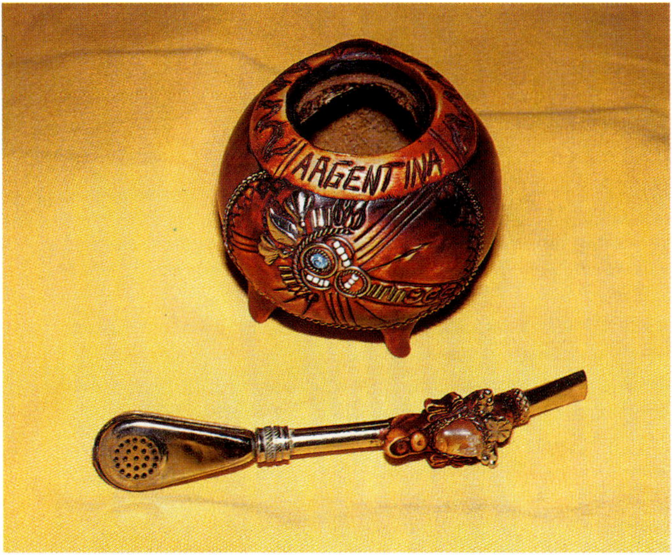

Bombilla (traditionelles südamerikanisches Mate-Trinkgefäß)

Stoffgemische aus Drogen

1. Ein Großteil der pflanzlichen und tierischen Präparate besteht aus Stoffgemischen, die aus der Rohdroge durch Pressen, Extraktion, Destillation, Kristallisation u. a. Verfahren gewonnen werden (z. B. ätherische Öle, Balsame, fette Öle, Wachse, Gerbstoffe, Gummi, Harze, Pektine, Schleime u. a. Polysaccharide sowie Seren, Enzympräparate, Organpräparate usw.).
2. Im weitesten Sinne auch Drogenzubereitungen, die aus der Rohdroge durch Lösungsmittelextraktion gewonnen werden (z. B. Tinkturen, Extrakte, Infuse, Dekokte u. a.). Diese enthalten verschiedene Stoffklassen und die Wirkstoffe in angereicherter Form. Der Nachteil dieser Präparate ist die schwierige Standardisierbarkeit, die hohe Instabiliät mancher Inhaltsstoffe und die damit verbundene Unsicherheit bei der Dosierung.

GALENISCHE ZUBEREITUNGEN (GALENICA):
DECOCTA (ABKOCHUNGEN): Droge mit kaltem Wasser angesetzt. Im allgemeinen wird der Ansatz 0,5 h gekocht und anschließend abgeseiht.

ELIXIRIA (ELIXIERE): Weingeistige Tinkturen mit Zusätzen von Zucker, Extrakten, ätherischen Ölen u. a. (arab.: **al iksir** das Wesentliche).

EXTRACTA (EXTRAKTE): Eingedickte, konzentrierte Pflanzenauszüge, hergestellt mit verschiedenen Lösungsmitteln (wässrigen, alkoholischen oder ätherischen).

INFUSA (AUFGÜSSE): Die Droge wird mit kochendem Wasser übergossen, im allgemeinen 5 min ziehen lassen und abseihen.

LINIMENTA (LINIMENTE): Zur äußeren Anwendung bestimmte flüssige, emulsionsartige oder feste, homogene Mischungen, bestehend aus fetten Ölen, Seifen oder ähnlichen, verseifbaren oder emulgierbaren Stoffen.

MACERATIONES (MAZERATIONEN): Die Droge wird kalt angesetzt und (meist über Stunden) kalt extrahiert.

PASTAE (PASTEN): Bezeichnung für Salben, in denen pulverförmige Bestandteile suspendiert sind. Konsistenz zäh, knetbar, Teig ähnlich.

SIRUPI (SIRUPE): Dickflüssige Lösungen von Zucker in wässrigen, alkoholischen oder weinhaltigen Flüssigkeiten, denen die Drogenauszüge beigefügt werden.

SPECIES (TEEGEMISCHE): Mischung zerkleinerter oder ganzer Pflanzenteile.

TINCTURAE (TINKTUREN): (lat. tingere färben) Im wörtlichen Sinne gefärbte Drogenauszüge. Dünnflüssige Drogenextrakte, entsprechen einer längeren Mazeration.

UNGUENTA (SALBEN): Streichfertige Zubereitungen zur äußeren Anwendung, meist therapeutisch wirksame Bestandteile enthaltend. Salbengrundlagen bestehen aus Fetten, Ölen, Wollfett, Vaseline, Glyzerin, Wachsen, Harzen oder synthetischen Massen.

Sammlung, Trocknung und Aufbewahrung

Für das nicht kommerzielle Sammeln von Pflanzen und Pilzen ist meist keine besondere Genehmigung erforderlich, eingeschränkt wird dies durch bestehende Artenschutz- und Betäubungsmittelgesetze. Das Sammeln solcher Pflanzen ist verboten oder strafbar. Aus Gründen des Naturschutzes sollten keine Pflanzen bzw. Pilze aus der freien Natur geerntet werden. Entweder werden standardisierte Drogen über den internationalen Arzneimittelhandel bezogen oder auf privaten Anbauflächen kultiviert (jeweilige Betäubungsmittelgesetze beachten). Der Umgang mit Tieren unterliegt selbstverständlich besonderen ethischen und gesetzlichen Bestimmungen. Die unsachgemäße Haltung und Zucht, das Quälen und Töten sowie jegliche sonstige Art der Ausbeutung von Tieren wird von den Autoren abgelehnt und verurteilt. Die betreffenden Kapitel wurden der Vollständigkeit wegen hinzugefügt.

Wachstumsbedingungen, Standort, Erntezeitpunkt sowie Trocknungs- bzw. Lagerungsart beeinflussen Zusammensetzung und Wirkung der enthaltenen Wirkstoffe. Heilpflanzen oder ihre Teile sollen geerntet werden, wenn der Wirkstoffgehalt am höchsten ist. Oberirdische Pflanzenteile werden meist geerntet, wenn die Lebensvorgänge der Pflanze ihren Höhepunkt erreichen, unterirdische Pflanzenteile zur Zeit der Vegetationsruhe, oberirdische Pflanzenteile erfolgt bei trockenem Wetter.

BLÄTTER: Ernte vor Blütebeginn, mit oder ohne Stiel. Die Blätter werden einzeln gepflückt oder von den Zweigen abgestreift. Geerntet werden ausschließlich gut entwickelte, nicht verkümmerte, gesunde, unbeschädigte, saubere Blätter. Um der Pflanze eine ausreichende Assimilationsmöglichkeit zu belassen, wird nur ein Teil der Blätter geerntet.

BLÜTEN: Ernte zu Beginn der Blütezeit. Geerntet werden die einzelnen Blüten oder der ganze Blütenstand. Manchmal werden auch nur die Blütenblätter geerntet. Blüten sind meist druckempfindlich.

KRAUT: Die Ernte erfolgt gewöhnlich zu Beginn der Blüte oder kurz vorher. Das gesunde Kraut wird einige Zentimeter über dem Boden abgeschnitten, so dass noch einige untere, für Leben und Wachstum unentbehrliche Blätter zurückbleiben. Von großwüchsigen Pflanzen werden nur die Blüten tragenden Spitzen geerntet (ca. 15 – 30 cm).

FRUCHT: In der Regel werden Früchte in vollreifem Zustand geerntet. Eine Ausnahme bilden Früchte, die in der Vollreife leicht ausfallen und daher kurz vorher geerntet werden.

SAMEN: Die Samen werden aus den frischen oder mehr oder weniger getrockneten Früchten herausgenommen, geklopft oder ausgedroschen.

WURZELN UND WURZELSTÖCKE: Zweijährige Pflanzen werden am Ende der Vegetationsperiode, ausdauernde Pflanzen im Herbst oder Frühjahr des zweiten, dritten oder eines späteren Jahres vorsichtig ausgegraben. Sehr lange Wurzeln werden nicht vollständig ausgegraben, der erreichbare Teil wird abgeschnitten, der Rest verbleibt im Boden.

KNOLLEN UND ZWIEBELN: Diese werden in der Regel im Herbst geerntet, wenn die oberirdischen Pflanzenteile zu welken beginnen.

Reinigung durch leichtes Abklopfen der anhaftenden Erde und anschließende Behandlung mit scharfem Wasserstrahl.

RINDE: Erntezeit im Herbst nach dem Laubfall oder im Frühjahr, wenn Bäume oder Sträucher ausschlagen. Geerntet wird in der Regel bei feuchtem Wetter.

HOLZ: Erntezeit zu Beginn oder am Ende der Vegetationsperiode, d. h. im Frühjahr oder Herbst. Geerntet wird von Stämmen oder stärkeren Zweigen, je nach Vorschrift mit oder ohne Rinde abgesägt, zerschnitten und gleichmäßig zerkleinert.

- Das Sammelgut muss gesund, frisch, rein und fehlerfrei sein, es darf weder Verunreinigungen organischer Herkunft (andere Pflanzenteile, Gras-, Stroh- oder Holzstücke) noch anorganischer Herkunft (z. B. Staub, Lehm, Steinchen) enthalten.
- Giftpflanzen dürfen nicht mit ungiftigen vermischt werden und werden separat gesammelt. Während des Sammelns dürfen keine Nahrungsmittel und andere Dinge berührt werden, durch welche Giftstoffe in Mund, Nase, Augen und dergleichen gelangen können. Gelegentlich ist das Tragen von Schutzkleidung notwendig. Nach dem Umgang mit Giftpflanzen werden die Hände gründlich mit Seife gewa- schen und sämtliche benutzten Gegenstände sorgfältig gereinigt.

TROCKNUNG: Die Trocknung ist die einfachste und verbreitetste Art der Haltbarmachung von Pflanzenmaterial. Die Trocknung hat möglichst schnell zu erfolgen, künstliche Wärme (z. B. in Schnelltrockenanlagen) ist meist nur bei größeren Erntemengen anzuwenden, im Allgemeinen erfolgt die Trocknung bei natürlicher Wärme in besonderen Räumen. Gelegentlich ist eine Kombination natürlicher und künstlicher Trocknung vorteilhaft. Das Sammelgut wird sofort getrocknet und darf dabei nicht aufgehäuft liegen. Der Trocknungsraum muss vor Feuchtigkeit geschützt sein, er muss sauber und vor Staub, Rauch, Ruß und üblen oder penetranten Gerüchen geschützt sein. Ständige, einwandfreie Belüftung muss gewährleistet sein, der Raum muss dunkel sein.

Vor der Trocknung wird das Sammelgut gründlich auf Verunreinigungen, mangelhafte Stücke und fremde Beimischungen geprüft und diese entfernt. Dicke Stücke (besonders unterirdische Pflanzenteile) werden mit dem Messer längs gespalten, kleine Teile zerschnitten und evtl. geschält.

Verschiedene Pflanzenarten oder Pflanzenteile werden stets getrennt voneinander getrocknet, dazu wird das Pflanzenmaterial in dünner Schicht ausgebreitet. Blätter, Blüten und zarte Kräuter werden während

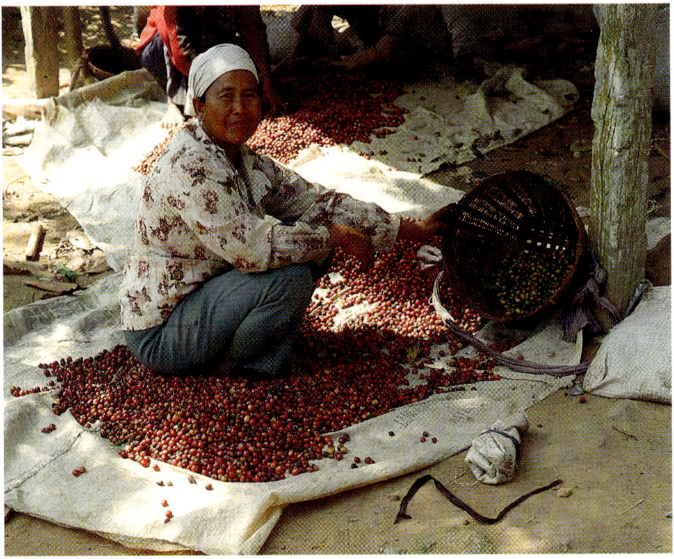

Frau bei der Kaffee-Auslese auf Java

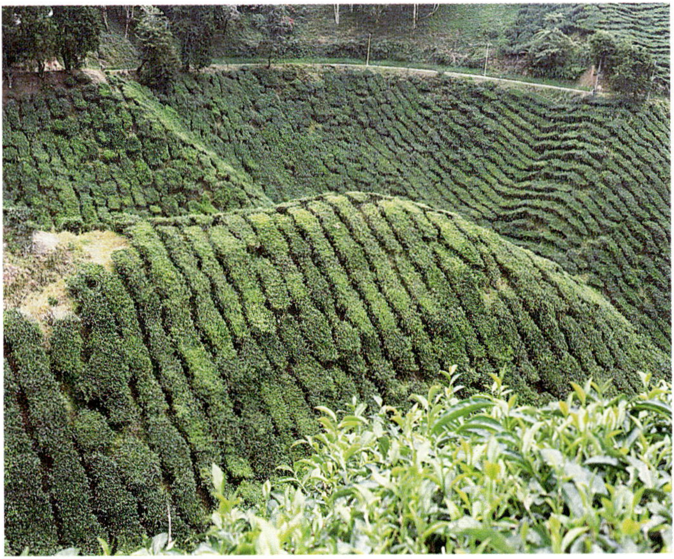

Tee-Plantage in Malaysia

des Trocknungsprozesses nicht gewendet, kleine Blätter und stärkere, dichter belaubte Kräuter werden mehrmals umgeschichtet, langgestielte Kräuter, Wurzeln und Wurzelstöcke können gebündelt zum Trocknen aufgehängt werden, Früchte und Samen werden dünn aufgeschüttet und wiederholt umgeschichtet.

Die Trocknungsdauer ist abhängig von Luft, Temperatur und Beschaffenheit des Trockengutes (Feuchtigkeitsgehalt, Gewebestruktur u. a.). Die Temperatur soll in der Regel 30 – 40 °C betragen, bei Rinden und Wurzeln auch höher. Pflanzen mit leicht flüchtigen Inhaltsstoffen werden bei 40 – 60 °C getrocknet, Drogen, welche ätherische Öle enthalten, werden bei bis zu 35 °C getrocknet.

Die Droge ist dann richtig trocken, wenn sie leicht bricht, die Blattdroge soll rascheln, bei der Krautdroge brechen Blätter und Stängel. Wurzeln sollen leicht brechen, Früchte müssen hart sein. Je nach Wassergehalt verliert die Pflanze beim Trocknen an Gewicht. In Handbüchern und Preislisten wird das Eintrocknungsverhältnis (Verhältnis zwischen dem Gewicht und einer bestimmten Menge frischen Sammelgutes und dem Gewicht nach dem Trocknen der Droge) der jeweiligen Droge angeführt. Zuweilen ändern die Pflanzen beim Trocknen Geruch, Gestalt, Aussehen und auch Farbe. Im Allgemeinen wird jedoch verlangt, dass die getrockneten Drogen ihre ursprüngliche Farbe, Aussehen und Geruch beibehalten, sich verfärbende Drogen sind wertlos.

AUFBEWAHRUNG: Die Drogenaufbewahrung und Lagerung erfolgt in gut belüfteten, trockenen, kühlen und frostfreien Lagerräumen getrennt nach Art, Herkunft und Erntejahr, in gutschließenden (dunklen) Glasgefäßen. Stark hygroskopische Drogen werden über einem Trockenmittel aufbewahrt, welches von Zeit zu Zeit erneuert wird. Die Drogen müssen vor Sonnenlicht, Feuchtigkeit, Gerüchen, Gasen, Staub, Schimmel, Insekten, Mäusen u. a. Schädlingen geschützt sein.

Toxische Drogen (Separanda) sind von anderen getrennt zu lagern, evtl. erfordert das Arbeiten mit toxischen Drogen das Tragen von Atemmasken und Schutzbrillen, da giftige Stäube auftreten können. Zerstäubte Teile einiger Drogen (vor allem Bitterstoffe enthaltende) wirken stark reizend und Hals- und Nasenschleimhäute austrocknend.

Ätherische Öle enthaltende Drogen sind ebenfalls getrennt zu trocknen und aufzubewahren, um Qualitätsverluste zu vermeiden. Zu lange Lagerung entwertet die Droge. Dem Verlust an ätherischen Ölen wird mit luftundurchlässigen Verpackungen entgegengewirkt.

Alkaloide oder Glykoside enthaltende sowie hygroskopische Drogen werden schnell getrocknet bzw. nachgetrocknet, vorsichtig gelagert und des öfteren kontrolliert.

Besondere Sorgfalt ist auch bei der Lagerung von Gerbstoffdrogen geboten, da sich Gerbstoffe an der Luft zersetzen.

Identitätsprüfung

Zur sicheren Bestimmung der einzelnen Drogen können verschiedene, mehr oder weniger geeignete Analysemethoden angewendet werden:

- Makroskopisch.
- Mikroskopisch.
- Organoleptisch.
- Mit Hilfe chemischer Farbreaktionen aus der Ganzdroge oder Drogenauszügen.
- Durch dünnschichtchromatographische Vergleiche mit Testsubstanzen oder Standard-Drogen.
- Bei Reinsubstanzen über chemische, physikalische oder physikalisch-chemische Kennzahlen und Kenngrößen oder durch optische Größen.

Reinheitsprüfung

Bei Roh-, Schnitt- und Pulverdrogen sind unzulässige Beimengungen anderer Pflanzenarten (Verfälschungen), verdorbene Drogenanteile (z. B. Braunfärbung, Pilz- und Insektenbefall) oder nichtpflanzliche Verunreinigungen und Zusätze auszuschließen. Dies geschieht durch makroskopische und mikroskopische Prüfung, Ermittlung des Trocknungsverlustes oder des Asche- und Extraktgehaltes.

Gehalts- und Wertbestimmung

GEHALTSBESTIMMUNG: Die Ermittlung des Wirkstoffgehaltes einer Droge mit chemischen, physikalischen oder physikalisch-chemischen Methoden.

- Die Gehaltsbestimmung bei Vorliegen einer Rohdroge setzt immer eine Anreicherung der Wirkstoffe durch Extraktion, Ausschütteln, Destillation, Ausfällen oder Chromatographie voraus.
- Die ermittelten Wirkstoffgehalte lassen nur dann eine zuverlässige Aussage über den therapeutischen Wert zu, wenn die einzelnen Wirkstoffe des Gemisches keine größeren Wirkunterschiede aufweisen.
- Wo deutliche Wirkunterschiede vorliegen, besteht keine Korrelation zwischen Gesamtwirkstoffgehalt und therapeutischer Wirkung. Um die tatsächliche Wirkung bestimmen zu können, müssen die einzelnen Komponenten quantitativ bestimmt werden.

WERTBESTIMMUNG: Die Bestimmung des biologischen bzw. pharmakologischen Wirkwertes einer Droge, z. B.:

- Sensorische Analyse (Bitterwert-, Süßwertbestimmung).
- Physikalisch-chemische oder physiologische Methoden (Viskositätsbestimmung, Quellungszahl)
- Pharmakologisch in Ganztieren oder isolierten Organen.
- Mikrobiologische Verfahren.

Sinnesphysiologische Drogenuntersuchung

Grundsätzlich sollte eine Droge zunächst mit Geruchs-, Geschmacks-, Seh- und Tastsinn untersucht werden.

AUSSEHEN: Makroskopisch werden Farbe, Form sowie Größe erfasst. Eine gute Beurteilungsmöglichkeit sind Farbvergleiche einzelner Drogen. Die Oberflächen- und Umrissbeschaffenheit wird festgestellt (z. B. glatt, glänzend, stumpf, wollig behaart oder scharfkantig, gezähnt, gesägt, rund). Die mittleren Größenangaben erfolgen in mm.

DRUCK- UND TASTPROBEN: Ganz- oder Schnittdrogen werden durch Befühlen auf ihre Festigkeit geprüft, ferner erfolgen Biege- und Brechversuche. Mit Hilfe des Tastsinnes wird die Beschaffenheit der Probe festgestellt (z. B. klebrig, stachelig, glatt, rau).

GERUCHSPROBE: Etwa 0,1 g der Droge werden unter leichtem Druck zerrieben. Die dabei frei werdenden Geruchskomponenten werden durch langsames, mehrmaliges Einatmen der über der Droge befindlichen Luft geprüft. Zunächst wird nach der Geruchsintensität unterschieden und anschließend das subjektive Geruchsempfinden wiedergegeben (z. B. aromatisch, fruchtig, modrig, faul, ranzig).

GESCHMACKSPROBE: 5 – 10 mg der pulverisierten Droge werden auf die Zunge gegeben und in der Mundhöhle 10 – 30 s hin- und herbewegt, anschließend ausgespuckt und der Mund mit Wasser ausgespült.

Angabe der Wirkstoffmengen

Die Angabe der Wirkstoffmengen erfolgt in Form bestimmter Wertzahlen, Einheiten, als ED50 (Effektivdosis) oder LD50 (Letale Dosis).

LD50: Eine Dosis pro kg Körpergewicht, die bei einmaliger oraler Aufnahme und 14-tägiger Beobachtungszeit 50 % der Versuchstiere tötet wird LD50 (LD = letale Dosis) genannt. LD50-Werte werden zur Abschätzung der akuten Toxizität bestimmter Stoffe benutzt. Stoffe können Toxizitäts-Klassen zugeordnet werden.

stark giftig:	LD50: 25 mg/kg Körpergewicht
giftig:	LD50: 25 – 200 mg/kg Körpergewicht
schwach giftig:	LD50: 200 – 2 000 mg/kg Körpergewicht

▸ **(Gesellschaft Deutscher Chemiker: 1990)**

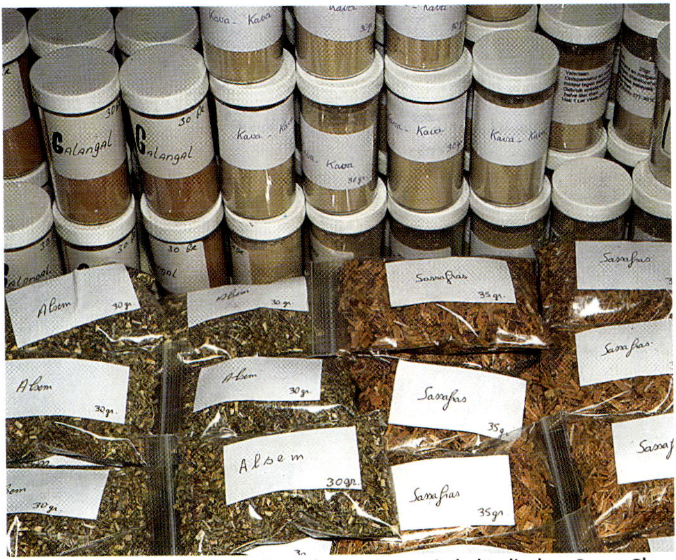

Auslage psychoaktiver Produkte in einem niederländischen Smart-Shop

Acacia spp. MILL.

SYNONYM einschließlich *Senegala, Racosperma*

Akazien-Arten

FAMILIE *Mimosaceae* Mimosengewächse

VOLKSTÜMLICHE NAMEN
Akazien, **Mimosen**; engl.: **Acacia (species)**; **Wattle** (Australien).

VERBREITUNG
Weltweit in tropischen und subtropischen Regionen.

BESCHREIBUNG
750 – 800 Arten (130?). Meist mittelgroße Bäume. Blätter gefiedert. Blüten ballartig (Blütenbälle), büschelig. Frucht schotenartig.

BLÜTEZEIT
Januar – Dezember.

VORKOMMEN
Überwiegend tropische Regionen.

DROGEN
Radix Acaciae (Akazienwurzel), die Wurzel von ***Acacia angustifolia*** **(MILL.) KUNTZE**. *Folia Acaciae* (Akazienblätter). *Cortex Acaciae* (Akazienrinde). *Lignum Acaciae* (Akazienholz). *Gummi Arabicum* (Arabisches Gummi), von ***Acacia senegal*** **(L.) WILLD.** u. a. Arten. Stamm-Pflanzen: ***Acacia baileyana***, ***Acacia campylacantha***, ***Acacia catechu***, ***Acacia polyantha*** u. a.

INHALTSSTOFFE
Rinde und/oder Blätter zahlreicher australischer *Acacia*-Arten (***Acacia maidenii*** **F. VON MUELL. (Maiden´s Wattle)**, ***Acacia phlebophylla*** **F. VON MUELL. (Buffalo Swallow Wattle)**, ***Acacia simplicifolia*** **Druce**) enthalten höhere Konzentrationen *N,N*-DMT. ***Acacia retinodes*** **SCHLECHTEND.** enthält Nikotin.

GESCHICHTE
Verschiedene Akazien-Arten werden seit der Antike als Trägersubstanzen für zusammengesetzte Medikamente und Räucherwerk verwendet.

TRADITIONELLE VERWENDUNG
Aus ***Acacia farnesiana*** **(L.) WILLD.** wird ein als Duftstoff in der Aromatherapie und zur Parfümherstellung verwendetes ätherisches Öl gewonnen. Einige Arten dienen als Zusätze psychoaktiver Produkte (**Betelbissen**, **Bier**, **Balche´**,**Honig**, **Pituri**, **Pulque**). Auch zur Herstellung sog. **Ayahuascaanaloge**. Aus ***Acacia catechu*** **(L. f.) WILLD.** (**Katechubaum**; engl.: **Catch Tree**) wird durch 12stündiges Einkochen mit Wasser und Eindicken ein Katechu (*Catechu nigrum, Extractum catechu*) genannter Extrakt (ohne psychoaktive Wirkung) gewonnen, der als Zusatz zum **Betelbissen** verwendet wird.

MEDIZINISCHE VERWENDUNG
Volksmedizinisch wird die Wurzel von ***Acacia cornigera*** als Aphrodisiakum und Heilmittel bei Impotenz verwendet.

WIRKUNG
Rauchbare Extrakte aus Rinde und Blättern mehrerer australischer *N,N*-DMT-haltiger Akazien-Arten sollen Tryptaminhalluzinationen erzeugen. Mehrere psychoaktive Arten (unzureichende Angaben).

ORGANISATIONSTYP ▸ Pflanze
unzureichende Angaben; psychoaktiv

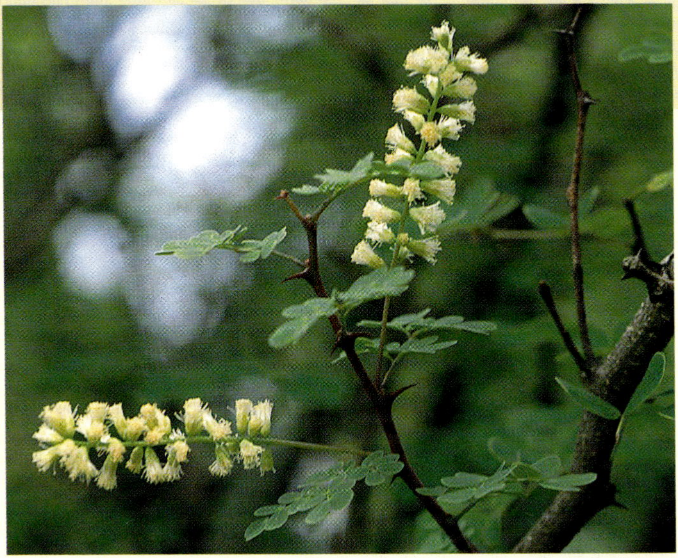

***Acacia*-Art** (Blüte)

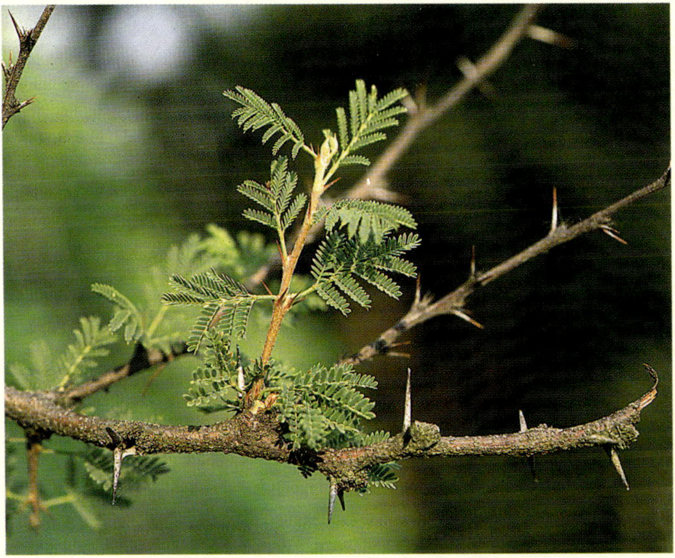

Acacia karoo (Blattausschnitt)

Aconitum napellus L.

SYNONYM *Aconitum pyramidale* Mill.

Blauer Eisenhut

FAMILIE *Ranunculaceae* Hahnenfußgewächse

VOLKSTÜMLICHE NAMEN
Sturmhut, Blautod, Wolffswurtz u. a.; engl.: **Aconite, Monkshood.**

VERBREITUNG
Europa, hauptsächlich Alpen und Mittelgebirge.

BESCHREIBUNG
Ausdauernde, krautige Pflanze mit rübenartiger Wurzel. Stängel aufrecht, 50 – 150 cm hoch. Stängelblätter handförmig, 5- bis 7teilig, mit fiederteiligen Abschnitten, dunkelgrün. Blüten dunkelblau bis dunkelviolett, helmförmig, dichte Blütentraube.

BLÜTEZEIT
Juni – August.

VORKOMMEN
Hochstaudenfluren, Bachsäume, Gebüsche, selten im Wald, an Wegrändern, im Gebirge. Schattige Standorte, feuchte Böden.

DROGEN
Tubera (*Radix*) *Aconiti, Aconiti tuber* (Eisenhutwurzel). *Herba Aconiti, Aconiti herba* (Eisenhutkraut).

INHALTSSTOFFE
Alle Pflanzenteile enthalten das giftige Alkaloid Aconitin (Hauptalkaloid neben Mesaconitin, Hypaconitin, Napellin und *N*-Diethylaconitin) und Aconitinsäure. LD beim Erwachsenen 3 – 6 mg. Beim Pflücken durch die Haut eindringendes Gift kann bereits Hautentzündungen und schwere Vergiftungen verursachen.

GESCHICHTE
Der Eisenhut wurde in der Antike mit der colchischen Hexe Medea und der Unterwelt in Verbindung gebracht. Giftmischer verwendeten die Pflanze als Mordgift. Möglicherweise gebrauchten die Germanen den Eisenhut bei magischen Ritualen.

TRADITIONELLE VERWENDUNG
Pfeilgift (***Aconitum ferox* Wall. ex Ser.**), Heilmittel, Zauber- und Mysterienpflanze (Hexenpflanze), Lenz- und Verjüngungsmittel.

MEDIZINISCHE VERWENDUNG
Eisenhuttinkturen bei beginnender fiebriger Erkältung. Eisenhuttinkturen werden in der Phytotherapie bei Gicht, Ischiasleiden und Neuralgien äußerlich (seltener innerlich) verwendet. Homöopathisch (ab D3) bei nervösen und psychischen Erkrankungen verwendet.

WIRKUNG
Blockiert die Muskelendplatten, vorübergehende Erregung, dann Lähmung der sensiblen Nervenendigungen (lokalanästhetischer Effekt), Übelkeit, Erregung, Herzarythmien, Krämpfe, Kreislauflähmung. **Cave!**: Alle Pflanzenteile, besonders der Wurzelstock, sind stark (tödlich) giftig! 0,2 g Wurzel verursachen bereits Vergiftungserscheinungen, 2 g Wurzel sind absolut tödlich! Sehr geringe Dosen vermutlich halluzinogen.

ORGANISATIONSTYP ▸ **Pflanze**
stark (tödlich) giftig!

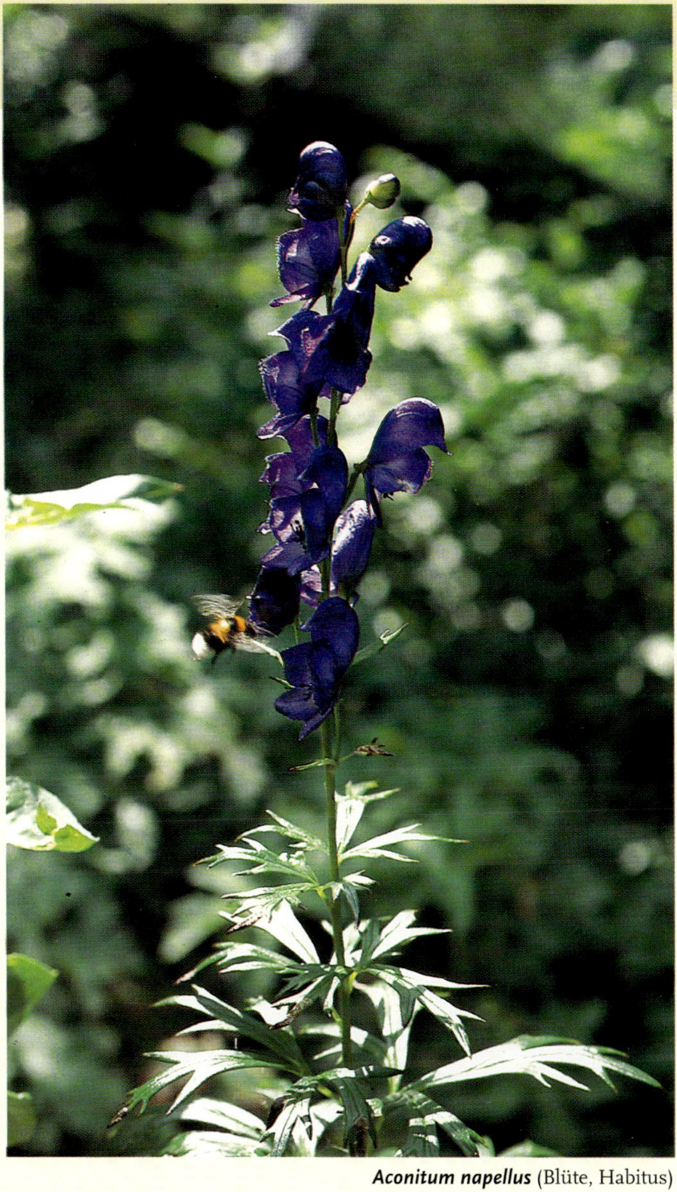

Aconitum napellus (Blüte, Habitus)

Acorus calamus L.

SYNONYM *Acorus aromaticus* GILB., *Acorus vulgaris* L.

Kalmus

FAMILIE *Acoraceae* Kalmusgewächse

VOLKSTÜMLICHE NAMEN

Ackerwurz, **Magenwurz**; gr.: **Akoron**; China, 7. Jh.: **Ch´ang-p´u** (*Acorus gramineus* SOLAND.); engl.: **Sweet Sedge**, **Myrtle Flag**.

VERBREITUNG

Europa, Süd- und Ostasien, Nordamerika.

BESCHREIBUNG

Große, duftende Teich- und Sumpfpflanze, rhizomreich, mit länglich-gewundenem, angenehm riechendem Wurzelstock, daraus Triebe mit aufrechten, bis zu 2 m langen schwertförmigen Blättern. Blüten winzig, von einem grünlich-gelbem, dickachsigem Kolben getragen.

BLÜTEZEIT

Juni – Juli.

VORKOMMEN

In Sumpfgebieten und an Gewässerrändern. Schattige Standorte.

DROGEN

Rhizoma Calami, Rhizoma Acori, Radix Calami aromatici (Kalmuswurzel), der geschälte, rötlich weiße Wurzelstock. Geruch angenehm aromatisch, Geschmack brennend würzig.

INHALTSSTOFFE

Ätherisches Öl (mit Caryophyllen, Humulen, Asaron), Bitterstoffe, Gerbstoffe und Schleim. Die aktiven Substanzen sind α- und β-Asaron. Asaron besitzt strukturelle Ähnlichkeit mit Meskalin.

GESCHICHTE

Die vermutlich älteste Erwähnung des Kalmus stammt aus China. Seit dem ausgehenden Mittelalter in Europa als Heilpflanze bekannt. In Nordamerika vermutlich eingeführt.

TRADITIONELLE VERWENDUNG

Bei den Kri-Indianern im Nordwesten Kanadas als Mittel bei Erschöpfungszuständen, Kopf- und Zahnschmerzen, zur Mundhygiene und bei Asthma, möglicherweise wird der Wurzelstock auch seiner halluzinogenen Eigenschaften wegen gekaut. Die Wurzel wird entweder frisch gekaut oder pulverisiert geschnupft, geraucht bzw. zerkleinert als Tee zubereitet. Die dazu nötige Menge entspricht etwa 5 – 25 cm der Wurzel.

MEDIZINISCHE VERWENDUNG

Volksmedizinisch bei Schlaflosigkeit, Depressionen, Neurosen, Epilepsie, Gedächtnisstörungen sowie Fieber verwendet.

WIRKUNG

In hohen Dosen visuelle Halluzinationen und LSD-ähnliche Rauschzustände, halluzinogene Wirkung unsicher! Darf nicht zusammen mit MAO-Hemmern eingenommen werden. Kurzfristige Nebenwirkungen nicht bekannt. Hohe Dosen von Kalmusöl steigern das Krebsrisiko. **Cave**!: Giftig!

ORGANISATIONSTYP ▸ **Pflanze**
halluzinogen; giftig!

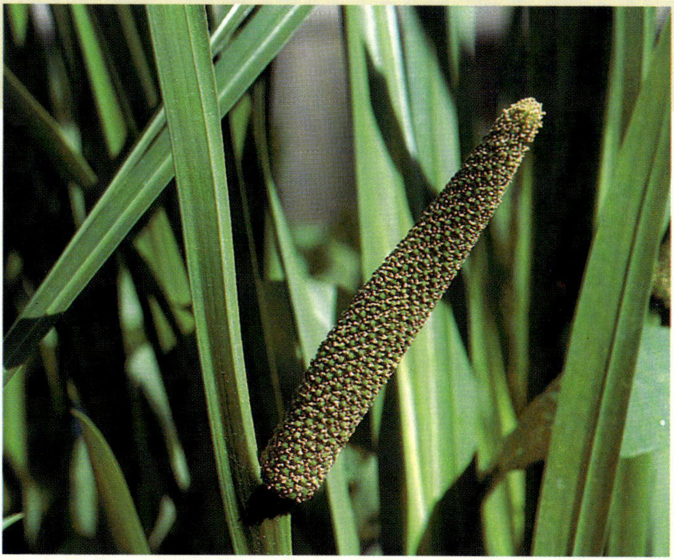

Acorus calamus (Blüte)

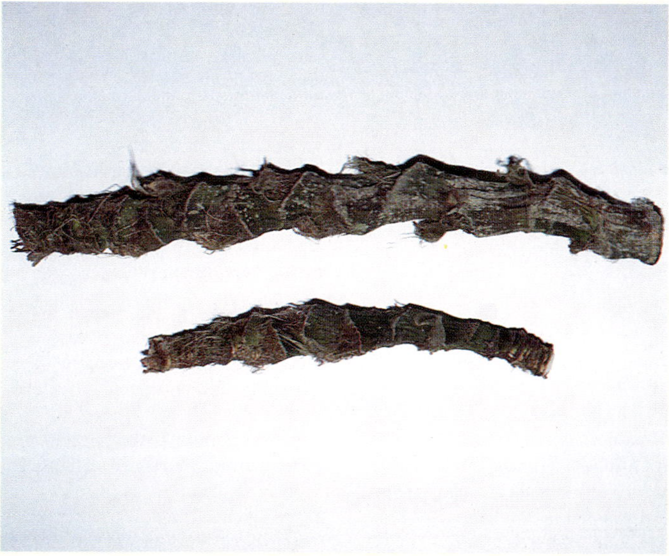

Rhizoma Calami (Kalmuswurzel; Trockenpräparat)

Areca catechu L.

SYNONYM *Areca guavaia* nom. nud.

Betelnusspalme

FAMILIE *Areacaceae* Palmengewächse

VOLKSTÜMLICHE NAMEN
Arecanuss, **Betelnuss**; engl.: **Arecanut Palm** (bzw. **tree**), **Betel Nut**.

VERBREITUNG
Heimat indomalaiischer Raum. Kulturen in Vorder- und Hinterindien, Pakistan, Sri Lanka, Taiwan.

BESCHREIBUNG
12 – 20 m hohe, fiederblättrige Palme. Beerenfrucht. Fruchtwand von Fasern durchzogen, Fruchtfleisch braun. Samen einzeln im zunächst dreifächrigen Fruchtknoten.

BLÜTEZEIT
Mai – Juni.

VORKOMMEN
Tropische Länder Asiens.

DROGEN
Semen (*Nuces*) *Arecae, Arecae semen* (*nuces*) (Areca-, Betelnuss), die bis 7 cm lange Frucht mit einem 3 bis 10 g schweren Samen. Mehrere *Areca*-Arten dienen als Betelersatz.

INHALTSSTOFFE
0,2 – 0,6 % an Catechingerbstoffe gebundene Alkaloide, Gerbstoffe, Schleim, Harz, Kohlenhydrate, Proteine, Saponine, Mineralstoffe und Fette. Hauptalkaloid ist das Arecolin (Mindestanteil handelsüblicher Ware bei 0,4 %). Speichel und Kalk lösen das Arecolin. Das MAO-hemmende Arecolin ist vermutlich für die stimmungsaufhellende Wirkung verantwortlich. Nebenalkaloide Arecaidin, Arecolidin, Guvacin, Guvacolin, die Blätter enthalten u. a. Chavicol.

GESCHICHTE
Die Betelnusspalme soll erstmals von HERODOT (ca. 340 v. Chr.) beschrieben worden sein. In Berichten arabischer und europäischer Reisender wurde häufig die Palme sowie das Betelkauen erwähnt.

TRADITIONELLE VERWENDUNG
Heil-, Genussmittel. Der **Betelbissen** besteht aus zerkleinerter (pulverisierter) Betelnuss, in 2 – 3 Blätter des Betelpfeffers (*Piper betle*) gewickelt, mit ca. 0,5 g gebranntem Kalk, Gambir oder Katechu und aromatischen Zusätzen (Muskatnuss, Nelken, Pfeffer, Kava-Kava, Kardamon usw.).

MEDIZINISCHE VERWENDUNG
Volksmedizinisch als Wurmmittel und bei Durchfallerkrankungen. In der indischen Volksmedizin bei Verdauungsstörungen und Nervenleiden sowie als Tonikum und Aphrodisiakum verwendet.

WIRKUNG
Arecolin wirkt parasympathomimetisch, pilocarpin- bzw. muscarinartig. Steigerung der Speichel- und Schweißsekretion, regt die Darmtätigkeit an. Mild berauschend, euphorisierend, anregend. Einnahme von 8 – 10 g *Areca*-Samen evtl. tödlich, Arecolintod durch Herz- und Atemlähmung. **Cave!**: Giftig!

ORGANISATIONSTYP ▸ Pflanze
Rauschwirkung; giftig!

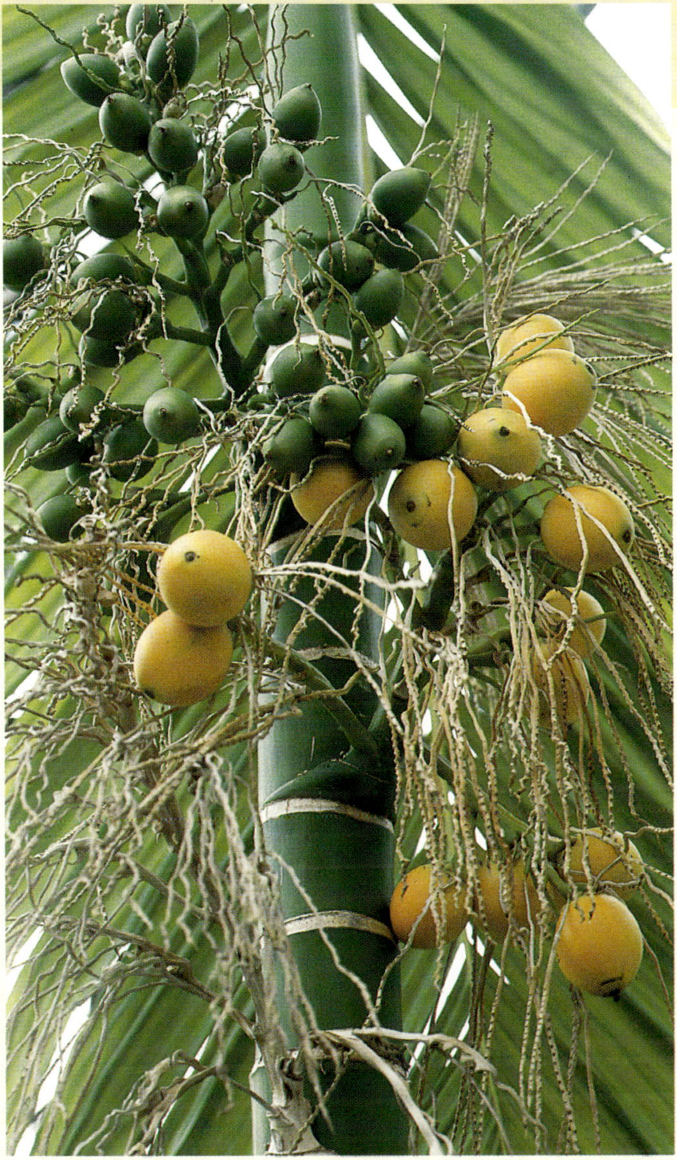

Areca catechu (Früchte, Habitus)

Argemone mexicana L.

SYNONYM *Papaver spinosum* BAUHIN

Mexikanischer Stachelmohn

FAMILIE *Papaveraceae* Mohngewächse

VOLKSTÜMLICHE NAMEN

Fischkraut, **Stachelmohn**, **Teufelsfeige**; engl.: **Devil´s Fig**, **Mexican Poppy**, **Prickly Poppy**; **Chicalote**.

VERBREITUNG

Mittel- und Südamerika, tropisches Amerika, in Süd- und Mitteleuropa eingebürgert.

BESCHREIBUNG

Einjährige Pflanze, bis 90 cm hoch, graugrün, Stiel und Blätter stachelig. Blüten leuchtend gelb, auch rötlich, bis 6 cm breit, Kelchblätter spitz, borstig. Kapselfrucht. Samen kugelig, ca. 2,5 mm groß.

BLÜTEZEIT

Juli – September.

VORKOMMEN

Felder, an Straßenrändern und auf Lichtungen. Zierpflanze, selten verwildert. Benötigt viel Licht und Wärme.

DROGEN

Chicalote-Opium (der getrocknete Milchsaft). *Herba, Radix, Semen* (Stachelmohnkraut, -wurzel und -samen).

INHALTSSTOFFE

Gesamtalkaloidgehalt (Wurzel und Stängel) 0,125 %, hauptsächlich Protopin, Berberin, Allocryptopin, Coptisin, Sanguinarin, Chelerythrin u. a.

GESCHICHTE

Der Stachelmohn wird in vielen Dokumenten der Kolonialzeit erwähnt. In Mexiko sollen chinesische Einwanderer zu Beginn des 20. Jahrhunderts einen Opiumersatz (*Papaver somniferum*) gewonnen haben.

TRADITIONELLE VERWENDUNG

Der aus der angeritzten unreifen Kapsel austretende Milchsaft wird gesammelt, getrocknet und geraucht oder oral eingenommen. Die Blätter werden in Mexiko als **Marihuana**-Substitut und Aphrodisiakum geraucht. In Paraguay wird die Wurzel zusammen mit Mateblättern (*Mate folium*; Stamm-Pflanze: *Ilex paraguariensis*, s. S. 112) für einen stimulierenden Tee verwendet.

MEDIZINISCHE VERWENDUNG

Die Ärzte der Azteken und Maya haben den Stachelmohn bereits als Heilmittel und auch als Analgetikum verwendet. In mexikanischen Krankenhäusern bis in die Gegenwart als Heilmittel in Gebrauch. In der Karibik wird ein Dekokt bei Schlafstörungen und Schlaflosigkeit verwendet. In Afrika (und Europa) we(u)rden die Blätter als Sedativum verwendet.

WIRKUNG

Beruhigend, schmerzstillend, euphorisierend. Angeblich haben die Samen einen leicht halluzinogenen Effekt. Bei gelegentlichem Konsum keine Nebenwirkungen bekannt. **Cave!**: Giftig!

ORGANISATIONSTYP ▸ **Pflanze**

analgetisch; narkotisch; giftig!

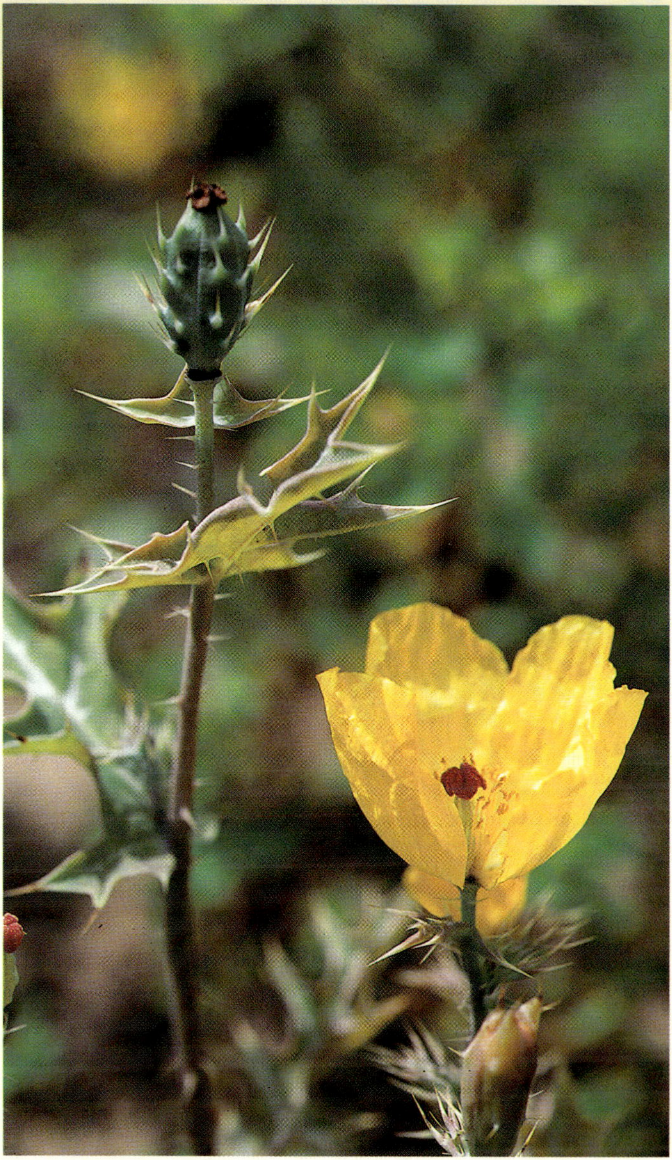

Argemone mexicana (Blüte, Habitus)

Ariocarpus spp. Scheidw.

SYNONYM *Roseocactus*

Wollfruchtkaktus-Arten

FAMILIE *Cactaceae* Kakteengewächse

VOLKSTÜMLICHE NAMEN
Mehlbeerfrucht, **Lebende Felsen**, **Falscher Peyote** (***Ariocarpus retusus*** **Scheidw.**, ***Ariocarpus fissuratus*** **Schumann**); engl.: **Living Rock**, **False Peyote**, **Star Cactus**; Nord- und Zentralmexiko: **Híkuli sunami(e)**, **Chaute**, **Chautle**, **Peyote cimarrón**, **Tsuwiri**.

VERBREITUNG
Nord- und Mittelmexiko, 6 Arten (***A. agavoides***, *A. fissuratus*, ***A. kotschoubeyanus***, *A. retusus*, ***A. scaphorostrus***, ***A. trigonus***), alle in Mexiko heimisch, anscheinend beschränkt auf die Chihuahua Wüsten.

BESCHREIBUNG
Breitrund, flachkugelig, gehöckert, mit dicker Rübenwurzel. Kaum über dem Boden hervorragende, tiefsitzende Pflanzen. Oberirdische Pflanzenteile bestehend aus spiralig oder dachziegelartig angeordneten, langspitzen oder deltoiden, grünen bis grauen Warzen mit glatter oder stark zerklüfteter Oberfläche. Dornen fehlen. Axillen stark wollig, aus diesen entstehen die bis zu 5 cm großen, trichterförmigen Blüten. Je nach Art variierende Blütenfarbe, weißlich, gelblich, zartrosa bis purpurrot.

BLÜTEZEIT
Spätsommer.

VORKOMMEN
Trockene, mineralische Böden, aber auch saure Gesteinsböden. Besonders bei Kakteenliebhabern und -züchtern gesuchte Pflanzen.

DROGEN
Oberirdische Pflanzenteile.

INHALTSSTOFFE
Phenethylamine (z. B. *A. fissuratus*: Hordenin und *N*-Methyltyramin; *A. retusus*: Hordenin, *N*-Methyltyramin, *N*-Methyl-3,4-dimethoxyphenethylamin und *N*-Methyl-4-methoxyphenethylamin). Hordenin und Methyltyramin wurden auch in anderen *Ariocarpus*-Arten nachgewiesen.

GESCHICHTE
Vermutlich schon in vorspanischer Zeit bekannt und verwendet.

TRADITIONELLE VERWENDUNG
Einige Indianergruppen im nördlichen Mexiko verwenden verschiedene *Ariocarpus*-Arten (besonders *A. fissuratus* und *A. retusus*) als falschen Peyote (bzw. Peyotesubstitut). Die oberirdischen Pflanzenteile werden entweder frisch (oder getrocknet; *Ariocarpus*-Buttons) gegessen oder zerstoßen und mit Wasser verdünnt. Dosierung unbekannt (wird vermutlich eingenommen, bis eine Wirkung zu spüren ist).

MEDIZINISCHE VERWENDUNG
Unbekannt (bzw. keine Angaben).

WIRKUNG
Häufig als unangenehm empfundener Rauschzustand.

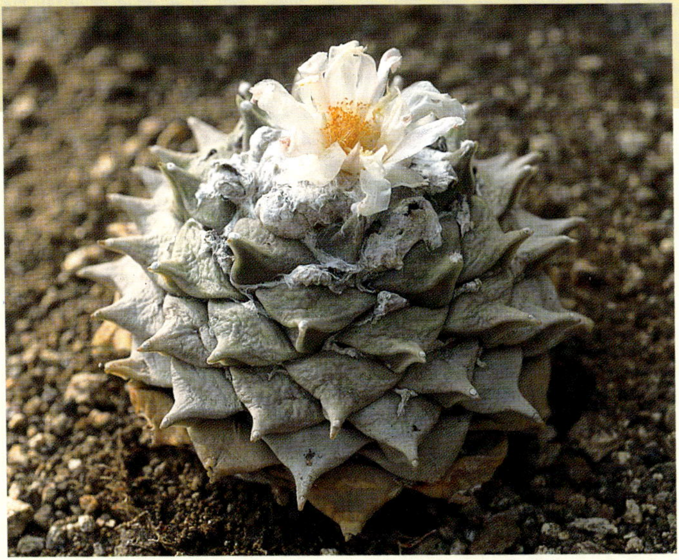

Ariocarpus retusus (Blüte, Habitus)

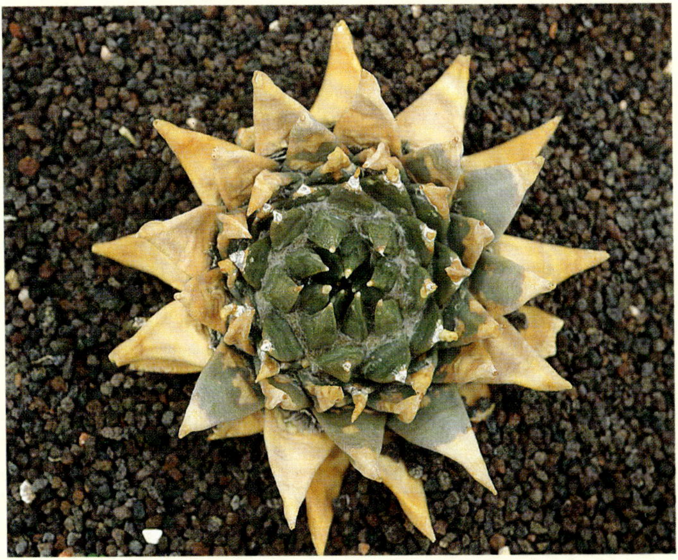

Ariocarpus trigonus (Habitus)

Artemisia absinthium L.

SYNONYM *Absinthium officinale* LAM., *Absinthium vulgare* LAM.

Echter Wermut

FAMILIE *Asteraceae* Korbblütler

VOLKSTÜMLICHE NAMEN
Absinth, **Bitterer Beifuß**, **Grüne Fee**, **Heilbitter**, **Magenkraut**, **Wermut**, **Wurmkraut**; engl.: **Absinth**, **Common Wormwood**.

VERBREITUNG
Heimat Asien, vielfach eingebürgert. Wichtige Kulturpflanze.

BESCHREIBUNG
Ausdauernd, mit sterilen Blattrosetten. Fiedern leicht bis tief gesägt, Köpfchen 2 – 4 cm Ø. Stängel silbergrau, fein punktiert (Öldrüsen), stark aromatisch, in allen Pflanzenteilen bitter schmeckend.

BLÜTEZEIT
Juli – September.

VORKOMMEN
Karge, sandige Böden, Ödland, bebaute und beweidete Kulturlandschaften.

DROGEN
Herba Absinthii, Absinthii herba (Wermutkraut), für technische Zwecke *Herba Absinthii cum stipites* (Wermutkraut mit Stängeln). Die Droge riecht stark würzig, sehr bitter schmeckend.

INHALTSSTOFFE
Ätherisches Öl mit den Terpenalkoholen Thujol und Thujon sowie azulenogene Substanzen, Sesquiterpenlactone, die glykosidischen Bitterstoffe Absinthin und Anabsinthin, Gerbstoffe, Quercetin, Harz, das Flavonoid Artemisethin, organische Säuren u. a.

GESCHICHTE
Der Wermut war bereits in der Antike bekannt. Das ätherische Öl (Absinthöl) wurde in Mitteleuropa mit **Alkohol** vermischt (siehe unten). Wermutkraut ist frei verkäuflich. **Absinth** ist weltweit verboten.

TRADITIONELLE VERWENDUNG
Das mit Hilfe von **Alkohol** extrahierte Öl. Hauptbestandteil des verbotenen **Absinth** (siehe oben).

MEDIZINISCHE VERWENDUNG
Medizinisch u. a. zur Anregung der Magenfunktion gebraucht. Volksmedizinisch als gynäkologisches Mittel (als Abortivum, Menstruationsmittel, zur Einleitung der Geburt). Wermuttee bei Appetitlosigkeit, Magenbeschwerden, Erbrechen und Durchfall. Homöopathisch u. a. bei Epilepsie und nervösen Krämpfen.

WIRKUNG
Einschläfernd, narkotisierend, große Dosen mit Kopfschmerzen, Schwindel, hohe Dosen krampferzeugend und lähmend. Exzessiver **Absinth**-Gebrauch kann zu Abhängigkeit mit letztendlicher Verblödung führen. Die Einnahme von Thujon-haltigem Öl führt zu Nervosität, Krämpfen und Benommenheit. Gebrauch in normalen Mengen ist unbedenklich. Darf nicht während der Schwangerschaft angewendet werden. **Cave!**: Schwach giftig.

 ORGANISATIONSTYP ▸ Pflanze
narkotisierend; schwach giftig

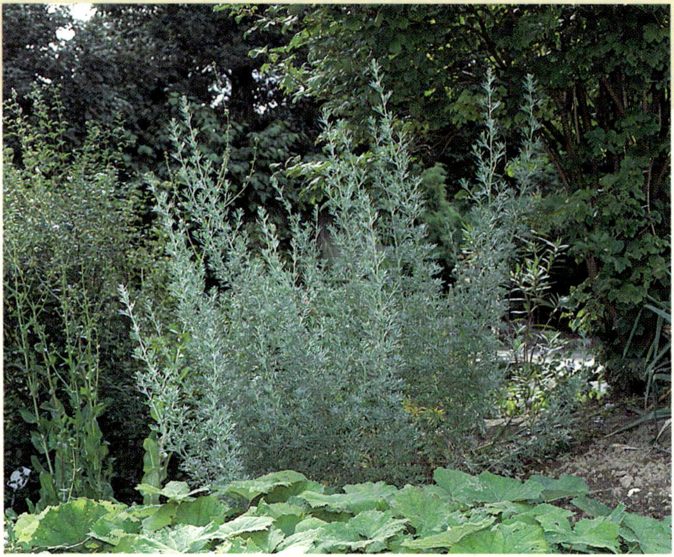

Artemisia absinthium (Habitus)

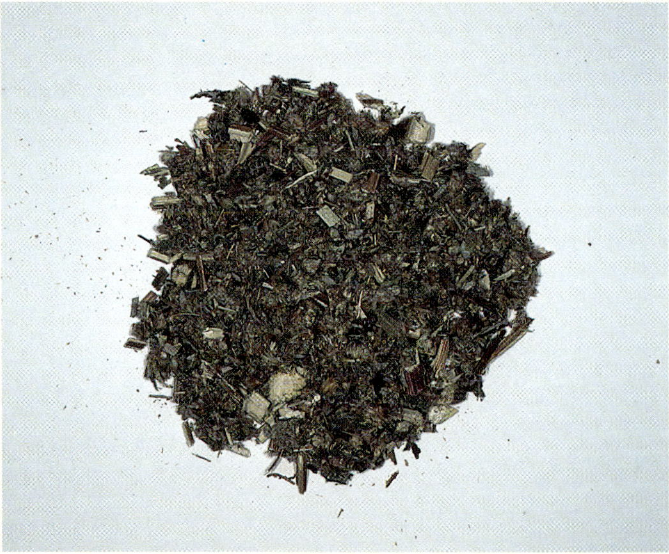

Herba Absinthii (Wermutkraut; getrocknete Schnittdroge)

Atropa belladonna L.

SYNONYM *Atropa lethalis* Salisb., *Belladonna baccifera* Lam. u. a.

Schwarze Tollkirsche

FAMILIE *Solanaceae* Nachtschattengewächse

VOLKSTÜMLICHE NAMEN

Bockwurz, **dolwortz**, **Höllenkraut**, **Irrbeere**, **Mörderbeere**, **Teufelsbeere**, **uva versa** umgekehrte Beere; engl.: **Deadly Nightshade**.

VERBREITUNG

Mittel- und Südeuropa, Teilgebiete Asiens und Nordafrika.

BESCHREIBUNG

Ausdauernde, krautige, stark verzweigte Pflanze. Wurzelstock dick, zahlreich verästelt, außen braungelb, innen weißlich. Stängel aufrecht, 50 – 150 cm. Blätter ungleich groß, eiförmig, abstehend, graugrün. Blüten einzeln, gestielt, hängend, glockig-röhrenförmig, Blumenkrone ca. 2 cm lang, außen braunrot bis violettbraun, innen schmutzig-gelb. Beerenfrucht, anfangs grün, später glänzend schwarze Beere von 1 – 2,5 cm Ø.

BLÜTEZEIT

Juni – August.

VORKOMMEN

Lichtungen, Kahlschläge, Laubwälder, Dickichte und Gehölze. Humusreiche und kalkhaltige (Wald-)Böden.

DROGEN

Folia, *Herba* und *Rhizoma Belladonnae* (Tollkirschenblätter, -kraut und -wurzeln). Weitere Arten: ***A. caucasica***, ***A. komarovii*** u. a.

INHALTSSTOFFE

L-Hyoscyamin, Atropin, kleinere Mengen Scopolamin und Belladonnin. Gesamt-Alkaloidgehalt: Blätter 0,3 – 1 %, Wurzeln 0,5 bis 1,5 % und Samen 0,8 %. Die Wurzeln enthalten das stark giftige Apoatropin.

GESCHICHTE

Gift- und Heilpflanze. Theophrast erwähnt die Tollkirsche unter der Bezeichnung **Mandragora**. Vorrangstellung in der Mythologie vieler europäischer Völker.

TRADITIONELLE VERWENDUNG

Vermutlich wurde die Tollkirsche seit der Antike ähnlich wie die Alraune (*Mandragora officinarum*) verwendet. Im Orient wurde die Tollkirsche **Bier** und **Palmwein** zugesetzt. Hexenpflanze.

MEDIZINISCHE VERWENDUNG

Seit der Antike medizinisch genutzt, u. a. als Schmerzmittel. Im 19. Jahrhundert wurden Wurzel- und Krautextrakte zur Behandlung von Gelbsucht, Wassersucht, Keuchhusten, Nervenkrankheiten, Scharlach, Epilepsie, Neurosen, Hautkrankheiten u. a. verwendet.

WIRKUNG

Erregungszustände, Atembeschleunigung, Mundtrockenheit, Pupillenerweiterung, Herzklopfen, evtl. Tod durch Atemlähmung, wirkt halluzinogen. **Cave!**: Alle Pflanzenteile sind stark (tödlich) giftig! LD Kinder 3 – 4 Beeren, LD Erwachsene 10 – 12 Beeren. Vergiftungen durch Blätter ab 0,3 g.

 ORGANISATIONSTYP ▸ **Pflanze**

halluzinogen; stark (tödlich) giftig!

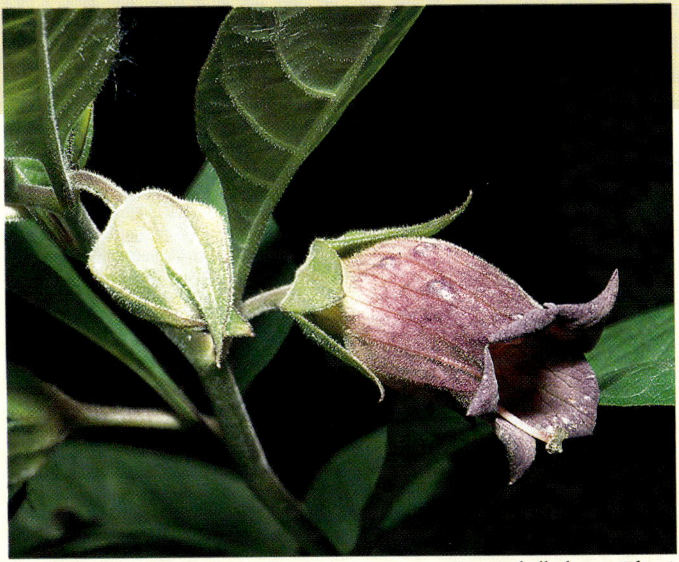

Atropa belladonna (Blüte)

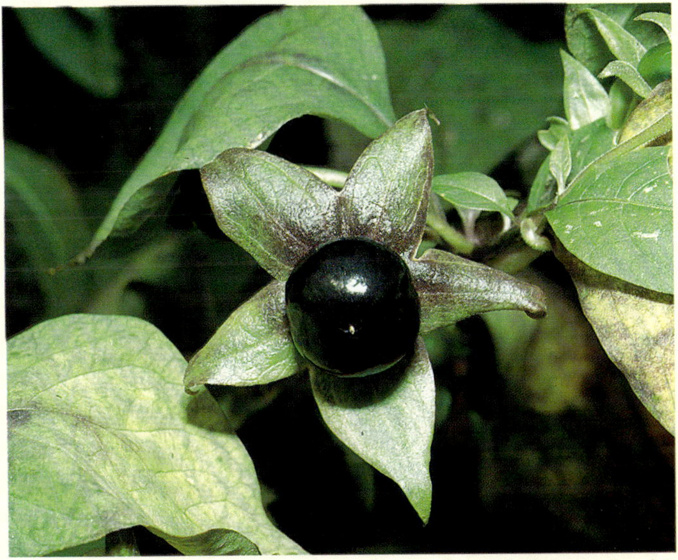

Atropa belladonna (Frucht)

Brugmansia spp. Pers. (und Hybride)

SYNONYM *Datura* spp. L.

Engelstrompeten-Arten

FAMILIE *Solanaceae* Nachtschattengewächse

VOLKSTÜMLICHE NAMEN
Floripondio, **Huaca**, **Huacacachu**, **Huanto**, **Maicoa**, **Toa** u. a.; engl.: **Angel´s Trumpet** (species).

VERBREITUNG
Ursprünglich westliches Südamerika. *Brugmansia suaveolens* und *Brugmansia insignis* (vermutlich Hybridformen) sind in wärmeren Regionen Südamerikas, besonders im westlichen Amazonasgebiet verbreitet.

BESCHREIBUNG
Baum- oder strauchartiger Wuchs. Blüten trompetenförmig, weiß, gelb, rötlich (auch rosa) über orange und grün bis gelb. 6 Wildarten (***Brugmansia arborea***, ***Brugmansia aurea***, ***Brugmansia sanguinea***, ***Brugmansia suaveolens***, ***Brugmansia versicolor***, ***Brugmansia vulcanicola***).

BLÜTEZEIT
Sommer – Herbst.

VORKOMMEN
Die meisten Arten bevorzugen ein kühl-feuchtes Hochland-Klima ab etwa 1 800 m. Zierpflanzen.

DROGEN
Semen, *Flores* und *Folia Brugmansiae* (Engelstrompetensamen, -blüten und -blätter).

INHALTSSTOFFE
Hinsichtlich ihrer chemischen Zusammensetzung sind sich alle *Brugmansia*-Arten ähnlich. Tropanalkaloide (Scopolamin, Hyoscyamin, Atropin) und Nebenalkaloide der Tropangruppe (Norscopolamin, Aposcopolamin u. a.), Gesamtalkaloidgehalt 0,3 – 0,55 %, Hauptalkaloid Scopolamin.

GESCHICHTE
Kulturpflanzen aus Südamerika. Wahrscheinlich wurden verschiedene *Brugmansia*-Arten bereits in prähistorischer Zeit rituell und psychoaktiv genutzt.

TRADITIONELLE VERWENDUNG
Rauschmittel, Heilpflanzen. Alleine oder zusammen mit anderen Pflanzen eingenommen. Meist werden pulverisierte Samen verwendet, die vergorenen Getränken beigefügt werden. Darreichungsformen als Tee aus den Blättern sind ebenfalls üblich. Die Blätter werden mit kaltem Wasser ausgezogen oder mit heißem Wasser übergossen. San-Pedro-Additiv. Die getrockneten Blätter werden geraucht.

MEDIZINISCHE VERWENDUNG
Medizinisch (obsolet) bei rheumatischen Schmerzen und als Beruhigungsmittel. Die Blätter verschiedener *Brugmansia*-Arten werden volksmedizinisch u. a. zur Behandlung von Entzündungen und Tumorerkrankungen verwendet.

WIRKUNG
Starke Rauschwirkung, bewusstseinsverändernd, halluzinogen, Koma, Tod durch Atemlähmung. **Cave!**: Stark (tödlich) giftig!

ORGANISATIONSTYP ▸ Pflanze
halluzinogen; stark (tödlich) giftig!

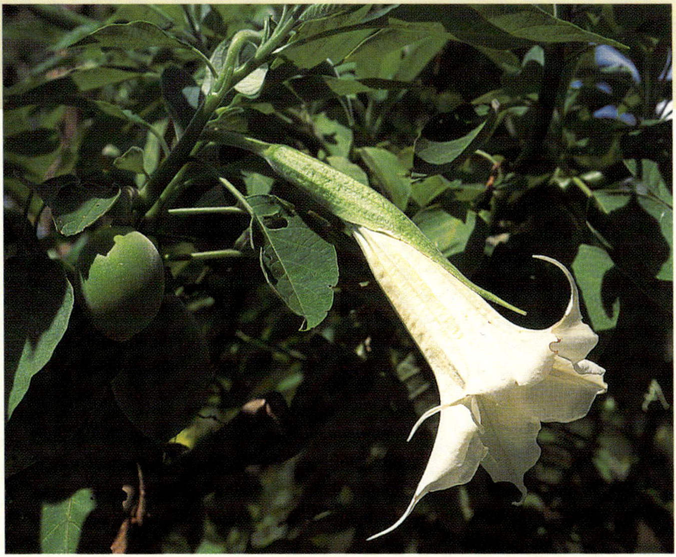

Brugmansia arborea (Blüte, Frucht)

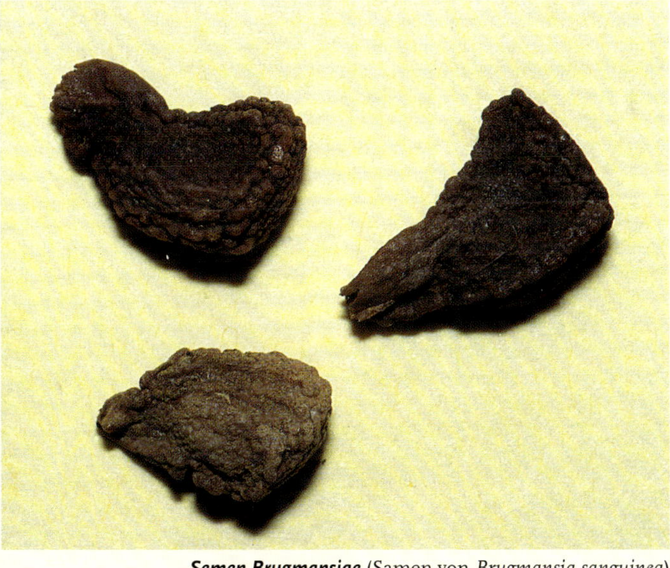

Semen Brugmansiae (Samen von *Brugmansia sanguinea*)

Brunfelsia spp. L.

SYNONYM —

Brunfelsien-Arten

FAMILIE *Solanaceae* Nachtschattengewächse

VOLKSTÜMLICHE NAMEN
Kolumbianische Indianer: **Borrachero**; westlicher Teil Amazoniens (Kolumbien, Ecuador, Peru): **Chiricaspi** kalter Baum, **Chiric-Sanango**; engl.: **Brunfelsia**, **Rain Tree**.

VERBREITUNG
Tropische Zonen im west- und nördlichen Südamerika, Venezuela bis Bolivien, Westindische Inseln.

BESCHREIBUNG
40 – 45 Arten. Kleinwüchsige Sträucher oder Bäume, ca. 3 m hoch, stark verzweigt. Blätter 6 – 30 cm lang, lanzettlich oder verkehrt eiförmig, locker über die Zweige verteilt, dunkelgrün, unten heller. Blüten flach, 5blättrig, hellviolett bis blau, im Verblühen weiß.

BLÜTEZEIT
Januar – August.

VORKOMMEN
Tropische Regionen. Zierpflanzen.

DROGEN
Radix Manaca, Radix Brunfelsiae (sog. Manakawurzel), die Droge ist geruch- und geschmacklos. *Folia Brunfelsiae* (Blätter). *Stipites Brunfelsiae* (Stängel). Stamm-Pflanzen: *B. chiricaspi, B. grandiflora, B. uniflora* u. a. *Brunfelsia*-Arten.

INHALTSSTOFFE
Alkaloide, Manacin (ca. 0,08 % in der Rinde von ***Brunfelsia uniflora*** **(Pohl) D. Don**), Manacein, Äsculetin.

GESCHICHTE
Die Amazonasbewohner stell(t)en aus Wurzelextrakten Pfeilgifte her.

TRADITIONELLE VERWENDUNG
Pfeilgiftpflanze, Rauschmittel, Heilmittel. ***Brunfelsia chiricaspi*** **Plowman** und ***Brunfelsia grandiflora*** **D. Don ssp.** ***schultesii*** **Plowman**, als Additive halluzinogener Trünke. Magisch-religiöse Bedeutung in der Volksmedizin amazonischer Indianerstämme. Zusatz des halluzinogenen **Ayahuasca** (**Yaje**) mit dem Hauptbestandteil ***Banisteriopsis*** (**-Arten**), um dessen halluzinogene Wirkung zu erhöhen, oder kombiniert mit **Yoco** (***Paullinia*-Arten**) getrunken. Bei den Kofan (Kolumbien, Ecuador) und den Jivaro (Ecuador), auch einzeln als Halluzinogen eingenommen.

MEDIZINISCHE VERWENDUNG
Aphrodisiakum, Medikament bei verschiedenen Erkrankungen. Volksmedizinisch bei Syphilis, Rheuma, Gelbfieber, Hautkrankheiten, Schlangenbissen und als Abortivum verwendet.

WIRKUNG
Manacin reizt die Sekretion der Drüsen (starker Speichelfluss), allgemeine Betäubung, Gesichtslähmung, Sehstörungen, Tod durch Atemlähmung. Manacein mit ähnlicher Wirkung. Die Droge erzeugt ein Kältegefühl oder Frösteln. Halluzinogen. **Cave!**: (Tödlich) giftig!

ORGANISATIONSTYP ▸ Pflanze
halluzinogen; (tödlich) giftig!

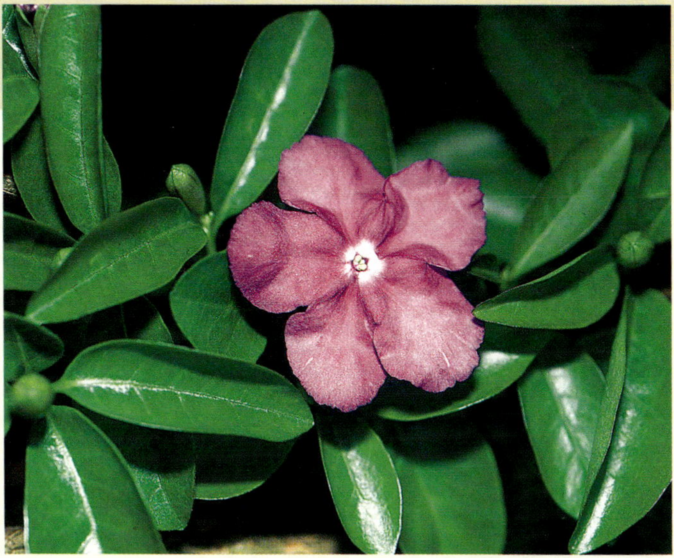

Brunfelsia australis (Blüte)

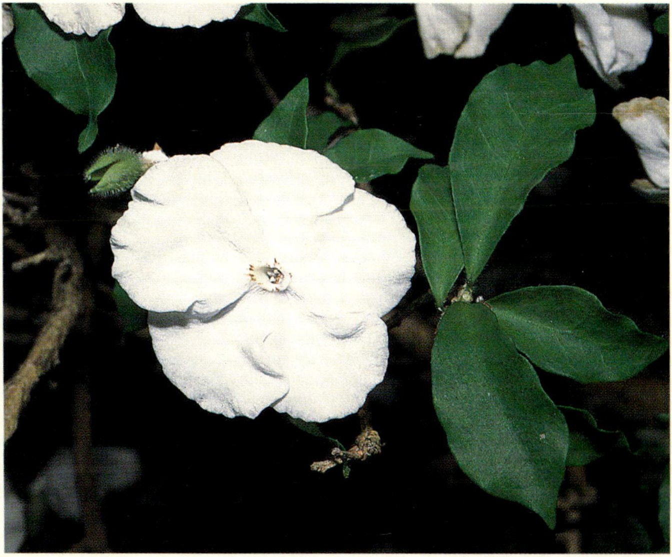

Brunfelsia uniflora (Blüte)

Camellia sinensis (L.) KUNTZE

SYNONYM *Camellia chinensis* (SIMS) KUNTZE, *Thea sinensis* L.

Chinesischer Teestrauch

FAMILIE *Theaceae* Teegewächse

VOLKSTÜMLICHE NAMEN
Tee; engl.: **Tea Plant**, **Tea Shrub**.

VERBREITUNG
Ursprünglich in China und Indien beheimatet, heute in China, Japan, weiten Teilen Südasiens, Kaukasus u. a. wärmeren Gebieten angepflanzt.

BESCHREIBUNG
Immergrüner Baum, bis 10 m hoch, in Kultur als Strauch (ca. 1 – 3 m hoch). Blätter elliptisch, gezähnt, ledrig, 4 – 10 cm lang. Blüten weiß, rosenähnlich, gewöhnlich einzeln. Kapselfrüchte, 1-, 2- oder 3fächrig.

BLÜTEZEIT
Januar – April.

VORKOMMEN
In südlichen Teilen Ostasiens noch wild.

DROGEN
Folia Theae, Thea folium (Teeblätter, Tee), die getrockneten, fermentierten Blätter. Ernte ganzjährig, alle 10 – 14 Tage (sog. Flush-Perioden). Unterschieden werden unfermentierter oder grüner Tee, halbfermentierter oder Oolong Tee und fermentierter oder schwarzer Tee.

INHALTSSTOFFE
Coffein (0,9 – 5 %), Theobromin (0,05 %), Theophyllin (0,02 bis 0,04 %), Xanthin, Methylxanthin, Adenin, Gerbstoffe (Tannin, Polyphenole u. a.), ätherisches Öl u. a. Substanzen in Spuren.

GESCHICHTE
Früheste schriftliche Erwähnung im Jahre 221. v. Chr. Holländische Kaufleute brachten den Tee 1610 aus Japan nach Europa.

TRADITIONELLE VERWENDUNG
Geerntet werden die Blattknospen und die jungen Blätter, welche in einem komplizierten Prozess fermentiert und getrocknet werden. Aus den getrockneten und zerkleinerten Blättern wird ein Aufguss bereitet.

MEDIZINISCHE VERWENDUNG
In der traditionellen chinesischen Medizin u. a. gegen Müdigkeit, bei Konzentrations- und Gedächtnisstörungen, Depressionen, zur Anregung des Stoffwechsels, zur Stärkung der Abwehrkräfte und Blutreinigung. Theophyllin zur Behandlung von Asthma und Angina pectoris. Homöopathisch u. a. bei Magenbeschwerden, Kopfschmerzen und Erregungszuständen.

WIRKUNG
Koffein-haltige Drogen wirken anregend und leistungssteigernd. Die Wirkung des Tees tritt langsamer ein als die von **Kaffee**, weniger stark, dafür länger anhaltend und gleichmäßiger. Vergiftungserscheinungen selten (bei Kindern und herzgeschädigten Personen). Bei chronischem, übermäßigem Konsum Nervosität, Schlaflosigkeit und Kreislaufbeschwerden.

ORGANISATIONSTYP ▸ **Pflanze**
anregend; leistungssteigernd

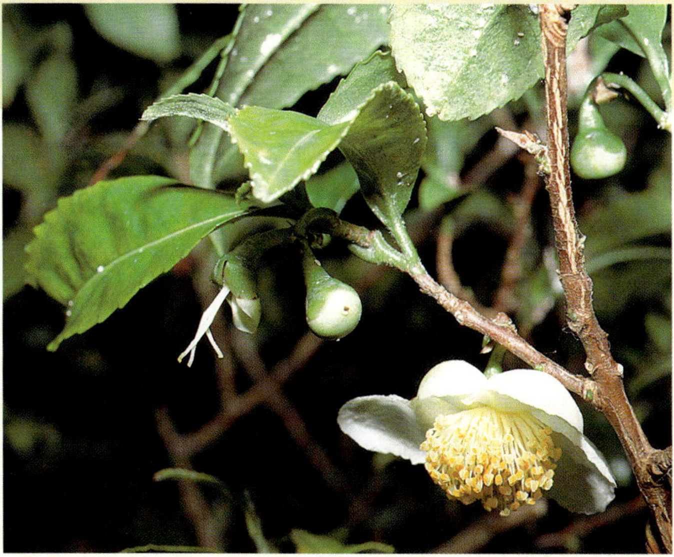

Camellia sinensis (Blüte)

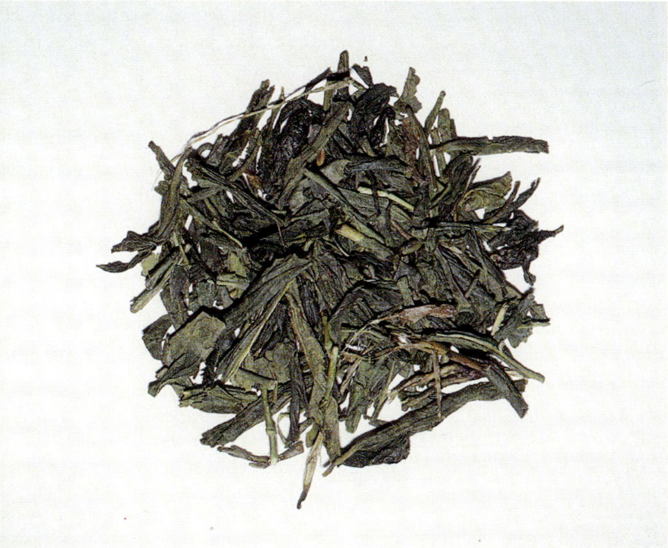

Folia theae (Schwarzer Tee; getrocknete Blattdroge)

Cannabis sativa L.

SYNONYM *Cannabis lupulus* SCOP. u. a., *C. orientalis* (für *C. indi*

Kulturhanf

FAMILIE *Cannabaceae* Hanfgewächse

VOLKSTÜMLICHE NAMEN
Hanf; engl.: **Hemp**, **Pot**.

VERBREITUNG
Heimat, warm gemäßigte Zonen.

BESCHREIBUNG
Einjährige Pflanze, bis zu 5,4 m hoch. Stängel aufrecht, wenig verzweigt. Blätter 5- bis 7zählig gefingert, handförmig. Schließfrüchte, oft bräunlich, von Kelchrest umschlossen, in ein Deckblatt gehüllt übergangslos, fest mit dem Stängel verwachsen. Samen grauweiß, oval, 3,5 – 5 mm lang und 2,5 – 4 mm breit. Weiblicher Blütenstand dicht, männlicher Blütenstand rispenartig. 3 Arten: *C. indica*, ***Cannabis ruderalis*** **JANISCH (Wilder Hanf)** und *C. sativa*.

BLÜTEZEIT
Juli – August.

VORKOMMEN
Kulturpflanze, stellenweise verwildert.

DROGEN
Marihuana (Ganja; Grass), die von den Blättern befreiten und getrockneten weiblichen Blütenstände. **Haschisch** (*Resina Cannabis indicae*), das Harz der weiblichen Blüten. Haschischöl. Stamm-Pflanzen: ***Cannabis indica*** **LAM. (Indischer Hanf)**, ***Cannabis*-Hybriden** (und besonders THC-reiche Züchtungen), *C. sativa*.

INHALTSSTOFFE
Die Wirkung ist der als Cannabinoide bezeichneten Stoffgruppe zuzuschreiben. Wirksamstes Cannabinoid ist das Tetrahydrocannabinol (Δ1-3,4-trans-Tetrahydrocannabinol; Abk.: THC). Die höchste Wirkstoff-Konzentration ist in dem von den weiblichen Blüten ausgeschiedenen Harz nachzuweisen. Cannabinole und Derivate. Nachweis in Blut, Urin und Speichel durch Hochdruckflüssigkeits- oder Dünnschichtchromatografie.

GESCHICHTE
Vermutlich wurde *C. indica* bereits in prähistorischer Zeit im Industal und Mesopotamien verwendet.

TRADITIONELLE VERWENDUNG
Faserlieferant, Rausch- Nahrungs-, Heilmittel. **Haschisch** bzw. **Marihuana** werden (auch zusammen mit anderen Pflanzen und Produkten) geraucht oder gegessen.

MEDIZINISCHE VERWENDUNG
Aussichtsreich erscheint die Verwendung bei Depressionen, Kopfschmerzen, Migräne, Spasmen, Epilepsie u. a. Homöopathisch u. a. bei Asthma, Impotenz, Appetitlosigkeit.

WIRKUNG
Individuell unterschiedliche Wirkung. Dämmerzustände, Euphorie, Unruhe, veränderte Wahrnehmung und erhöhte sexuelle Erregbarkeit, dann mit beruhigender Wirkung. **Cave!**: Schwach giftig.

ORGANISATIONSTYP ▸ **Pflanze**
euphorisierend; psychoaktiv; schwach g

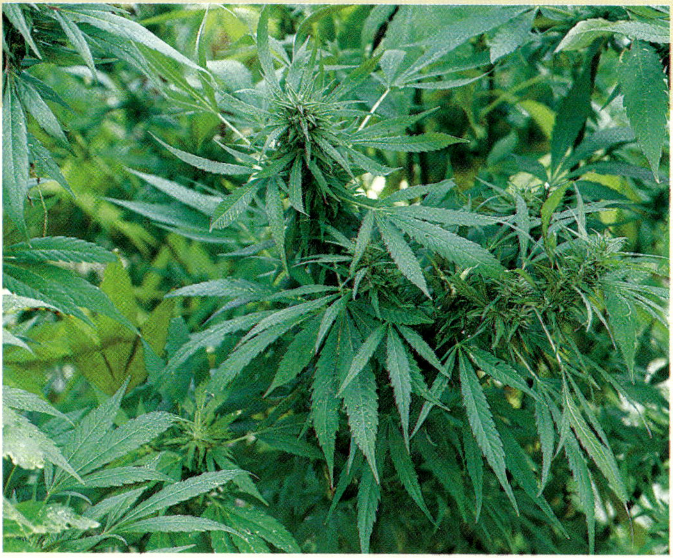

***Cannabis*-Art** (weiblicher Blütenstand)

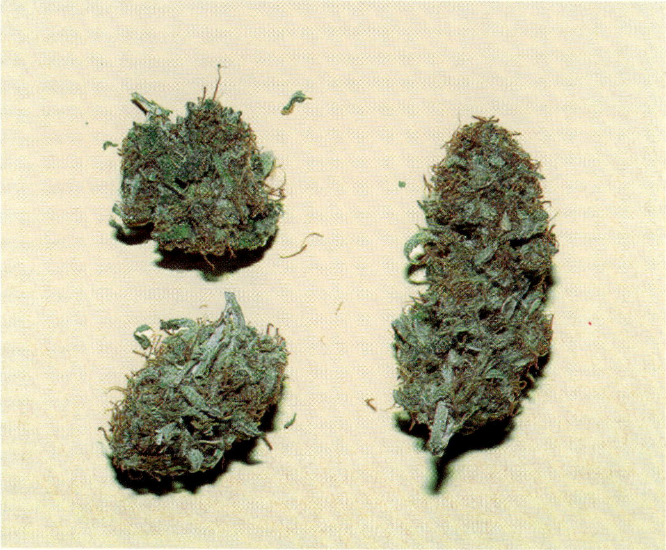

Marihuana (die getrockneten und fermentierten weiblichen Blütenstände)

Capsicum annuum L.

SYNONYM —

Spanischer Pfeffer

FAMILIE *Solanaceae* Nachtschattengewächse

VOLKSTÜMLICHE NAMEN
Paprika, **Chili**; engl.: **Red Pepper**, **Spanish Pepper**, **Sweet Pepper**.

VERBREITUNG
Heimat Südamerika, in Mitteleuropa kultiviert.

BESCHREIBUNG
Ausdauernde, krautige Pflanze. Blätter dunkelgrün, elliptisch oder eiförmig, gestielt. Blüten schmutzig weiß, 5- bis 6zählig, einzeln. Früchte 5 – 12 cm lang, grün, reif, gelb oder rot, länglich, kegelförmig. Fruchtungszeit: August bis September.

BLÜTEZEIT
Juni – September.

VORKOMMEN
Sowohl wild als auch kultiviert, mit vielen Unterarten.

DROGEN
Fructus Capsici, Capsici fructus (Spanischer Pfeffer), beinahe geruchlos, sehr scharfer, brennender Geschmack. *Fructus Capisci acer, Capisci fructus acer* (Chili-Schoten, Cayenne-Peffer), die reifen Früchte von ***Capsicum frutescens*** **L.**

INHALTSSTOFFE
Capsaicin (0,01 – 0,02 %), Dihydrocapsaicin, Nordihydrocapsaicin, Homodihydrocapsaicin, Caprylsäurevanillyamid und weitere Capsacinoide, Vitamin C. Capsaicinreiche Früchte von *C. annuum* und *C. frutescens* werden als Gewürz oder als Arzneidrogen genutzt. Capsaicinarme Varietäten von *C. annuum* (häufig mit hohem Vitamin-C-Gehalt) werden als Gemüse gegessen.

GESCHICHTE
Seit Jahrhunderten von den Indianern als Gewürz und Medizin verwendet.

TRADITIONELLE VERWENDUNG
Gewürz, Nahrungsmittel, in hohen Dosen als Aphrodisiakum. Wichtigstes indianisches Gewürz. Als **Schnupfpulver** von ritueller Bedeutung. Zusatz verschiedener psychoaktiver Produkte (**Ayahuasca**, **Balche´**, **Kakao**, **Räucherwerk** u. a.).

MEDIZINISCHE VERWENDUNG
Traditionelles indianisches Heilmittel bei verschiedenen Krankheiten.

WIRKUNG
Capsaicin steigert in geringen Dosen die Salzsäuresekretion, große Dosen lähmen die Sekretionstätigkeit. Fördert Darmperistaltik. Auf Schleimhäute und urogenitalen Bereich reizende Wirkung. Bakterizid. Euphorisierend, stimulierend. Enormes Schärfepotential. Bei Gebrauch als Aphrodisiakum Überdosierungen vermeiden. Chronische Vergiftungen mit Appetitlosigkeit, Nieren- und Leberschädigung. Kann eine Nahrungsmittelallergie (bzw. Genussmittelallergie) auslösen. **Cave!**: Schwach giftig.

ORGANISATIONSTYP ▸ **Pflanze**
stimulierend; schwach giftig

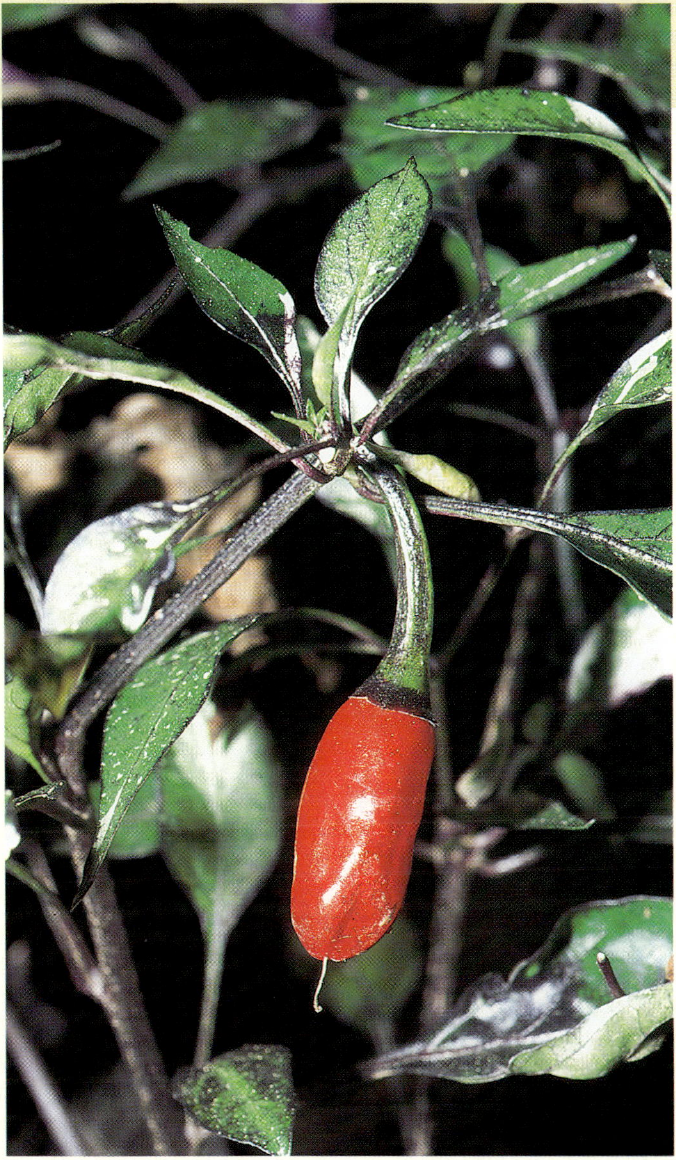

Capsicum annuum (Habitus)

Catha edulis (Vahl) Forssk. ex Endl.

SYNONYM *Celastrus edulis* Vahl

Kathstrauch

FAMILIE *Celastraceae* Spindelbaumgewächse

VOLKSTÜMLICHE NAMEN
Kathstrauch, **Kath**, **Abessinischer Tee**; Jemen: **Qat**; engl.: **Abyssinian Tea**, **Chat Tree**, **Kat(h)**.

VERBREITUNG
Heimisch in Arabien (Jemen), Äthiopien, Somalia, Kulturen in Nairobi.

BESCHREIBUNG
Gattung mit vermutlich nur 3 Arten (***C. abbottii***, *C. edulis*, ***C. transvaalensis***). Immergrüne Nutzpflanze. Strauch oder Baum 15 – 20 m (in Kultur 3 – 5 m) hoch. Habitus ähnlich dem Teestrauch. Blätter der blühenden Zweige gegenständig, oval lanzettlich, gesägt. Blattoberfläche glänzend, lederig. Blüten klein, sternförmig, weiß, in Büscheln. Fruchtschoten 7 – 8 mm lang.

BLÜTEZEIT
Mai – Juli.

VORKOMMEN
In Höhen von 900 – 1 200 m.

DROGEN
Kath (die frischen Blätter und Zweigspitzen). Die Blatternte erfolgt ab dem 3 – 4 Anbaujahr, die Droge wird in Bündeln von etwa 40 cm Länge, 10 cm Ø und ca. 0,5 kg Gewicht gehandelt.

INHALTSSTOFFE
Gesamtalkaloidgehalt der Blätter etwa 1 %. Hauptalkaloid der Blätter Kathin ((+)-Nor-ψ-Ephedrin), begleitet von einigen Nebenalkaloiden wie z. B. L-Ephedrin oder Kathinon (α-Aminopropiophenon), das Amphetamin-Wirkung besitzt und an der Gesamtwirkung frisch gekauter Blätter beteiligt ist.

GESCHICHTE
Vermutlich wurde *Kath* zuerst in Äthiopien als Genussmittel und Stimulans gekaut.

TRADITIONELLE VERWENDUNG
Genuss-, Anregungsmittel. In arabischen Staaten und auf dem afrikanischen Kontinent werden die Blätter gekaut (ca. 100 – 200 g), als Tee getrunken (5 – 15 g auf 1 l Wasser) oder getrocknet und pulverisiert (pur oder mit anderen Substanzen) geraucht.

MEDIZINISCHE VERWENDUNG
Nur selten als Medizin verwendet. In arabischen Arzneibüchern zur Behandlung von Magenbeschwerden und Depressionen empfohlen.

WIRKUNG
Anregend, euphorisierend. Kathin gehört in die Gruppe der indirekt wirkenden Sympathomimetika, diese wirken durch kompetative Hemmung der Catecholamine in den Speichelvesikeln sowie durch Monoaminooxidase-Hemmung. Kathinon mit stark zentralstimulierender Wirkung. Dauerkonsum führt unter Umständen zu suchtähnlichen Erscheinungen. Kathinon unterliegt in Deutschland dem Betäubungsmittelgesetz (BtmG).

ORGANISATIONSTYP ▸ **Pflanze**
anregend; euphorisierend

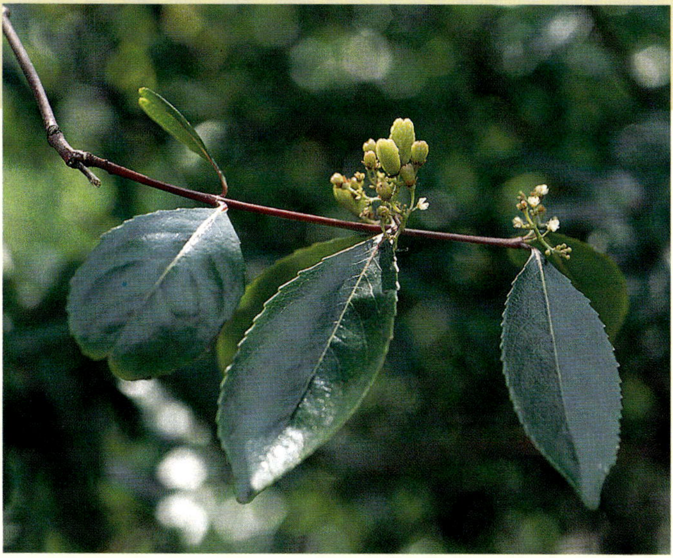

Catha edulis (Früchte, Blätter und Blüten)

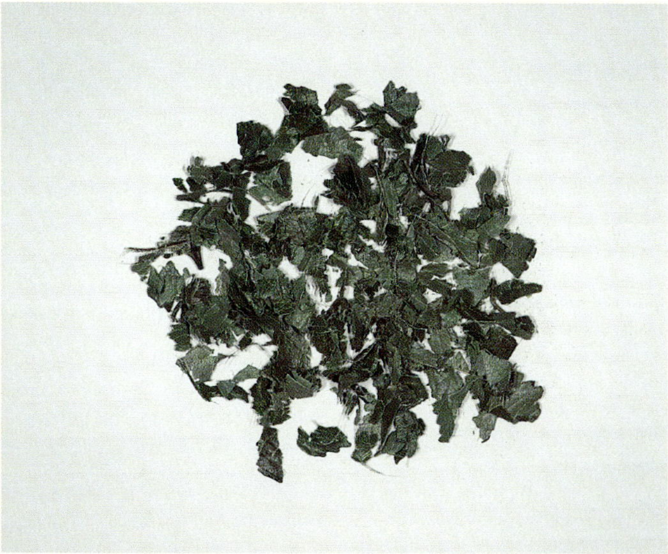

Kath (getrocknete Blattdroge)

Catharanthus roseus (L.) G. Don

SYNONYM *Vinca rosea* L.

Madagaskar-Immergrün

FAMILIE *Apocynaceae* Hundsgiftgewächse

VOLKSTÜMLICHE NAMEN
Vinca rosea; engl.: **Madagascar Periwinkle**, **Rosy Periwinkle**.

VERBREITUNG
Heimat wahrscheinlich Westindien (Karibik).

BESCHREIBUNG
Dauerblühender Halbstrauch, 40 – 80 cm hoch, am Grunde holzig. Blätter gegenständig, gestielt, 3 – 8 cm lang, eiförmig. Blüten tellerförmig ausgebreitet, weiß (***Catharanthus roseus* var. *albus* (Sweet) Woodsen**), rosa, rot oder violett, mit 5 Blütenblättern. Bälge bis 4 cm lang. Samen 12 – 20.

BLÜTEZEIT
März – Oktober.

VORKOMMEN
Pantropisch. Zierpflanze.

DROGEN
Folia (Blätter), die getrockneten Blätter.

INHALTSSTOFFE
Über 70 Alkaloide (Vinca-Alkaloide), darunter Ajmalicin, Catharanthin, Leurosin, Lochnerin, Tetrahydroalstonin, Vincamin, Vindolin sowie Flavone. Die Wurzelrinde enthält das beruhigende und blutdrucksenkende Alstonin.

GESCHICHTE
Die wahrscheinlich aus der Karibik stammende Pflanze wurde erstmals für Madagaskar beschrieben (Namensgebung).

TRADITIONELLE VERWENDUNG
Die Blätter werden geraucht.

MEDIZINISCHE VERWENDUNG
Die Pflanzeninhaltsstoffe werden wegen deren Mitose (zellteilungs-) hemmender Wirkung in der Krebstherapie verwendet (*Vinca*-Alkaloide sind phasenspezifisch wirkende Zytostatika).

WIRKUNG
Nach Literaturangaben bewirkt das Rauchen der getrockneten Blätter Euphorie und Halluzinationen. Vincamin verbessert die Gehirnleistung bei gefäßbedingten Hirnleistungsstörungen. Der Konsum wird von erheblichen Nebenwirkungen begleitet. Erbrechen, Fieber, Exanthem, neuromuskuläre, vegetative Störungen, Wirkungen auf Zentralnervensystem und Psyche, Apoplexie (Schlaganfall), Leukopenie (Verminderung der Gesamtleukozytenzahl), irreversible Lähmungen und Atrophien (Organ- oder Geweberückbildungen). Bei Dauergebrauch oder in höherer Dosierung Hautschäden, massiver Haarausfall, Gangunsicherheit und Muskelschäden. **Cave!**: Alle Pflanzenteile, besonders die Wurzeln sind stark giftig! Vinca-Alkaloide sind Mitosehemmer. Vom Gebrauch ist dringend abzuraten. ▸ ***Vinca minor* L. (Kleines Immergrün)** wirkt nach Literaturangaben möglicherweise ebenfalls psychoaktiv.

ORGANISATIONSTYP ▸ **Pflanze**
psychoaktiv; stark giftig!

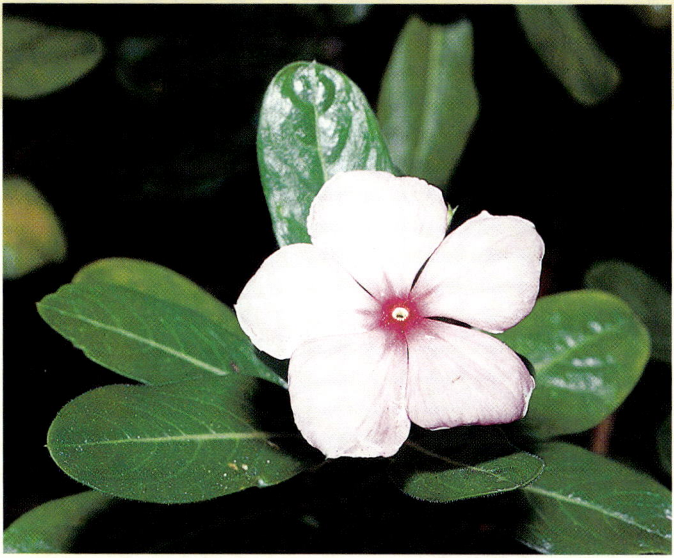

Catharanthus roseus (Blüte)

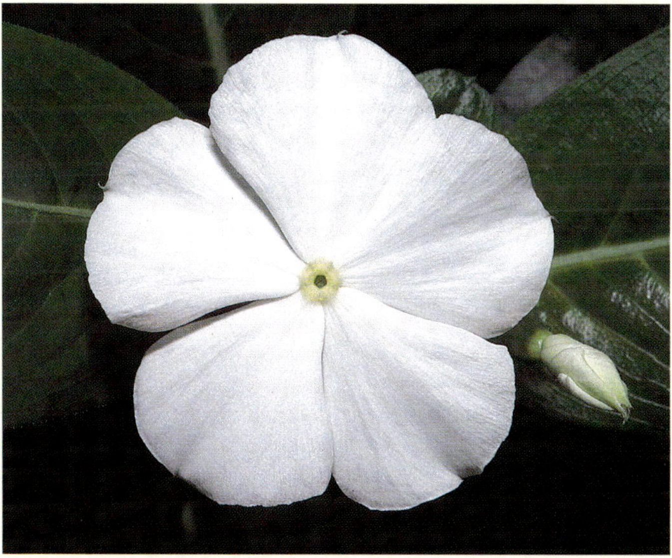

Catharanthus roseus* var. *albus (Blüte der weißblühenden Varietät)

Cestrum spp. L.

SYNONYM —

Hammerstrauch-Arten

FAMILIE *Solanaceae* Nachtschattengewächse

VOLKSTÜMLICHE NAMEN
Chilenischer Hammerstrauch; **Cestrum**; *C. laevigatum*: **Dama da Noite Dame** der Nacht; *C. parqui*: **Palqui**; engl.: **Bastard Jasmine**, **Jessamine (species)**, **Poisonberry**.

VERBREITUNG
Mittel- und Südamerika, Westindische Inseln. Die meisten *Cestrum*-Arten sind im Amazonasbecken beheimatet.

BESCHREIBUNG
160 – 250 Arten. ***Cestrum nocturnum* L.**: Ausdauernder, bis 4 m hoher Strauch. Blätter glänzend. Blüten 2 – 3 cm lang, trichterförmig, grünlich-weiß, in Büscheln stehend. Früchte weiß, oval-rund, ca. 2 cm lang. ***Cestrum parqui* L`Hér.**: Strauch, bis 1,5 m hoch. Blätter lanzettförmig, mattgrün. Blüten röhrenförmig, gelb. Beerenfrucht oval-rund, ca. 5 mm lang, reif schwarzglänzend.

BLÜTEZEIT
C. parqui: Oktober – November.

VORKOMMEN
Warm-gemäßigte Zonen.

DROGEN
Hammerstrauchblätter, -blüten, -rinde und -holz. Die Blätter werden getrocknet und geraucht. Aus den frischen oder getrockneten Blättern wird ein Tee zubereitet. Stamm-Pflanzen: ***Cestrum rubrum* Brongn. ex Neum.**, *C. nocturnum*, *C. parqui* u. a. *Cestrum*-Arten.

INHALTSSTOFFE
Charakteristische Inhaltsstoffe der Gattung *Cestrum* sind Saponine ohne psychoaktive Wirkung, außerdem Alkaloide (Nicotin-Typ), Gerbstoffe und Glykoside. Die Blätter von *C. nocturnum* enthalten die Sapogeninsteroide Smilagenin, T(r)igogenin und Yucagenin.

GESCHICHTE
C. parqui wird seit präkolumbianischer Zeit in Chile medizinisch und (vermutlich) rituell verwendet.

TRADITIONELLE VERWENDUNG
Die Blätter einer *Cestrum*-Art (vermutlich ***Cestrum laevigatum* Schlecht.**) werden als **Marihuana**-Substitut geraucht. Holz und Blätter von *C. parqui* wu(e)rden als Tabakersatz verwendet.

MEDIZINISCHE VERWENDUNG
In Südchile bei schamanischen Heilbehandlungen verwendet. Die Blätter einer **borrachero andoke** genannten *Cestrum*-Art werden in Wasser zerdrückt und getrunken, um Rauschzustände zu bewirken.

WIRKUNG
Angeblich soll bereits der tief inhalierte Duft von *C. nocturnum* psychoaktiv wirken. Blätter und Beeren sollen Halluzinationen auslösen können. Die Blätter von *C. parui* wirken beim Rauchen psychoaktiv (leicht euphorisierend, körperlich entspannend). **Cave!**: Giftverdächtig bis giftig!

ORGANISATIONSTYP ▸ Pflanze
euphorisierend; giftverdächtig bis giftig!

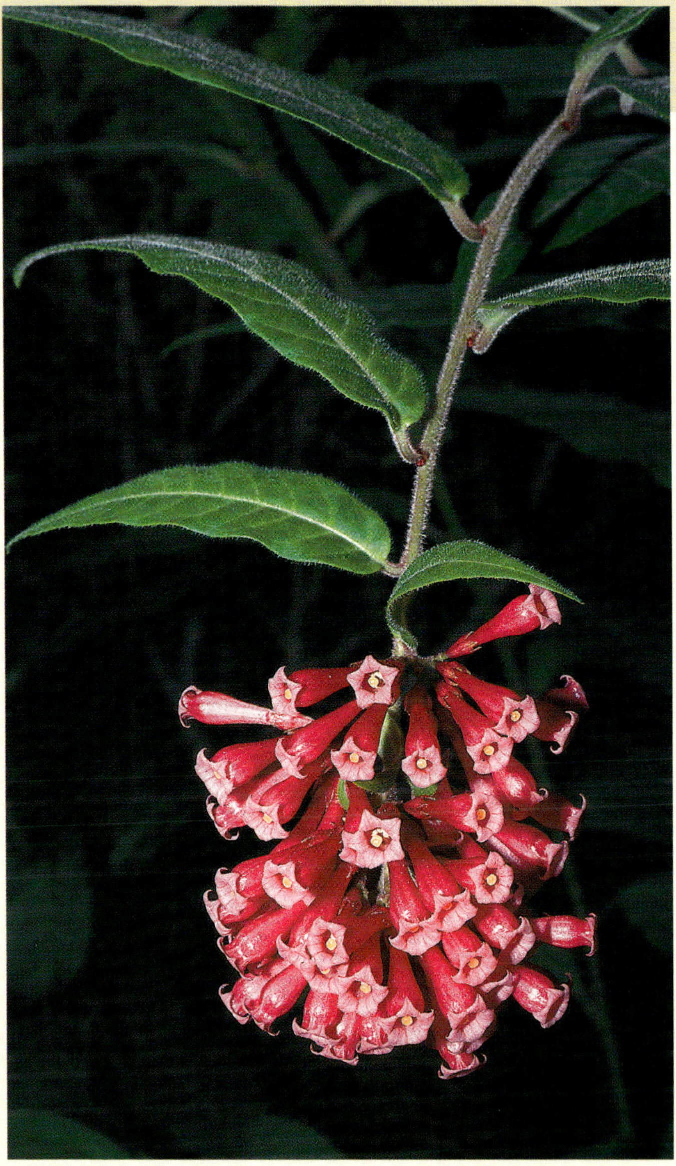

Cestrum purpureum (Blüten)

Cocos nucifera L.

SYNONYM *Cocos butyraceum*, *Cocos nana* GRIFF.

Kokospalme

FAMILIE *Arecaceae* Palmengewächse

VOLKSTÜMLICHE NAMEN
Kokosnuss; sp.: **Cocotero**; fr.: **Cocotier**; **Narial** (Hindi); engl.: **Coconut**, **Coconut Palm**, **Coconut Tree**.

VERBREITUNG
Weltweit pantropisch. Vermutlich stammt die Pflanze aus Asien oder Melanesien.

BESCHREIBUNG
Schlanke, leicht geneigte Palme, bis zu 30 m hoch, mit bis zu 6 m langen Fiederblättern. Blütenrispen cremefarben. Früchte (Steinfrucht) 1samig, in dichten Trauben zwischen den Blattstielen hängend.

BLÜTEZEIT
Ganzjährig blühend.

VORKOMMEN
An tropischen Stränden. In Plantagen oder Gärten angebaut.

DROGEN
Kokosnuss. Kokosmilch (Kokoswasser). Blutungssaft (Toddy). **Palmwein** (**Vino de coco**). Im Laufe von 24 h wird aus dem **Palmwein** durch Gärung und enzymatische Prozesse ein berauschendes Getränk. **Arrak** (durch Destillation des fermentierten Blütensaftes gewonnener **Schnaps**).

INHALTSSTOFFE
Ätherisches Öl, Wachs und Öl. Der Blutungssaft enthält Proteine, Aschen, Zucker (Sacharose) und Enzyme. Die Kokosmilch der grünen Frucht enthält die das Zellwachstum stimulierende Substanz 1,3-Diphenylharnstoff. Kokosflocken enthalten Proteine, Kohlenhydrate und B-Vitamine.

GESCHICHTE
In Indien seit 3 000 – 4 000 Jahren kulturell genutzt. In Europa im 6. Jahrhundert erstmals literarisch erwähnt.

TRADITIONELLE VERWENDUNG
Opfergabe, Ritualpflanze, Nahrungsmittel, Rauschmittel. Kokosflocken werden als Zusatz des **Betelbissens** (*Areca catechu*) und der sog. **Orientalischen Fröhlichkeitspillen** verwendet. Halbierte Kokosnussschalen werden in Ozeanien zur Herstellung von Kavatrinkschalen (***Piper methysticum*** **FORST. f.**; **Rauschpfeffer**; **Kava-Kava**) verwendet.

MEDIZINISCHE VERWENDUNG
Volksmedizinisch auf Samoa bei Magenbeschwerden, Verstopfung, Entzündungen, Augenerkrankungen, offenen Wunden. In Zentralafrika wird aus der Rinde eine Medizin gegen Zahnschmerzen gewonnen.

WIRKUNG
Essbar. Ungiftig. Der **Palmwein** wirkt anregend, erfrischend und belebend, berauschend. Ein aus der vergorenen Kokosmilch destillierter **Branntwein** ist stark alkoholhaltig (Überdosierungen mit Vergiftungserscheinungen).

 ORGANISATIONSTYP ▸ **Pflanze**

essbar; ungiftig; berauschend (Palmwei

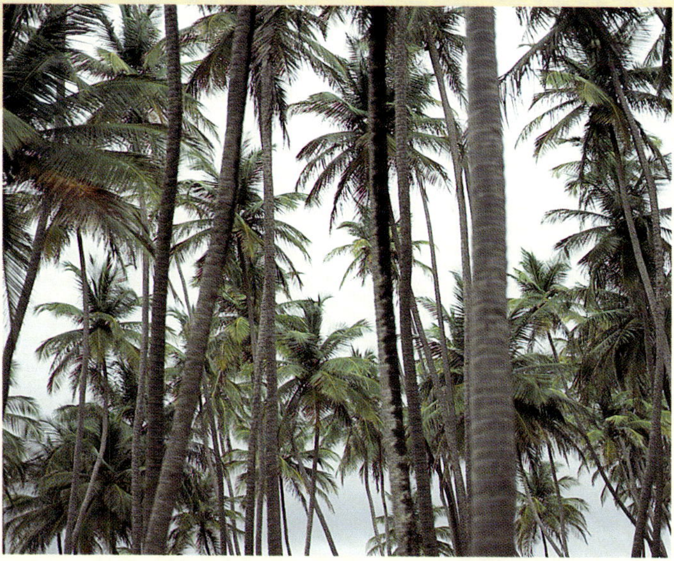

Cocos nucifera (Habitus)

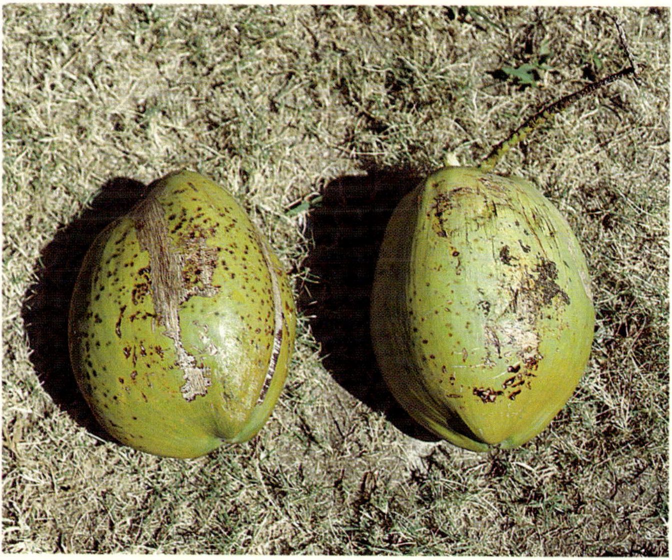

Cocos nucifera (Kokosnüsse)

Coffea arabica L.

SYNONYM *Coffea vulgaris* MOENCH

Kaffeestrauch

FAMILIE *Rubiaceae* Rötegewächse

VOLKSTÜMLICHE NAMEN
Arabischer Kaffee, Kaffee, Kaffeebaum; engl.: **Arabian Coffee, Coffee, Coffee Tree**.

VERBREITUNG
Heimat: tropische Wälder Afrikas. Kulturen: Java, Sumatra, Ceylon, südliches Arabien, Liberia, Süd- und Mittelamerika, Hauptlieferanten Brasilien und Kolumbien.

BESCHREIBUNG
Strauch oder Baum, bis zu 3 m lange Pfahlwurzel, pyramidenförmiger Wuchs. Rinde glatt, graugrün, Stamm bis zu 70 cm Ø, 6 m (bis zu 10 m) hoch. Blätter mit 9 – 12 Sekundärnerven, lorbeerartig, dünn ledrig, Blattoberseite dunkelgrün, Blattunterseite heller, matt. Blüten weiß, 3 cm breit und 1 cm lang, erste Blüte nach 3 – 4 Jahren, Griffel 2narbig. Fruchtreife innerhalb von 8 – 12 Monaten.

BLÜTEZEIT
September.

VORKOMMEN
Regionen zwischen 600 und 1 800 m. Helle, warme Standorte.

DROGEN
Coffein und seine Salze (*Coffeinum monohydricum, Coffeinum natrii benzoas, Coffeinum natrii salicyclas*). *Coffea tostae semen* (geröstete Kaffeebohnen), das weitgehend von der Samenschale befreite, geröstete Endosperm einschließlich des Embryos. Stamm-Pflanzen: *C. arabica*, ***Coffea liberica*, *Coffea canephora*** (syn. ***Coffea robusta***).

INHALTSSTOFFE
Coffein (0,6 – 3 %), Spuren von Theobromin und Theophyllin, scheinbares Eiweiß (9 %), Kohlenhydrate (24 %), Fette und Lipoide (13 %), Säuren (4,5 %), Nicotinsäure (0,02 %), Wasser (2, 5 %), flüchtige Aromastoffe (0,1 %) u. a.

GESCHICHTE
Die Beeren des Kaffeestrauches wu(e)rden in Afrika als Anregungsmittel gekaut. Im 16. – 17. Jahrhundert gelangte der **Kaffee** nach Europa.

TRADITIONELLE VERWENDUNG
Genussmittel. Aus den gerösteten, gemahlenen Bohnen wird **Kaffee** zubereitet.

MEDIZINISCHE VERWENDUNG
Volksmedizinisch werden die gerösteten Kaffeebohnen in Afrika bei Kopfschmerzen, Malaria und Schwächezuständen gekaut. Homöopathisch werden Tinkturen aus den ungerösteten Samen hergestellt bzw. die gerösteten Samen werden u. a. bei Neuralgien und Schlafstörungen verwendet.

WIRKUNG
Stark anregend, diuretisch, Beschleunigung der Herzfrequenz, Schlafstörungen. Sehr hohe Dosen mit starken Wahrnehmungsstörungen, Zittern und Nervosität. **Cave!**: Schwach giftig.

ORGANISATIONSTYP ▸ **Pflanze**
stark anregend; schwach giftig

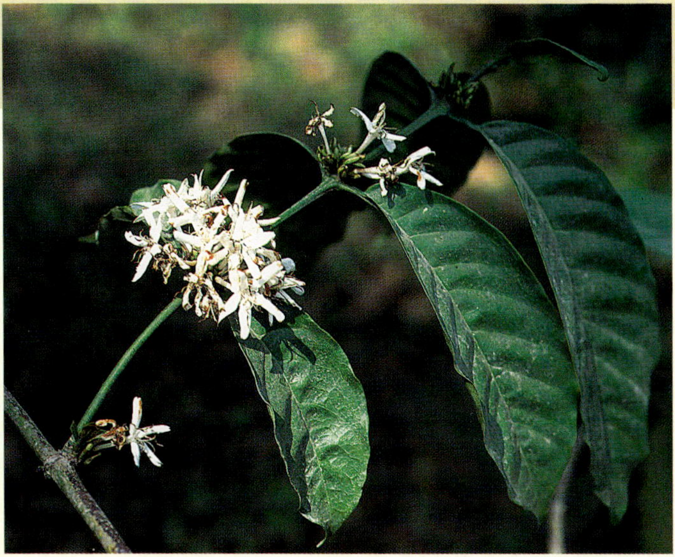

Coffea arabica (Blüte)

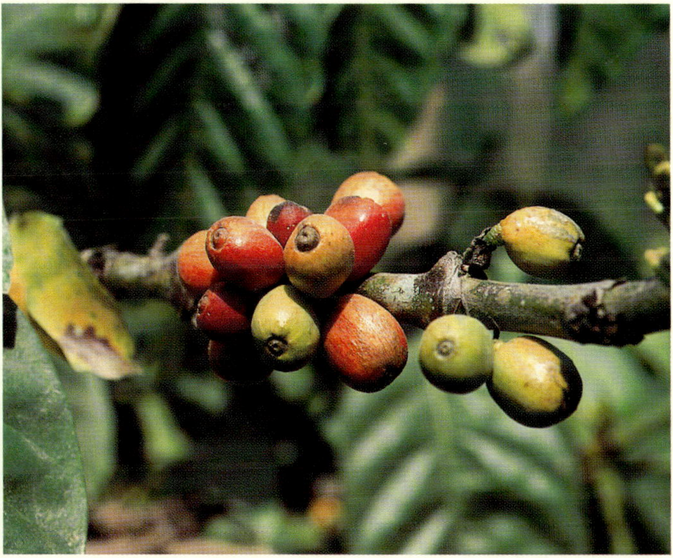

Coffea arabica (Früchte)

Cola acuminata SCHOTT. et ENDL.

SYNONYM *Stericulia acuminata* SCHOTT et ENDL.

Kolabaum

FAMILIE *Stericuliaceae* Kakaogewächse

VOLKSTÜMLICHE NAMEN
Kola, **Kolanuss**, **Bissynuss**, **Gurunuss**, **Ombenenuss**; **Go** Nuss; **Godi** Baum; engl.: **Cola Tree**, **Goora Nut**.

VERBREITUNG
Besonders südliches Westafrika zwischen Kamerun und Sierra Leone, auch im tropischen Amerika kultiviert. Weltproduktion pro Jahr ca. 20 000 t.

BESCHREIBUNG
Immergrüner Baum, 15 – 25 m hoch. Blätter wechselständig. Blüten blass gelb, purpurn gestreift. Sternförmige Sammelfrüchte. Jede Frucht enthält 8 Samen (sog. Kolanüsse).

BLÜTEZEIT
In den Tropen ganzjährig blühend, Hauptblüte zu Beginn der Regenzeit. November – Januar.

VORKOMMEN
In Küstenländern, kultiviert.

DROGEN
Semen Colae, Colae semen (Kolanüsse), die rundlichen 2,5 – 4 cm großen, 25 – 45 g schweren, braunen, bitter schmeckenden Samenkerne. Stamm-Pflanzen: *C. acuminata*, ***Cola nitida*** **(VENT.) SCHOTT et ENDL.**, ***Cola verticillata*** **(THONN.) STAPF ex A. CHEV.** u. a. *Cola*-Arten.

INHALTSSTOFFE
Getrocknete Kolanuss enthält durchschnittlich etwa 12 % Wasser, 9 % Eiweißstoffe, 3,5 % Gerbstoff, 44 % Stärke, 8 % Cellulose, 3 % Mineralsubstanzen, als wirksame Bestandteile 1,6 % Alkaloide, vorwiegend Koffein (bis 0,1 %) und Theobromin (0,6 – 3 %), sowie Catechin und Epicatechin. In der frischen Nuss ist das Koffein vollständig an Colain (Cola-Tannin) gebunden. Die Gerbstoff-Koffein-Bindung wird bei Trocknung und Lagerung enzymatisch gespalten und Koffein freigesetzt.

GESCHICHTE
In Europa wurde die Kolanuss in der zweiten Hälfte des 16. Jahrhunderts bekannt. Coca-Cola wurde ursprünglich aus Kolanuss-Extrakt und Kokablättern (*Erythroxylum coca*) hergestellt.

TRADITIONELLE VERWENDUNG
Erfrischungsmittel, Zaubermittel. In Afrika seit Jahrhunderten gekaut. Entweder werden die frischen Nüsse gekaut oder Extrakte eingenommen, als Zusatz von Erfrischungsgetränken.

MEDIZINISCHE VERWENDUNG
Volksmedizinisch als Tonikum und Stimulans, bei Migräne, Fieber und Erschöpfung.

WIRKUNG
Im Vergleich mit reinem Koffein modifizierte Wirkung. Besonders ausgeprägt zentral erregend. Stimulierende Wirkung. Herzfrequenzbeschleunigung und diuretischer Effekt meist abgeschwächt. **Cave!**: Schwach giftig.

ORGANISATIONSTYP ▸ Pflanze
stimulierend; schwach giftig

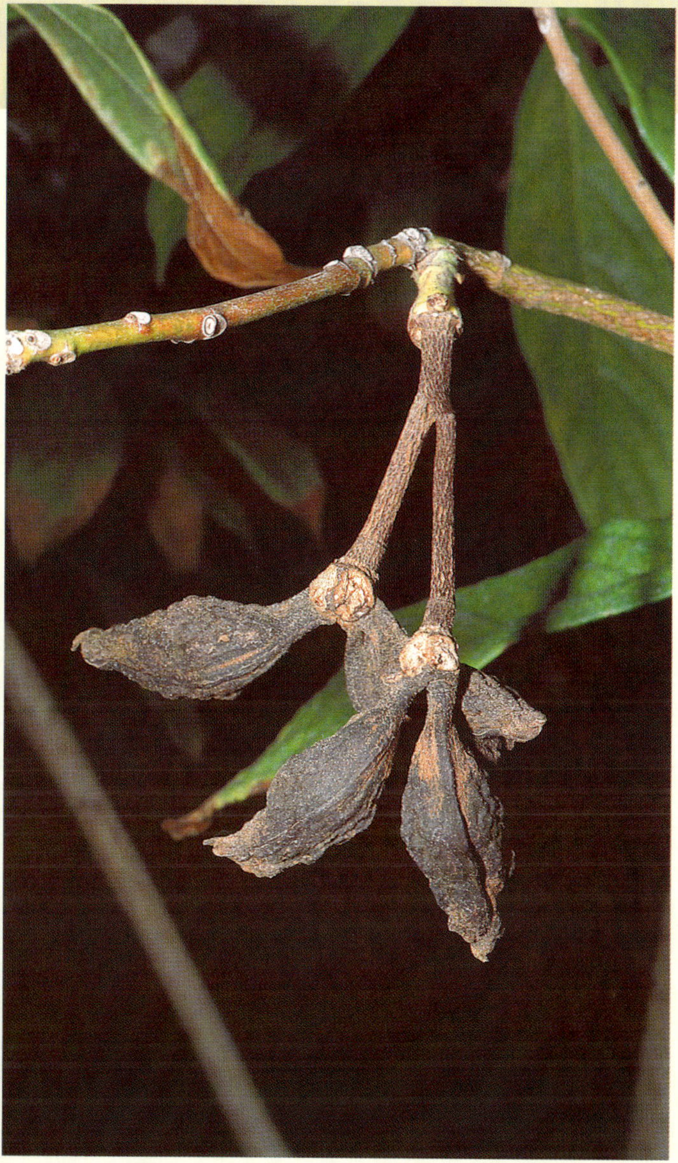

Cola nitida (Früchte)

Coleus blumei BENTH.

SYNONYM *Solenostemon scutellarioides* (L.) CODD.

Buntnessel

FAMILIE *Lamiaceae* Lippenblütler

VOLKSTÜMLICHE NAMEN
Buntblatt; mex.: *C. blumei*: **El Nene** das Kind, **El Ahijado** das Patenkind; *C. pumilus*: **El Macho** das Männchen; brasil.: **maconha**; engl.: **Coleus, Common Coleus**.

VERBREITUNG
Heimat Philippinen, tropische und warme Zonen in Europa, Amerika, Afrika und Asien.

BESCHREIBUNG
Krautige oder buschige Pflanze, bis 1 m hoch. Blätter kreuzgegenständig, eiförmig zugespitzt, gesägt, bis zu 15 cm lang, unterseits fein behaart, mehrfarbig. Blüten mehr oder weniger glockenförmig, ca. 1 cm lang, blau oder purpurfarben. ***Coleus pumilus*** **BLANCO**: 30 – 75 cm hoch. Blüten blaupurpurfarben, drüsig behaart, in schmalen, wenig- bis vielblütigen Ähren, 8 – 20 cm lang.

BLÜTEZEIT
November – Januar.

VORKOMMEN
Zierpflanze.

DROGEN
Vermutlich: *Folia* bzw. *Herba* (Buntnesselblätter, -kraut), die frischen oder getrockneten Blätter.

INHALTSSTOFFE
Im Buntblatt wurden Diterpene nachgewiesen. Die Blätter von ***Coleus amboinicus*** **LOUR.** enthalten ätherische Öle (mit ca. 43 % Carvacrol), außerdem Oxalessigsäure.

GESCHICHTE
Der psychoaktive Gebrauch bei den Mazateken wurde im Zusammenhang mit der Erforschung von *Salvia divinorum* (s. S. 186) durch G. WASSON entdeckt.

TRADITIONELLE VERWENDUNG
Zwei *Coleus*-Arten (*C. blumei, C. pumilus*) sind von magisch-religiöser Bedeutung. Zeremonielle Verwendung, immer im Kontext mit *S. divinorum* (**La Hembra** das Weibchen). Die getrockneten Blätter werden geraucht, nach anderen Angaben werden die frischen Blätter gekaut, manchmal wird die Pflanze zerstoßen und mit Wasser zu einem Getränk verdünnt. Angeblich liegt die Anzahl der verwendeten Blätter deutlich über der bei *S. divinorum* (keine zuverlässigen Angaben). In Brasilien auch als **Marihuana**-Ersatz geraucht.

MEDIZINISCHE VERWENDUNG
Volksmedizinisch zur Behandlung von Elephantiasis (Samoa), Dysenterie (Ruhr), Verdauungsstörungen und bei Kopfschmerzen (Neuguinea) verwendet.

WIRKUNG
Unterschiedliche Angaben von unwirksam bis halluzinogen (ähnlich *S. divinorum*). Anstieg der Pulsfrequenz, Körperschwere, tanzende Lichter vor den Augen). *C. pumilus* soll ebenfalls psychoaktiv wirksam sein. Nebenwirkungen unbekannt. **Cave!**: Schwach giftig.

ORGANISATIONSTYP ▸ **Pflanze**
Wirksamkeit fragwürdig; schwach giftig

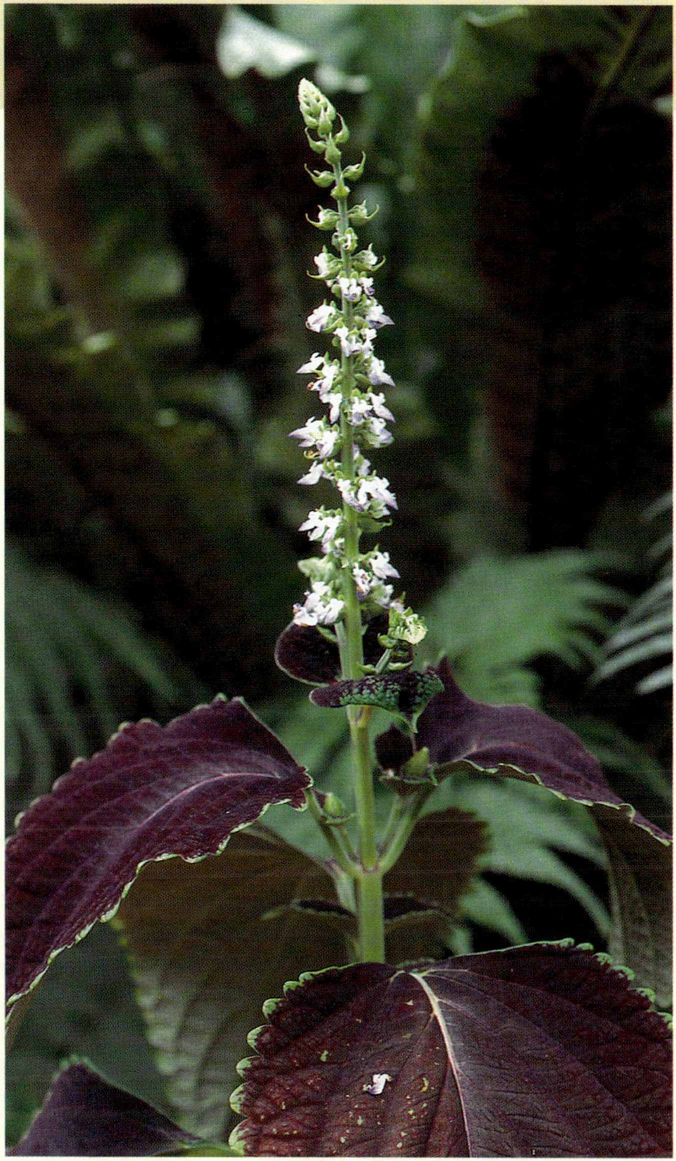

Coleus blumei (Habitus, Blüte)

Commiphora spp. Jacq.

SYNONYM —

Myrrenstrauch

FAMILIE *Burseraceae* Myrregewächse

VOLKSTÜMLICHE NAMEN
Myrre; engl.: **Myrrh Tree**.

VERBREITUNG
Kenia, Eritrea, Nordostafrika, Ostafrika, Somalia, Äthiopien, Madagaskar, Ägypten, Sudan, Arabien, Indien.

BESCHREIBUNG
Ausdauernder, knorriger, dorniger, baumähnlicher Strauch, bis 5 m hoch, mit charakteristischer Rinde. Blüten klein, gelb-rot. Beerenfrüchte je nach Reifezustand gelblich bis rot.

BLÜTEZEIT
April – Mai.

VORKOMMEN
In Hecken angepflanzt. Sonnige Standorte und gut durchlässige Böden.

DROGEN
Myrre (aus dem Jemen stammt die dunkelbraune Handelsware, Somalia **Heerabolmyrre**, übriges Südarabien die bräunliche **Fadhli-Myrre**), **Myrre**-ähnliche Harze, *Opopanax*, **Bisabol-Myrre** (Süße **Myrre**), **Bdellium**, falsche **Myrre**, **Bdellium**-ähnliches Harz (oder Myrre-Art), **Mekkabalsam**. Geschmack trocken, leicht bitter. Das Harz wird durch Anschneiden der Zweige gewonnen und zum weiteren Gebrauch getrocknet. Weitere *Commiphora*-Arten werden häufig als **Myrre**-Ersatz verwendet: ***Commiphora mukul*** u. a.

INHALTSSTOFFE
Commiphora molmol **Engl.** (syn. ***Commiphora myrrha***) enthält, Rohgummi (30 – 60 %), saure Polysaccharide, Harz (25 – 40 %), ätherisches Öl (3 – 8 %), darunter Eugenol und Furanosesquiterpene.

GESCHICHTE
Eine der ältesten Arzneipflanzen. **Myrre** wurde bereits im alten Ägypten verwendet. Eines der drei Geschenke, die dem Jesuskind von den drei Weisen aus dem Morgenland dargebracht wurden.

TRADITIONELLE VERWENDUNG
Kulturpflanze. Räucherstoff, zur Parfümherstellung, Heilpflanze, Aphrodisiakum.

MEDIZINISCHE VERWENDUNG
In der ayurvedischen Medizin als Tonikum, Aphrodisiakum. Überall in Indien und im nahen Osten als Mittel zur Blutreinigung, bei (schmerzhaften) Menstruationsbeschwerden, Hautkrankheiten, Infektionen des Mund- und Rachenraumes (in Mundwässern) sowie des Verdauungstraktes. Nicht wasserlöslich, daher meist in Pulverform oder als Tinktur verabreicht.

WIRKUNG
Anregend, antiseptisch, entzündungshemmend, adstringierend, schleimlösend, krampflösend, beruhigend. Die medizinische Wirkung ist nur unzulänglich untersucht.

 ORGANISATIONSTYP ▸ Pflanze
anregend; beruhigend

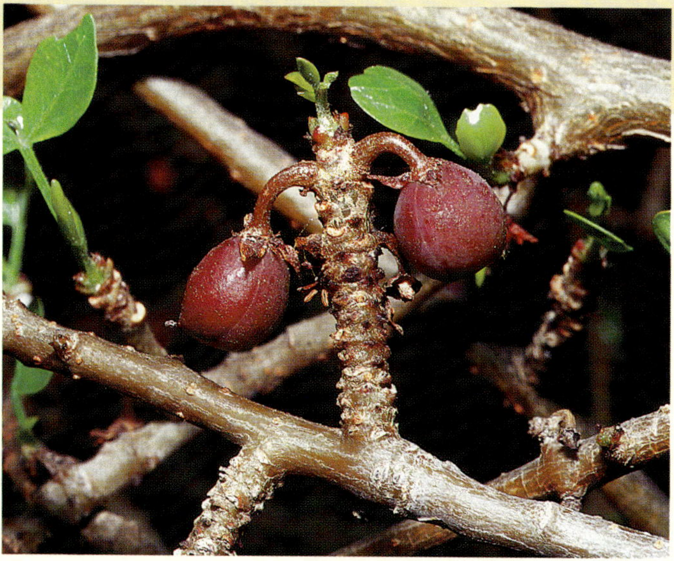

Commiphora dulcis (Frucht, **Myrre**-Ersatz)

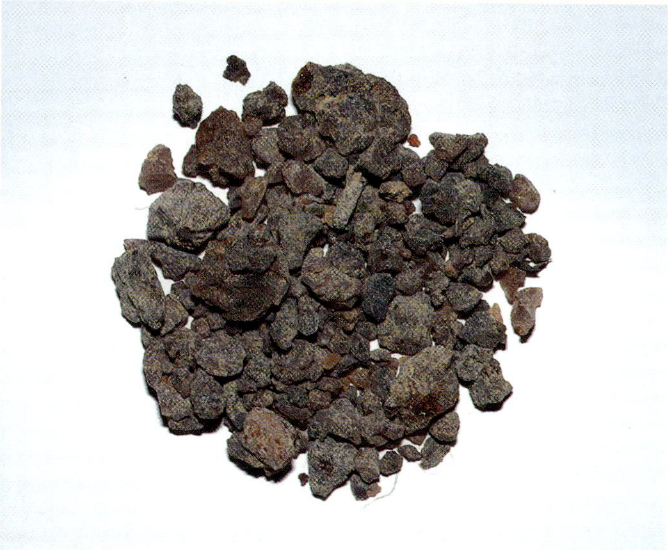

Myrre (handelsübliche Ware)

Conium maculatum L.

SYNONYM —

Gefleckter Schierling

FAMILIE *Apiaceae* Doldengewächse

VOLKSTÜMLICHE NAMEN
Mäuseschierling, **Vogeltod**, **Würgling**, **Wüterich**; engl.: **Poison Hemlock**.

VERBREITUNG
Europa, Nordafrika, Asien und Amerika.

BESCHREIBUNG
Ein- bis zweijährige, krautige Pflanze, 0,5 – 2 m hoch, mit spindelförmiger, weißlicher Pfahlwurzel. Stängel dick, blaubereift, kahl, gerillt, auffällig gefleckt. Blätter weich, kahl, 2- bis 4fach gefiedert, dreieckig. Blüten klein, weiß, in großen, 10- bis 15strahligen Dolden. Früchte grünlichbraun, eiförmig, zusammengedrückt, etwa 3 mm lang, gerippt. Geruch unangenehm.

BLÜTEZEIT
Juni – August (September).

VORKOMMEN
An Hecken, Zäunen, Mauern, Wegen, verlangt Feuchtigkeit und Schatten.

DROGEN
Herba Conii (*maculati*), *Conii maculati herba* (Schierlingskraut). *Fructus Conii, Conii fructus* (Schierlingsfrucht).

INHALTSSTOFFE
Blätter und blühende Zweigspitzen enthalten bis 0,2 %, die unreifen Samen bis 2,0 % Gesamtalkaloide. Das Endokarp (äußere Fruchtwand) der Früchte enthält die Piperidin-Alkaloide Coniin, γ-Conicein, Conhydrin, Pseudoconhydrin, Conhydrinon und Methylconiin, sowie ätherisches Öl. Die Früchte enthalten ca. 2 % Coniin und ca. 0,2 % g-Conicein, die Alkaloide sind auch in Kraut und Wurzeln enthalten.

GESCHICHTE
Schierlingsvergiftungen sind in der Gegenwart äußerst selten und beruhen meist auf Verwechslungen mit Suppengewürzen.

TRADITIONELLE VERWENDUNG
Antikes Hinrichtungsmittel (Giftbecher des Sokrates 399 v. Chr.), Bestandteil diverser **Hexensalben**. Die Bedeutung für die **Hexensalben** ist nicht mehr völlig zu klären.

MEDIZINISCHE VERWENDUNG
Unbekannt (bzw. keine Angaben).

WIRKUNG
Coniin wird von den Schleimhäuten und der Haut relativ schnell aufgenommen. Curareartig lähmende Wirkung auf die motorischen Nervenendigungen.
0,5 – 1,0 g führen evtl. zum Tod durch zentrale Atemlähmung. Vergiftungen mit Schluckbeschwerden, Speichelfluss, Sehstörungen. Nach Aufnahme größerer Mengen Bewusstseinstrübung und Lähmungserscheinungen, bei tödlichen Mengen außerdem Übelkeit, Erbrechen, Durchfall. **Cave!**: stark (tödlich) giftig!

ORGANISATIONSTYP ▸ **Pflanze**
stark (tödlich) giftig!

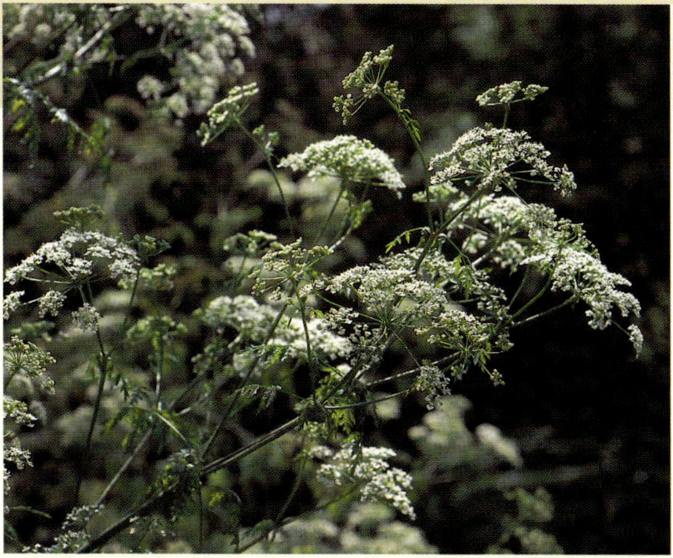

Conium maculatum (Habitus)

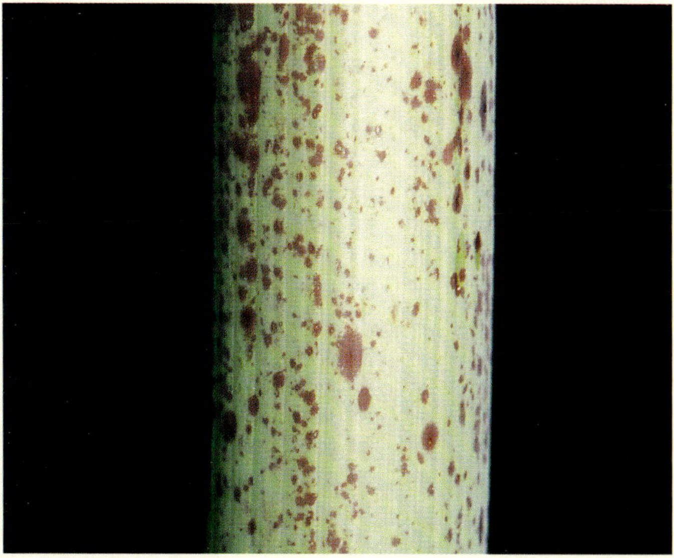

Conium maculatum (der auffällig gefleckte Stängel; vgl. Namensgebung)

Cytisus scoparius (L.) Lk.

SYNONYM *Sarothamnus scoparius* (L.) Koch

Besenginster

FAMILIE *Fabaceae* Schmetterlingsblütler

VOLKSTÜMLICHE NAMEN
Besenginster; engl.: **Scotch Broom**.

VERBREITUNG
Mittel- und Osteuropa.

BESCHREIBUNG
Ausdauernder Strauch, spärlich belaubt, 1 – 2 m hoch. Zweige grün, gerillt, rutenförmig. Blätter klein, meist dreizählig, hinfällig. Blüten groß, gelb. Frucht (Hülse) schwarzbraun. Samen zahlreich.

BLÜTEZEIT
Mai – Juni.

VORKOMMEN
Sand, Heiden, Föhrenwälder. Trockene, sonnige Standorte.

DROGEN
Herba Sarothamni (Spartii) scoparii (Besenginsterkraut), die oberirdischen Pflanzenteile. Neben dem Kraut wird die Blütendroge gehandelt. *Spartii juncei flos* stammt von ***Spartium junceum* L. (Spanischer Ginster)**, weniger gebräuchlich.

INHALTSSTOFFE
Alkaloide (0,8 – 1,5 % im Kraut), Hauptalkaloid ist das tetracyclische Chinolizidin-Alkaloid Spartein, wichtigstes Nebenalkaloid ist das α-Isospartein Genistein. Alkaloide auch in den Gattungen ***Genista* L.**, ***Laburnum* Fabr.** und *Lupinus* L. (Lupinen-Alkaloide).

GESCHICHTE
Der Gebrauch des Besenginsters für psychoaktive Zwecke soll von der Beobachtung hergeleitet sein, dass Schafe nach dem Verzehr von Ginster ein aufgeregtes und merkwüdiges Verhalten zeigen. Die Zweige wurden zur Besenherstellung verwendet.

TRADITIONELLE VERWENDUNG
Das Kraut wurde in der Neuzeit als psychoaktiver **Bier**-Zusatz verwendet. Getrocknete Besenginsterblüten (oder auch die Blüten von ***Cytisus canariensis* (L.) O. Kuntze**) werden geraucht.

MEDIZINISCHE VERWENDUNG
Besenginsterblüten volksmedizinisch als Diuretikum und Blutreinigungsmittel. Spartein wird peroral oder intravenös bei Tachykardie, Herzarythmien und zur Wehenauslösung und -verstärkung eingesetzt.

WIRKUNG
Spartein wirkt auf das Zentralnervensystem, qualitative Wirkung ähnlich Nikotin, erst erregend, dann lähmend auf die Nervenzellen des vegetativen Systems, herzwirksam, herzberuhigende und Kranzgefäße erweiternde Wirkung. Schwere Herzstörungen, evtl. Atemstillstand. Drogenauszüge mit diuretischer Wirkung durch das Flavon-Glykosid Scoparin. Die gerauchten Blüten wirken mild euphorisierend, mit deutlichen synergistischen Effekten, wenn die Blüten mit anderen Substanzen vermischt werden. **Cave!**: Giftig!

ORGANISATIONSTYP ▸ Pflanze
mild euphorisierend (geraucht); giftig!

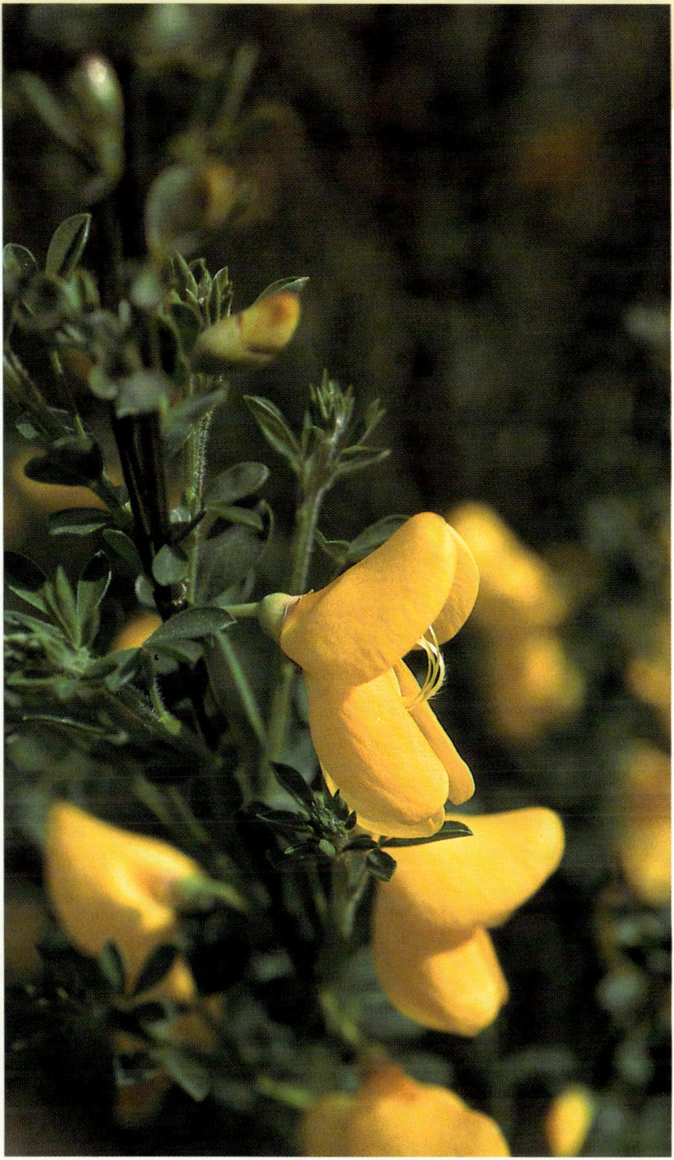

Cytisus scoparius (Blüte, Habitus)

Datura metel L.

SYNONYM *Datura alba* NEES

Stechapfel

FAMILIE *Solanaceae* Nachtschattengewächse

VOLKSTÜMLICHE NAMEN
Metelnuss, Rauchapfel; Dhatura; Dutra; Jouzmathal; engl.: **Downy Thornapple, Horn of Plenty**.

VERBREITUNG
Subtropisches und tropisches Asien und Afrika, vielfach eingebürgert.

BESCHREIBUNG
Bodendeckendes Kraut, manchmal auch strauchähnlich, schnellwachsend, wird dabei 1 – 2 m hoch. Blätter 14 – 22 cm lang, 8 – 11 cm breit, dreieckig-eiförmig, gebuchtet und tief gezähnt. Blüten einzeln stehend. Frucht hängend, rund, auffallend höckerig oder stachelig, enthält die im reifen Zustand flachen, hellbraunen Samen.

BLÜTEZEIT
Mai – Oktober.

VORKOMMEN
Kalkhaltige, nährstoffreiche Böden, genügend Untergrundfeuchtigkeit, sonnige Standorte.

DROGEN
Folia, Radix, Flores und *Semen Daturae* (Stechapfelblätter, -wurzeln, -blüten und -samen).

INHALTSSTOFFE
Stark halluzinogene Tropanalkaloide. Hyoscyamin, Scopolamin, Atropin, Meteloidin, Norscopolamin, Norhyoscyamin u. a. Ein für *D. metel* charakteristisches Nebenalkaloid ist Meteloidin. Alle Pflanzenteile enthalten außerdem Withanolide (Daturilin, Withametelin u. a.).

GESCHICHTE
Erste literarische Erwähnung in sanskritischen Texten. Bis in die Gegenwart in Indien, Südostasien und Afrika als psychoaktive Pflanze im Gebrauch.

TRADITIONELLE VERWENDUNG
Erwähnung als halluzinogene Pflanze in frühen sanskritischen und chinesischen Schriften. In Ostindien als Aphrodisiakum verwendet. Zur Berauschung bei Zeremonien. Die zerriebenen Samen werden mit **Wein** oder anderen alkoholischen Getränken vermischt getrunken oder zusammen mit Tabak und *Cannabis*-Produkten geraucht. Die Samen wurden auch als Opiumsubstitut verwendet. In Malaysia gelten 50 Samen (innerlich verabreicht) als halluzinogene Dosis.

MEDIZINISCHE VERWENDUNG
Diente früher bei kleineren Operationen als Anästhetikum. Mittel gegen Kopfschmerzen, Geisteskrankheit, Tumoren, Asthma, Durchfall u. a. Bis in die Gegenwart vor allem in Indien, Pakistan und Afghanistan gebräuchlich.

WIRKUNG
Die Wirkung unterscheidet sich kaum von der anderer Stechapfel-Arten. Halluzinogen. **Cave!**: (Alle Pflanzenteile sind) stark giftig!

ORGANISATIONSTYP ▸ **Pflanze**
halluzinogen; stark giftig!

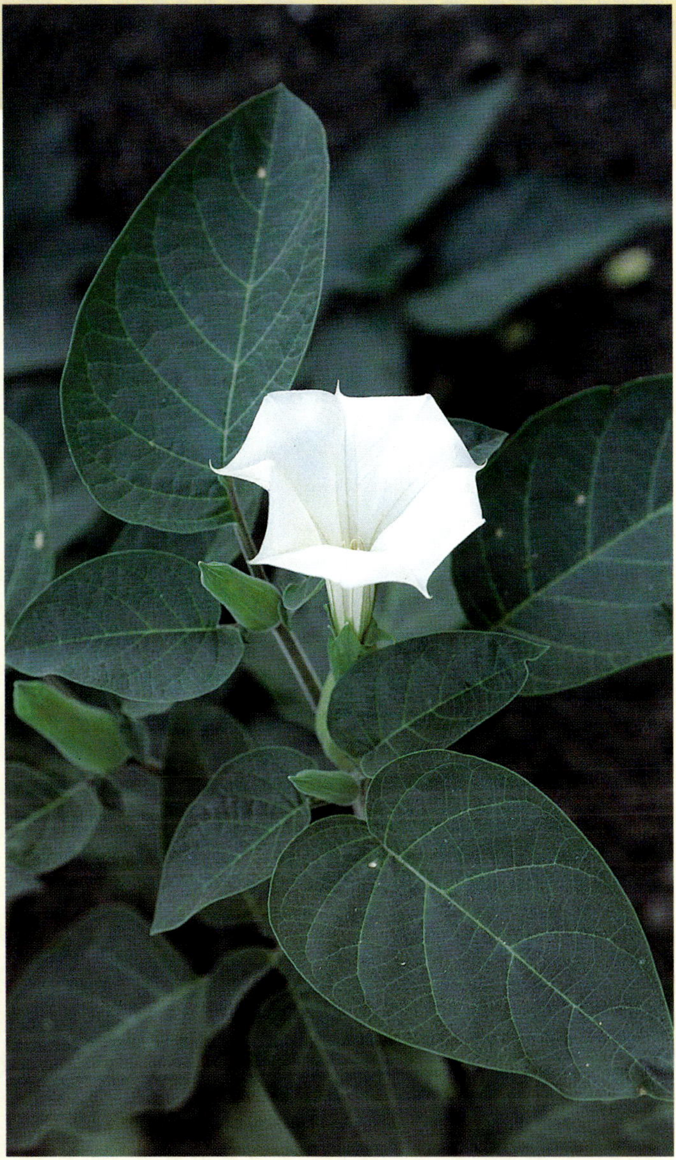

Datura metel (Blüte)

Datura stramonium L.

SYNONYM *Stramonium*

Weißer Stechapfel

FAMILIE *Solanaceae* Nachtschattengewächse

VOLKSTÜMLICHE NAMEN

Dornapfel, **Düwelappel**, **Kreuzkümmel**, **Teufelsapfel**, **Zigeunerapfel** usw.; engl.: **Common Thornapple**, **Devil´s Trumpet**, **Jimsonweed**.

VERBREITUNG

Mittel- und Südeuropa, Griechenland bis Transkaukasien, Syrien, Ägypten, Asien, Afrika, Nordamerika, in Neuseeland auch durch Kultur eingeführt.

BESCHREIBUNG

Einjähriges Kraut mit spindelförmiger Wurzel. Stängel gabelig verzweigt, 50 – 100 cm hoch. Blätter groß, langstielig, auffallend geädert, ausgebuchtet von unangenehm, betäubendem Geruch. Blüten lang, je nach Varietät weiß oder violett. Die trichterförmige Blütenkrone öffnet sich gegen Abend und verströmt besonders während der Dunkelheit einen starken Duft, der die Nachtfalter anzieht. Fruchtkapseln eiförmig je nach Varietät stachelig oder kahl, mit 4 Klappen aufspringend, zahlreiche Samen enthaltend.

BLÜTEZEIT

Juni – September (Oktober).

VORKOMMEN

In der Umgebung von Häusern, Stallungen, an Weg- und Ackerrändern, Schutthaufen. Ruderalpflanze, als Wildkraut auf Kartoffelfeldern. Kalkhaltige, nährstoffreiche Böden, sonnige Standorte.

DROGEN

Folia Stramonii (Stechapfelblätter), *Radix Stramonii* (Stechapfelwurzeln), *Flores Stramonii* (Stechapfelblüten) und *Semen Stramonii* (Stechapfelsamen). Die Ernte erfolgt während der Blütezeit.

INHALTSSTOFFE

Tropanalkaloide (0,2 – 0,6 %), L-Hyoscyamin, Atropin, L-Scopolamin, ferner Apoatropin, Belladonin, außerdem Nicotin, Flavonolglykoside (Rutin) und das Cumarin Scopoletin.

GESCHICHTE

Erste Erwähnungen in alten europäischen Kräuterbüchern. Im 17. Jahrhundert in Chile als Rauschmittel verwendet.

TRADITIONELLE VERWENDUNG

Gift-, Heilpflanze, Rauschmittel. Die Samen wurden in Europa als **Räucherwerk** verwendet. In Russland, China und Deutschland wurden die Samen dem **Bier** zugesetzt.

MEDIZINISCHE VERWENDUNG

Spasmolytikum, Exspektorans. Zur Herstellung sog. Asthmazigaretten. Weltweit als Aphrodisiakum und Mittel gegen Asthma verwendet. Homöopathisch (ab D3) bei Asthma, Keuchhusten, Neuralgien und Nervosität.

WIRKUNG

Mundtrockenheit, Verwirrung, Halluzinationen, Halluzinogen. **Cave!**: Stark giftig!

ORGANISATIONSTYP ▸ **Pflanze**
halluzinogen; stark giftig!

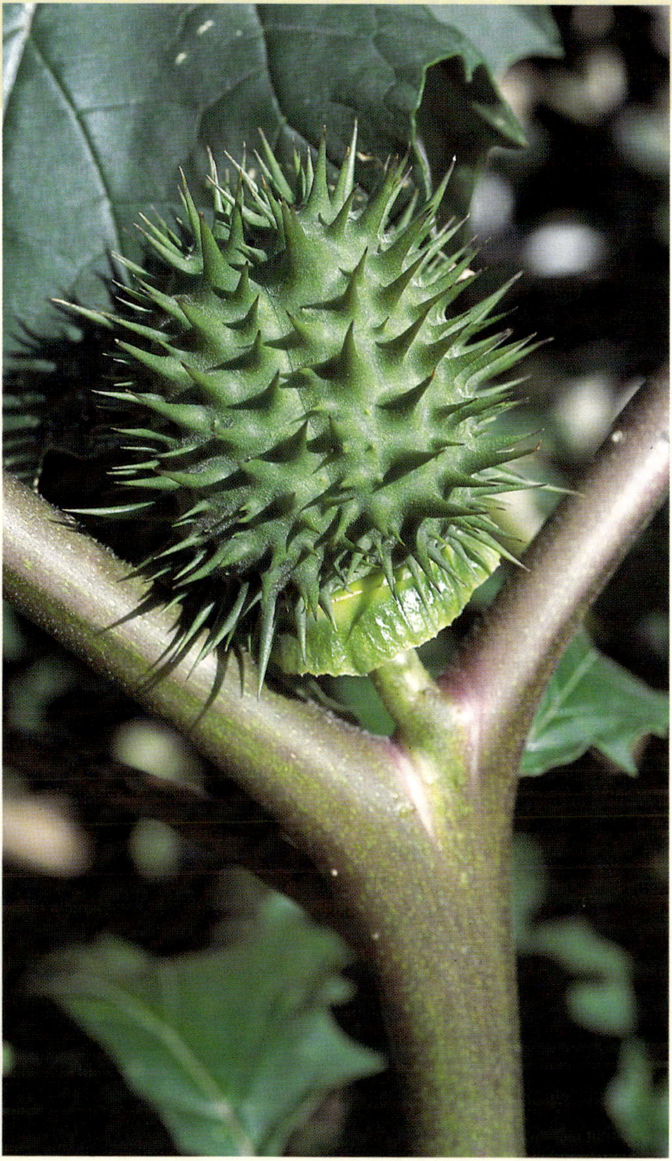

Datura stramonium (Frucht)

Digitalis purpurea L.

SYNONYM —

Roter Fingerhut

FAMILIE *Scrophulariaceae* Rachenblütler

VOLKSTÜMLICHE NAMEN
Hexenblumen, **Döüwellshüt**; engl.: **Purple Foxglove**.

VERBREITUNG
Westeuropa, verwildert und eingebürgert, kultiviert.

BESCHREIBUNG
Gattung mit etwa 26 Arten. Krautpflanze, zweijährig, 30 – 200 cm hoch, mit verästelt, spindelförmiger Wurzel. Im ersten Jahr Bildung einer grundständigen Rosette länglich-eiförmiger Blätter, im zweiten Jahr Wachstum des aufrechten Blütenstängels, Blätter oben kleiner. Blüten groß, glockenförmig, purpurrot, weiß oder rosa, innen gefleckt und behaart, Blütenstand traubig. Vielsamige, behaarte Kapselfrucht, zweifächrig.

BLÜTEZEIT
Juni – Juli (August).

VORKOMMEN
Mittelgebirge, besonders Kahlschläge, buschige Hänge, in montanen Regionen (bis 900 m), kalkarme Böden.

DROGEN
Folia Digitalis purpureae, Digitalis purpureae folia (Fingerhutblätter), die getrockneten Blätter. Geschmack bitter, Geruch eigentümlich, unangenehm.

INHALTSSTOFFE
Über 30 Cardenolid-Glykoside (0,15 – 0,4 %). Hauptglykoside Purpureaglykoside A und B (ca. 60 % der Gesamtglykoside), Digitoxin (ca. 12 %), Gitoxin und Gitaloxin (je ca. 10 %). Durch Abspaltung von Glukose und Digitoxose entstehen die Aglykone Digitoxigenin und Gitoxigenin. Die Samen enthalten das Saponin Digitonin. Ebenfalls herzwirksame Glykoside enthalten: ***Digitalis lutea* L. (Gelber Fingerhut)**, ***Digitalis lanata* Ehrh. (Wolliger Fingerhut)**, ***Digitalis grandiflora* Mill. (Großblütiger Fingerhut)**.

GESCHICHTE
Eine der bekanntesten Arznei- und Giftpflanzen.

TRADITIONELLE VERWENDUNG
Giftpflanze. Möglicherweise wurde die Pflanze trotz der starken Giftwirkung psychoaktiv oder halluzinogen genutzt.

MEDIZINISCHE VERWENDUNG
Digitalis-Glykoside bei allen Formen der Herzinsuffizienz, tachykarden Arhythmieformen, Vorhofextrasystolen. Therapie nur noch mit standartisierten Extrakten oder isolierten Reinsubstanzen.

WIRKUNG
Nach Überdosierung Herzrhythmusstörungen, Übelkeit, Erbrechen, Durchfälle, Reizbarkeit, Kopfschmerz, Verwirrtheit, Neuralgien, Augenflimmern, evtl. Halluzinationen. In höheren Dosen Tod durch Herzstillstand. **Cave!**: Stark (tödlich) giftig!

 ORGANISATIONSTYP ▸ **Pflanze**
halluzinogen; stark (tödlich) giftig!

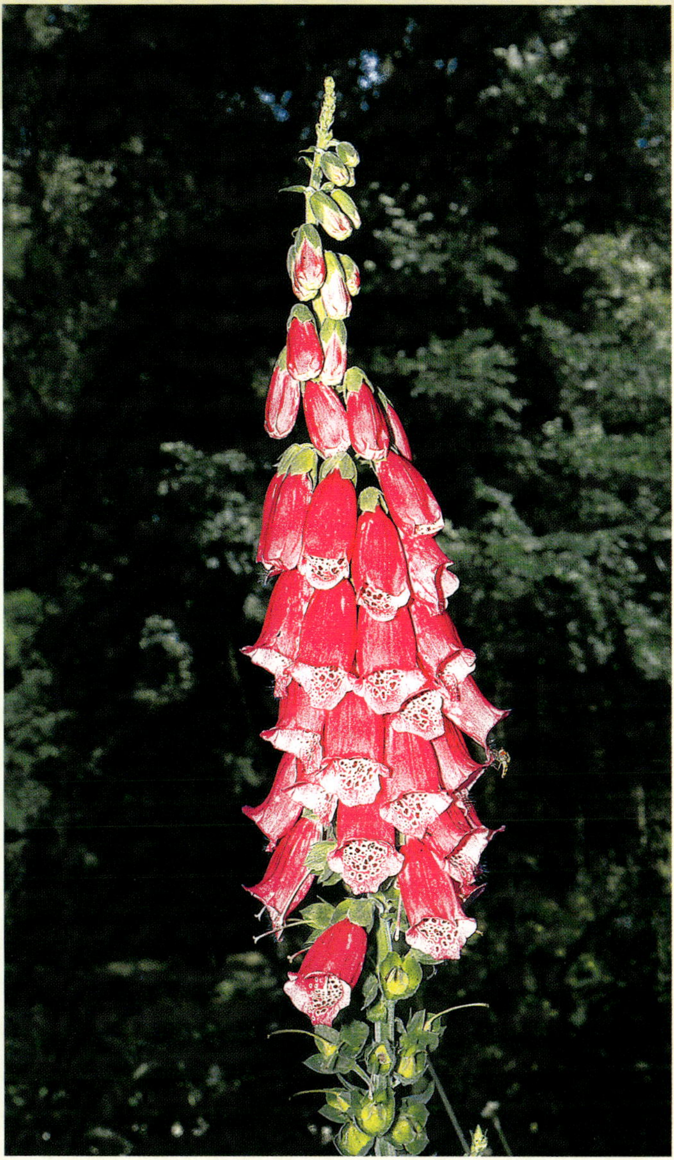

Digitalis purpurea (Blüten, Habitus)

Ephedra spp. L.

SYNONYM —

Meerträubel-Arten

FAMILIE *Ephedraceae* Meerträubelgewächse

VOLKSTÜMLICHE NAMEN
Meerträubel, **Indianischer Tee**; **Popotillo**; chin.: **Ma-Huang** (*E. sinica*); engl.: **Shrubby Horsetail**.

VERBREITUNG
Mittelmeerregion, asiatische und amerikanische Trockengebiete. Handelsdroge aus Indien, Russland und Südosteuropa.

BESCHREIBUNG
Zweihäusige Rutensträucher, 60 – 90 cm hoch. Sprossachse grün, stark verzweigt. Rutenzweige zylindrisch, knotig gefiedert, längsgerillt. Blätter klein, gegenständig oder wirtelig, schuppenförmig. Blüten meist zweihäusig, meist weiß. Weibliche Blüten mit nur einer Samenanlage.

BLÜTEZEIT
Juni – September.

VORKOMMEN
Tropische, subtropische Gebiete.

DROGEN
Herba Ephedrae (*cum stipite*), *Ephedrae herba* (Ephedrakraut), die getrockneten, 1 – 2 mm dicken Rutenzweige. *Radix Ephedrae* (Meerträubelwurzel), die getrocknete Wurzel. Stamm-Pflanzen: ***Ephedra distachya* L.**, ***Ephedra sinica* Stapf**, ***Ephedra gerardiana* Wall. ex Stapf** u. a. Ephedrin-haltige Arten.

INHALTSSTOFFE
Hauptalkaloid Ephedrin bzw. seine Salze. Mindestgehalt an Alkaloiden 0,5 – 1,25 %, ca. 75 % (-)-Ephedrin (L-Ephedrin), der Rest Nebenalkaloide (+)-Pseudo(ψ)-Ephedrin, (+)-Nor-Pseudo(ψ)-Ephedrin u. a., Gerbstoffe, Saponine, Flavone, ätherisches Öl.

GESCHICHTE
Meerträubel wurde (vermutlich) bereits von den Neandertalern rituell und medizinisch genutzt.

TRADITIONELLE VERWENDUNG
Heilmittel, Ritualtrunk, zusammen mit Hanf als Aphrodisiakum. 6 – 30 g pro 0,5 l Wasser, 10 min kochen. Die Pflanzenasche von *E. gerardiana* soll im Himalayagebiet als **Schnupfpulver** verwendet werden. Zur Herstellung der chinesischen Zubereitung **Mimahuang** wird die getrockneten Stängel so lange zusammen mit **Honig** geröstet, bis dieser eingezogen ist und die Droge nicht mehr klebt.

MEDIZINISCHE VERWENDUNG
Bei Erkältungen, Fieber, Bronchialasthma, Hypotonie, zur Appetitzügelung. 6 g des Krautes von *E. gerardiana* gelten als medizinische Einzeldosis.

WIRKUNG
Zentral anregend, stimulierend, gefäßverengend, bronchienerweiternd, blutdrucksteigernd, diuretisch, antiallergisch, appetithemmend. Nebenwirkungen Herzklopfen, Herzrhythmusstörungen. Bei Dauergebrauch evtl. Abhängigkeit. **Cave!**: Giftig!

zentral anregend; stimulierend; giftig!

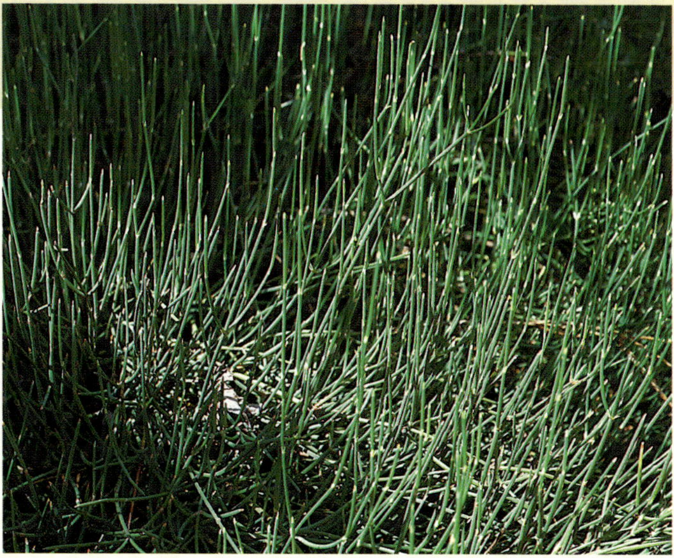

Ephedra sinica (Habitus)

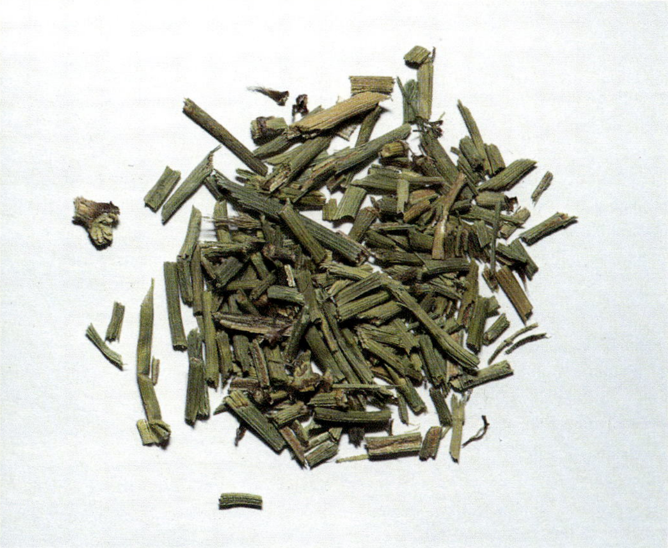

Herba Ephedrae (das getrocknete Kraut von *Ephedra nevadensis*)

Epithelantha micromeris WEB.

SYNONYM *Epithelantha polycepahala, Mammillaria micromeris* u.

Epithelantha

FAMILIE *Cactaceae* Kakteengewächse

VOLKSTÜMLICHE NAMEN
Chilito; Tarahumara-Indianer, Mexiko: **Hikuli**, **Hikuli mulato**, **Mulato**, **Hikuli Rosapara**(i); engl.: **Epithelantha**.

VERBREITUNG
Nordmexiko, südwestliche USA (Westtexas).

BESCHREIBUNG
Klein, kugelig bis länglich, 1,5 bis 6 cm Ø, Gruppen bildend. Warzen in Spiralen angeordnet, 1 – 2 mm hoch. Scheitel eingesenkt, oft stark wollig. Dornen zahlreich, fein, strahlenförmig, die unteren 2 mm, die oberen etwa 1 cm lang, borstig, anliegend oder abstehend, weiß, nur in jüngeren Areolen im Scheitel wesentlich länger, Verkürzung durch Abbrechen. Blüten in der Pflanzenmitte, 5 – 6 mm Ø, weißlich bis rosenrot. Früchte längliche Beeren, rot. Varietäten: ***E. micromeris* var. *densispina* (H.BRAVO) BACKBG., *E. micromeris* var. *greggii* (ENGELM.) BORG., *E. micromeris* var. *rufispina* (H.BRAVO) BACKBG., *E. micromeris* var. *unguispina* (BÖD.) BACKBG.**

BLÜTEZEIT
Juni – Juli.

VORKOMMEN
Kalkhaltige, trockene Böden, sonnige Standorte.

DROGEN
Die oberirdischen Pflanzenteile, die **chilitos** genannten Früchte.

INHALTSSTOFFE
Alkaloide und Triterpene.

GESCHICHTE
Keine weiteren Angaben (siehe unten).

TRADITIONELLE VERWENDUNG
Peyote-Substitut bzw. mit Peyote assoziierte Zauberpflanze. Die Huichol- und die Tarahumara-Indianer zählen *E. micromeris* zu den als „falscher Peyote“ bezeichneten Kakteen und verwenden diesen als Narkotikum. Von *E. micromeris* oder ***Mammillaria*-Arten (Warzenkakteen)** wird gesagt: „Um die Augen groß und klar zu machen um Zauberer zu sehen, das Leben zu verlängern und um Läufern Schnelligkeit zu verleihen“ (engl. Originalzitat: „to make the eyes large and clear to see sorceres, to prolong life and to give speed to runners.“). Schamanen benutzen *E. micromeris,* um visuelle Halluzinationen einzuleiten, als Erkenntnisdroge, Stimulantium und als Amulett getragen.

MEDIZINISCHE VERWENDUNG
Die Früchte werden von den Tarahumara-Indianern als „Dopingmittel“ für sportliche Wettkämpfe gegessen.

WIRKUNG
Psychoaktiv (halluzinogen). Die Indianer glauben an eine lebensverlängernde Wirkung. Die sauren Früchte sind essbar.

ORGANISATIONSTYP ▸ **Pflanze**
psychoaktiv (halluzinogen); essbar

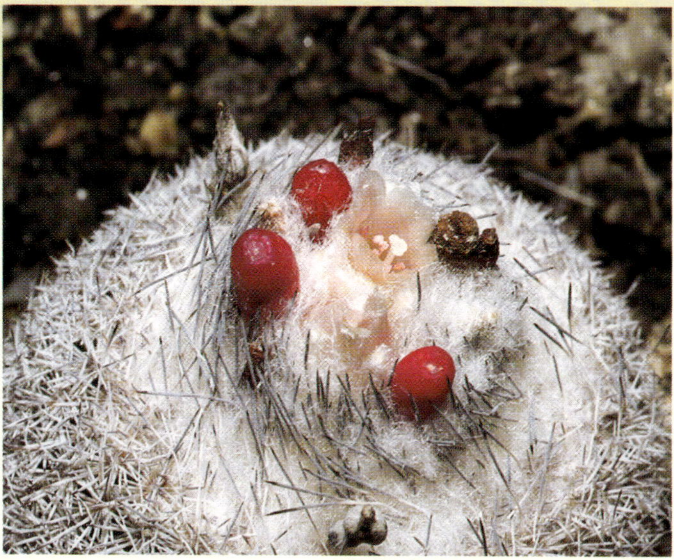

Epithelantha micromeris (Blüte, Habitus)

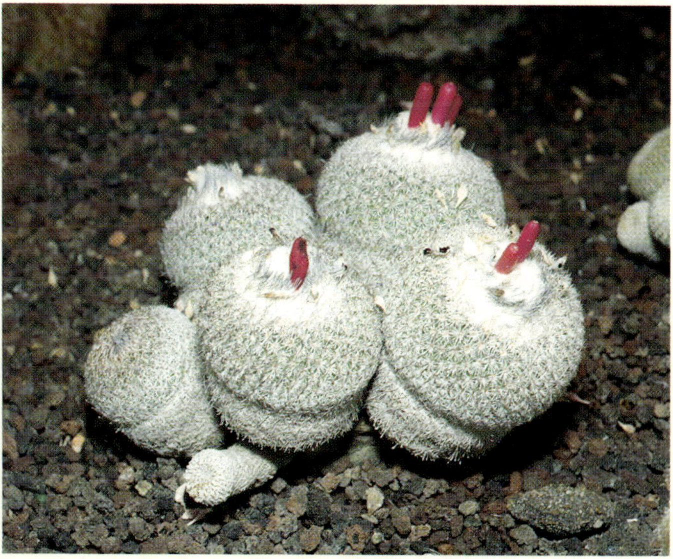

Epithelantha micromeris (Früchte, Habitus)

Erythrina spp. L.

SYNONYM —

Korallenbaum-Arten

FAMILIE *Fabaceae* Schmetterlingsblütler

VOLKSTÜMLICHE NAMEN
Korallenbaum; **Colorines**, **Chilicote**; engl.: **Coral Bean Tree**.

VERBREITUNG
Nordmexiko bis Guatemala (*E. americana*).

BESCHREIBUNG
Erythrina americana **MILL.**: 6 – 8 m hoher Baum. Blätter groß, breit, spitz zulaufend. Blüten leuchtend rot, bis zu 10 cm lang, traubenförmig nach oben stehend. Fruchtschoten klein, leicht geschnürt, 2 – 5 rote, bohnenförmige Samen.

BLÜTEZEIT
Juli – Oktober.

VORKOMMEN
Trocken-warmes Klima.

DROGEN
Semen (Korallenbaumsamen; Colorines). Stamm-Pflanzen: *E. americana*, ***Erythrina berteroana*** **URBAN**, ***Erythrina corallodendron*** **L.**, ***Erythrina flabelliformis*** **KEARNEY** u. a.

INHALTSSTOFFE
E. americana: Samen (Erysopin, Erysovin, Erybidin, Erisodin und Erythrartin), Blüten (α- und β-Erythroidin) u. a. Pflanzenteile enthalten Erythrina-Alkaloide (Erythran, Erythroidin, Corallin, Coralloidin u. a.). Stamm-Pflanzen für sog. Zauberbohnen (Colorines): ***Abrus precatorius*** (**Paternostererbse**), ***Ormosia*-Arten**, ***Rhynchosia pyramidalis*** (**Krebsaugenbohne**), ***Sophora*-Arten** u. a.

GESCHICHTE
Die Samen sind bereits in prähistorischen Schichten nachweisbar. *E. americana* (oder *Erythrina* sp.) wird bereits in vorspanischen (Maya) Quellen (bzw. in Hieroglyphen dargestellt) sowie in aztekischen und anderssprachlichen Quellen der frühen und späten Kolonialzeit erwähnt.

TRADITIONELLE VERWENDUNG
Die Samen werden für die innere Einnahme zermahlen. Als wirksame Dosis wird maximal die Hälfte eines Samens angegeben (keine verlässlichen Angaben zur Dosierung). ***Erythrina falcata*** **BENTH.** (**Seibo**) wird angeblich für die Herstellung eines halluzinogenen **Schnupfpulvers** gebraucht. ***Erythrina fusca*** **LOUR.** wird als **Ayahuasca**-Zusatz verwendet.

MEDIZINISCHE VERWENDUNG
Volksmedizinisch bei Schlaf- und Einschlafstörungen. In Mexiko wird bei Brustschmerzen ein Dekokt aus den Blüten eingenommen. Die Tarahumara-Indianer haben die Samen von *E. flabelliformis* zur Behandlung von Zahnschmerzen und Unterleibsbeschwerden verwendet.

WIRKUNG
Psychoaktiv (narkotisch, sedierend, schwach berauschend, aphrodisierend). Die Samen sollen bei Frauen sog. „Frauenräusche" auslösen. **Cave!**: Stark giftig!

ORGANISATIONSTYP ▸ **Pflanze**
stark giftig!

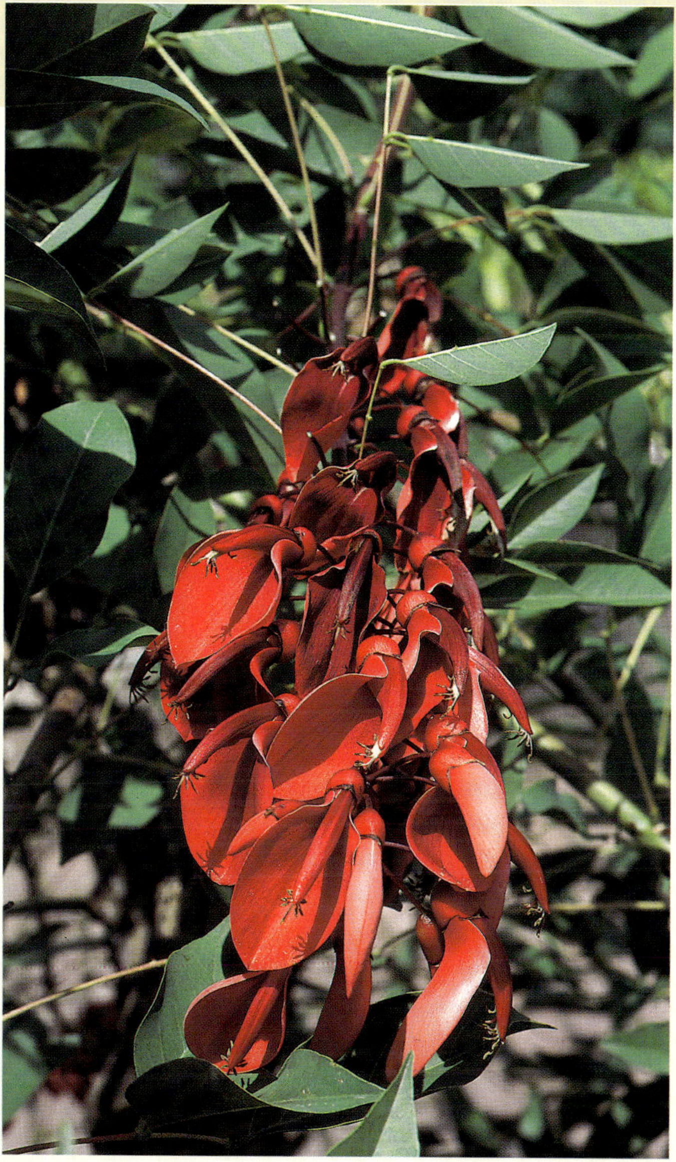

Erythrina christa-galli (Blüte)

Erythroxylum coca Lam.

SYNONYM *Erythroxylon coca* Lam.

Kokastrauch

FAMILIE *Erythroxylaceae* Kokagewächse

VOLKSTÜMLICHE NAMEN
Coca, **Koka**; **Cocamama**; engl.: **Coca Bush**, **Cocaine Tree**.

VERBREITUNG
Heimat Andengebiete Perus, vor allem dort und in Bolivien kultiviert.

BESCHREIBUNG
Strauch, etwa 2 – 3 m hoch. Blätter eiförmig, ungeteilt, ganzrandig. Blüten klein, fünfzählig, weiß. Rote Beerenfrucht.

BLÜTEZEIT
Mai – Juli.

VORKOMMEN
Feuchtwarme Gebirgslagen (600 – 1 000 m).

DROGEN
Folia Cocae, Cocae folium (Kokablätter), die lufgetrockneten Blätter. Stamm-Pflanzen: *E. coca*, ***Erythroxylum novogranatense*** **(Morris) Hieronymus.**

INHALTSSTOFFE
Kokain-Gehalt der luftgetrockneten Blätter von ***Erythroxylum coca*** **var.** ***coca*** 0,66 – 0,86 %, von ***Erythroxylum coca*** **var.** ***ipadu*** 0,13 – 0,34 %, weitere Alkaloide, Proteine, Fette, Kohlenhydrate, Fasern, Asche, Calcium, Phosphor, Eisen, Vitamin A (als β-Carotene), Thiamin (Vitamin B1), Riboflavin (Vitamin B1), Nicotinsäure und Vitamin C.

GESCHICHTE
Der Kokastrauch wird seit Jahrtausenden in Südamerika kultiviert und genutzt.

TRADITIONELLE VERWENDUNG
Cocaismus: Das Kauen der Blätter mit Asche und Kalk. In den Koka-Herkunftsländern in weiten Teilen der Bevölkerung verbreitet. Dort werden auch Teezubereitungen mit Koka-Blättern getrunken. Zur Zubereitung des Koka-Bissen wird etwa eine Hand voll getrocknete Blätter zusammen mit Kalkasche gekaut und gut durchgespeichelt. Cocainismus: Die Aufnahme des Hauptalkaloids Kokain über die Nasenschleimhäute.

MEDIZINISCHE VERWENDUNG
Bereits in vorspanischer Zeit wurden die Blätter u. a. bei Neuralgien, Rheuma, Erkältungskrankheiten, Verdauungsstörungen und Ermüdunserscheinungen volksmedizinisch genutzt. Kokatee (mate de coca) wird bei Diabetes und Übergewicht verwendet. Die Blätter werden zur Behandlung von Atemwegserkrankungen geräuchert oder geraucht.

WIRKUNG
Antagonistische Wirkung auf die Opiat-Rezeptoren. Bei Verabreichung über den Magen-Darm-Trakt wird Kokain hydrolytisch gespalten, dabei entsteht Ecgonin. Ecgonin wirkt anregend, mindert Hunger- und Müdigkeitsgefühl. Die Droge fällt in Deutschland unter das Betäubungsmittelgesetz.

ORGANISATIONSTYP ▸ **Pflanze**
anregend; Suchtgefahr

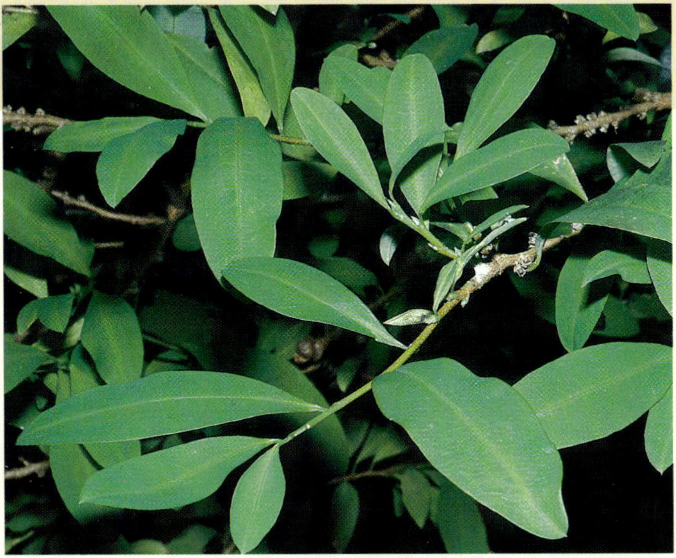

Erythroxylum coca (Blätter, Habitus)

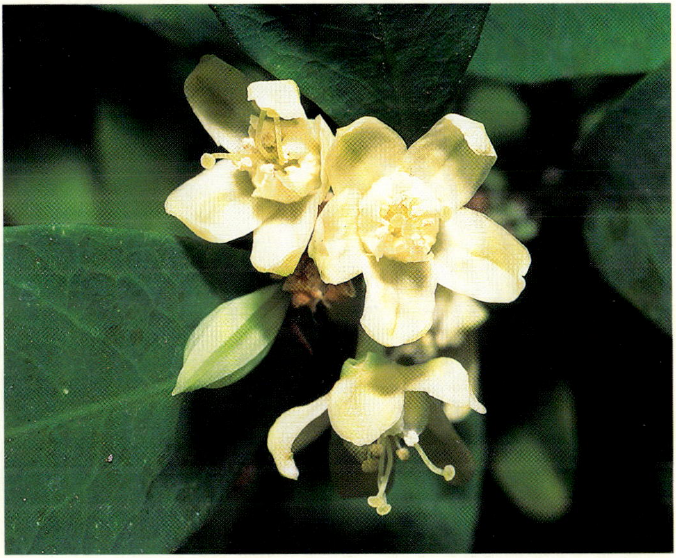

Erythroxylum coca (Blüte)

Eschscholzia californica Cham.

SYNONYM *Eschscholtzia mexicana* Greene

Kalifornischer Mohn

FAMILIE *Papaveraceae* Mohngewächse

VOLKSTÜMLICHE NAMEN
Goldmohn, Kappenmohn, Schlafmützchen; Amapola de los indios Opium der Indianer; engl.: **Californian Poppy**.

VERBREITUNG
Ursprünglich aus aus dem westlichen Nordamerika stammende Art.

BESCHREIBUNG
Einjährige 30 – 60 cm hohe Pflanze. Blätter wechselständig, blaugrün, mehrfach gefiedert, mit linealen Zipfeln, dicht. Blüten endständig, bis 3,5 cm Ø, mit 4 leuchtend orangegelben (selten weißen oder roten), glänzenden Kronblättern, 2 verwachsene Kelchblätter. Milchsaft wässrig, farblos.

BLÜTEZEIT
Juni – Oktober.

VORKOMMEN
Zierpflanze, häufig verwildert. Sonnige Standorte, halbtrockene Böden.

DROGEN
Herba Eschscholziae, Eschscholziae herba (Kalifornisches Mohnkraut). *Flores E.* (Goldmohnblüten). *Fructus E.* (Goldmohnfrüchte).

INHALTSSTOFFE
Eschscholzin (0,25 % in der Wurzel), Ionidin, β-Allocryptopin (Homochelidonin), Chelerythrin, Magnoflorin, Protopin, Sanguinarin, Cryptopin (Cryptocarin) u. a. Benzylisochinolin-Alkaloide. Gesamtalkaloidgehalt der Wurzeln 2,7 % des Krautes 0,06 – 0,29 %.

GESCHICHTE
Seit prähistorischen Zeiten von kalifornischen Indianern medizinisch und psychoaktiv verwendet.

TRADITIONELLE VERWENDUNG
Die getrockneten Blätter, Blüten und Kapseln werden geraucht. Als stark konzentrierter Tee oder starke Tinktur scheinbar stärker wirksam. Die frischen Früchte (und das Kraut) werden ausgekaut.

MEDIZINISCHE VERWENDUNG
Bestandteil verschiedener Fertigarzneimittel. In Nordmexiko volksmedizinisch wie **Opium** verwendet. Leichtes Schmerz- und Beruhigungsmittel. Homöopathisch werden Zubereitungen aus dem frischen, blühenden Kraut u. a. bei Schlafstörungen verwendet.

WIRKUNG
Psychoaktiv. Etwa 20 – 30 min anhaltende milde, **Haschisch**-ähnliche Wirkung, ein weiterer Konsum innerhalb der nächsten 24 h nach der ersten Einnahme scheint unwirksam zu sein. Der Pflanze werden schwach narkotisierende, spasmolytische und leicht schmerzlindernde Effekte zugeschrieben. Nebenwirkungen bei Einnahme therapeutischer Dosen nicht bekannt. **Cave!**: Schwach giftig (alle Pflanzenteile enthalten Stoffe mit Giftwirkung!).

ORGANISATIONSTYP ▸ Pflanze
psychoaktiv; schwach giftig

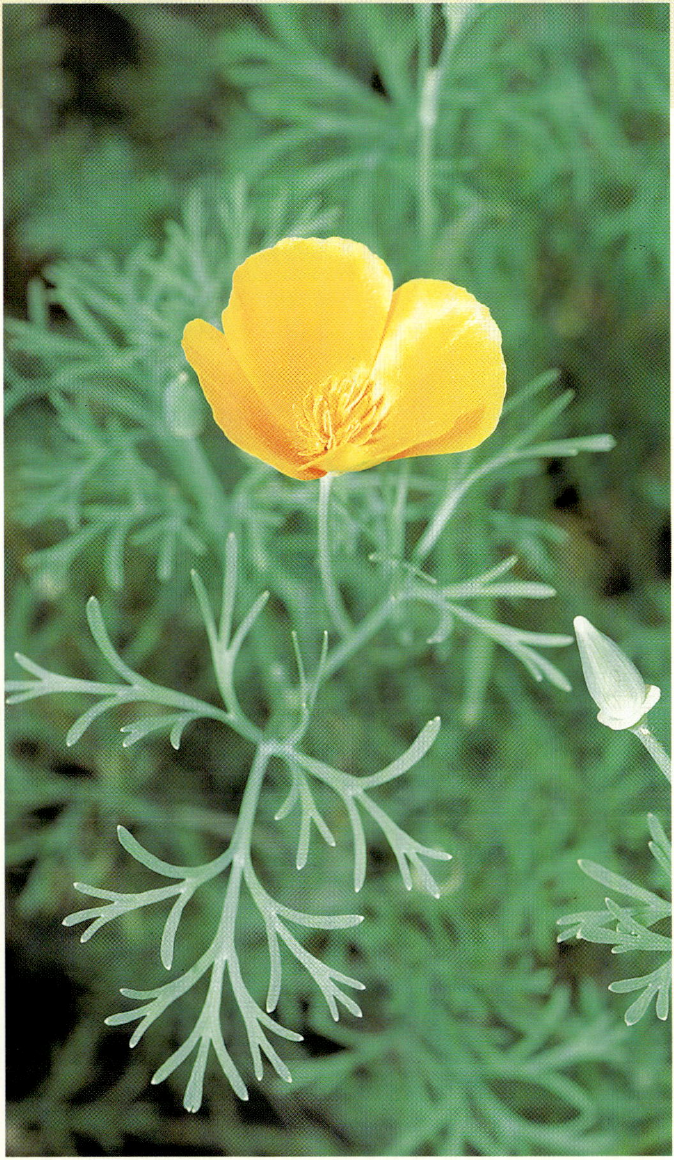

Eschscholzia californica (Blüte, Habitus)

Fabiana imbricata RUÍZ et PAV.

SYNONYM —

Fabianastrauch

FAMILIE *Solanaceae* Nachtschattengewächse

VOLKSTÜMLICHE NAMEN
Coa; **Peta**; **Pichi-Pichi**; **Romero**; engl.: **Peru Falsehead**.

VERBREITUNG
Heimat Chile, dort hauptsächlich im Süden. Bolivien, Peru und Brasilien, Argentinien.

BESCHREIBUNG
Buschartiger Strauch, bis zu 3 m hoch, an den Zweigenden meist stark verzweigt. Stängel gerade. Blätter winzig, stab- oder nadelförmig, schuppenartig angeordnet. Blüten klein, trompetenartig, weiß oder violett (variabel). Kapselfrucht, oval, 5 – 6 mm lang. Gattung *Fabiana* mit 21 Arten.

BLÜTEZEIT
November – Januar. In Europa Mai – Juni.

VORKOMMEN
Auf steinigen Böden.

DROGEN
Herba Fabianae imbricatae (*Summitates Fabianae*) (Fabianakraut). *Lignum Fabianae* (*Lignum Pichi-Pichi*) (Fabianaholz). Stamm-Pflanzen: *F. imbricata*, außerdem weitere für Räucherungen verwendete Arten (***Fabiana bryoides***, ***Fabiana densa***, ***Fabiana denudata***, ***Fabiana squamata***).

INHALTSSTOFFE
Ätherisches Öl, Harze, einen Bitterstoff, Fabianin (Alkaloid), diverse Zucker, ein Glykosid (Fabiana-Glykotannoid), Fettsäuren u. a. Substanzen. Blätter und Kraut enthalten Sesquiterpene, außerdem enthält das Kraut Flavonoide bzw. Glykoside (Quercetin, Kampferol u. a.) sowie das Cumarin Scopoletin. Möglicherweise ist das Quercetin für die psychoaktive Wirkung verantwortlich.

GESCHICHTE
Anscheinend gelangte die Pflanze bereits in der frühen Kolonialzeit nach Europa.

TRADITIONELLE VERWENDUNG
Das getrocknete und zerkleinerte Kraut wird als Räucherung für psychoaktive Zwecke verbrannt oder auf glühende Holzkohle gelegt. Bestandteil einer psychoaktiven Räucherung mit ***Latua pubiflora*** **(GRIS.) BAILL.** (**Latúe**; engl.: **Witches Tree**). Angaben zur Dosierung liegen nicht vor.

MEDIZINISCHE VERWENDUNG
Für medizinische Zwecke werden das Kraut (als Tee 1 El frisches oder getrocknetes Kraut mit Wasser überbrüht) bzw. die Rinde verwendet. In der südamerikanischen Volksmedizin zur Behandlung von Nieren- und Harnwegserkrankungen, Geschlechtskrankheiten und als Diuretikum.

WIRKUNG
Inhalationen wirken euphorisierend und berauschend. Ein Extrakt des Krautes wirkt stark diuretisch. **Cave!**: Giftverdächtig bis giftig!

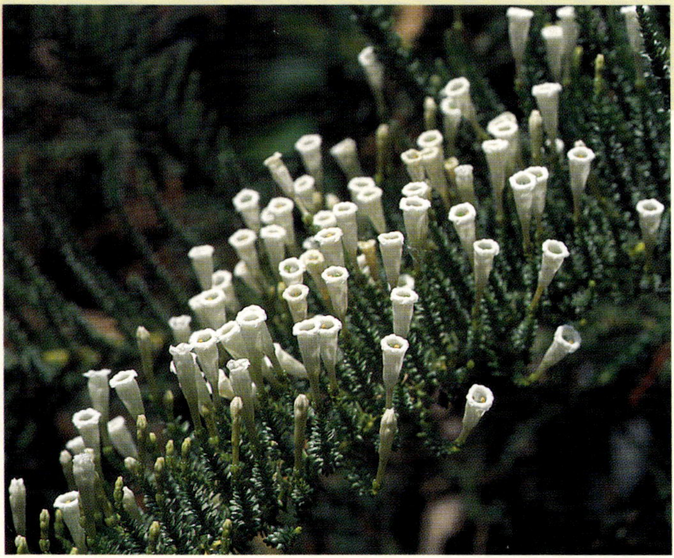

Fabiana imbricata (Blüten)

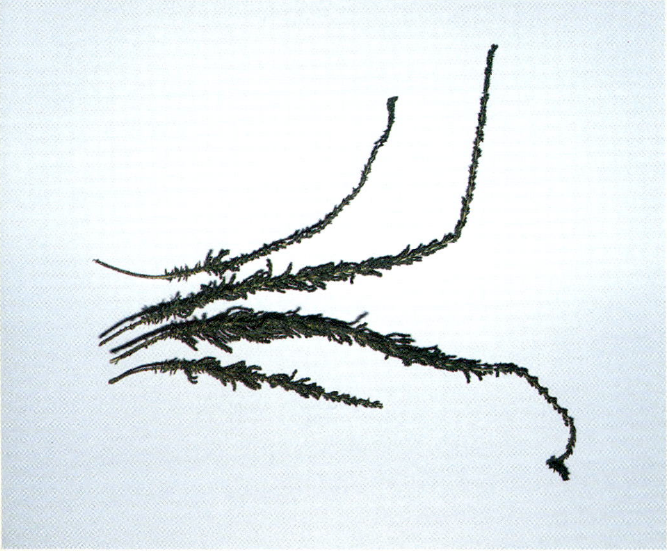

Herba Fabianae imbricatae (Fabianakraut; Trockenpräparat)

Ferula asa-foetida L.

SYNONYM —

Stinkasant

FAMILIE *Apiaceae* Doldengewächse

VOLKSTÜMLICHE NAMEN
Asant, **Teufelsdreck**; engl.: **Assafetida**, **Assafoetida**.

VERBREITUNG
Subtropische Zonen Zentralasiens und Vorderindiens, Afghanistan, östlicher Iran.

BESCHREIBUNG
Ausdauerndes Staudengewächs, auffällig groß, bis 4 m hoch, mit rübenartiger Wurzel. Blätter doppelt fiederschnittig, bis zu 1 m lang. Stängel dick, verzweigt, aus der Wurzelmitte, 1 m lang. Wurzeln, Stängel und Blätter Milchsaftführend. Verwandte Arten ***Ferula communis*** **L.** und ***Ferula chiliantha*** **Reich.**

BLÜTEZEIT
Juli – August.

VORKOMMEN
Stein- und Salzwüsten.

DROGEN
Asa foetida (Asant, Stink-Asant).
Oleum Asae foetidae (Asant-Öl).

INHALTSSTOFFE
Cumarin-Droge, hauptsächlich aus Umbelliferon bestehend. Ätherisches Öl (6 – 20 %), Harz (24 bis 65 %, Asaresin) mit etwa 60 % Ferulasäureester und 0,6 % Asaresitannol sowie Gummi, bestehend aus Glucuronsäure, Galaktose, Arabinose und Rhamnose. *Ferula*-Arten enthalten häufig Gummiharze mit z. T. stark riechenden, schwefelhaltigen Verbindungen.

GESCHICHTE
Nach Auffassung einiger Autoren handelt es sich bei dem antiken ***Silphion***, eine antike Heilpflanze mit anscheinend psychoaktiver Wirkung, um *F. asa-foetida*, vielleicht auch um ***Ferula moschata*** **(Reinisch) Jonzo-Polj.**

TRADITIONELLE VERWENDUNG
Gewürz, Heilmittel, Räuchermittel. Wurzeln, Stängel und Blätter sind milchsaftführend, dieser verdickt an der Luft zu einem harzigen, nach Knoblauch riechenden Harz (Teufelsdreck oder *Asa foetida*), in Asien zu gewerblichen Zwecken gewonnen. Gilt in der tibetischen Medizin als wirksames Aphrodisiakum (wirksame Dosis 300 – 1 000 mg), *Oleum Asae foetidae* soll den Geschlechtstrieb stärken. *F. asa-foetida* wurde als Zutat der sog. **Hexen**- oder **Flugsalben** verwendet. ***Ferula sumbul*** **Hook. f.** (**Sumbul**) und ***Ferula narthex*** **Boiss.** werden in Asien als Räucherstoffe verbrannt.

MEDIZINISCHE VERWENDUNG
In der ayurvedischen und tibetischen Medizin zur Behandlung von Epilepsie, Gelbsucht, Hysterie (zur Behandlung aller psychischen Erkrankungen), Krämpfen, Magenerkrankungen usw.

WIRKUNG
Umbelliferon besitzt sedative, karminative und krampflösende Eigenschaften. **Cave!**: Giftig!

 ORGANISATIONSTYP ▸ **Pflanze**
krampflösend; sedativ; giftig!

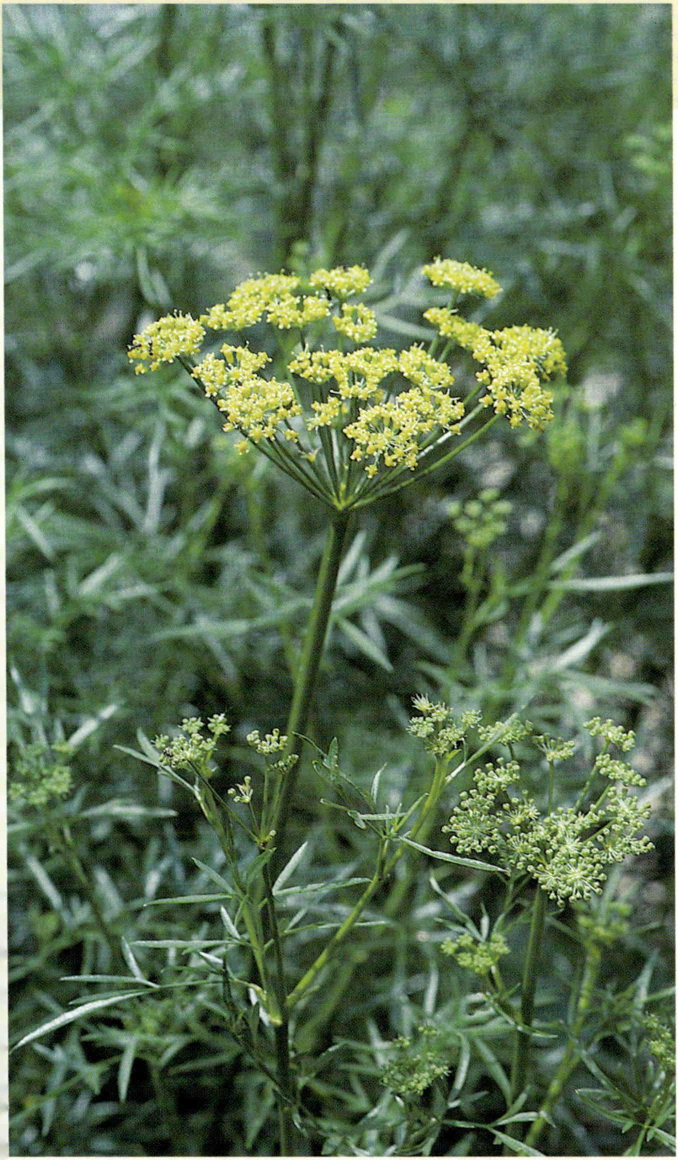

Ferula asa-foetida (Blüten, Habitus)

Foeniculum vulgare MILL.

SYNONYM *Foeniculum officinale*

Gemeiner Fenchel

FAMILIE *Apiaceae* Doldengewächse

VOLKSTÜMLICHE NAMEN
Fenchel; engl.: **Fennel**; gr.-zypriotisch.: **Marathos**.

VERBREITUNG
Heimat Mittelmeerregion. Anbau hauptsächlich in verschiedenen mittel- und osteuropäischen Ländern, Rumänien, China und Ägypten.

BESCHREIBUNG
Zweijährige Pflanze, bis 2 m hoch, kahl, aromatisch duftend. Stängel aufrecht, feingerillt, verzweigt. Blätter 3- bis 5fach gefiedert. Pflanze oberwärts bläulich bereift. Dolden 15 cm breit, 4- bis 25strahlig, Hülle fehlend. Frucht länglich, 4 – 10 × 2 – 3 mm.

BLÜTEZEIT
Juli – Oktober.

VORKOMMEN
Felsheiden, Trockenhänge, Ödland. Kalkböden, humusreich, sonnig, warm und windgeschützt. In Mitteleuropa kultiviert.

DROGEN
Fructus Foeniculi, Foeniculi fructus (Fenchelfrucht). *Aetheroleum Foeniculi, Foeniculi aetheroleum* (Fenchelöl). *Foeniculi aqua.* Stamm-Pflanzen: ***Foeniculum vulgare*** **var. *vulgare* (Bitterfenchel)**, ***Foeniculum vulgare*** **var. *dulce* (Gewürzfenchel, Römischer Fenchel)**.

INHALTSSTOFFE
Mindestgehalt ätherisches Öl 4 %, trans-Anethol 50 – 60 %. Charakteristisch für das Öl ist das bitter und kampferartige (+)-Fenchon (ca. 20 %), wertbestimmender Anteil ist das süß schmeckende Trans-Anethol (50 – 60 %), weitere Inhaltsstoffe Methylchavicol, Anisaldehyd, Foeniculin, Terpineol und verschiedene technische Kohlen-Wasserstoffe.

GESCHICHTE
Mittelalterliche Quellen verweisen bereits auf mögliche psychoaktive Wirkungen.

TRADITIONELLE VERWENDUNG
Heil-, Gewürzpflanze. In der Parfumindustrie, zur Likörherstellung. In Griechenland werden Fenchel und Anis zur Herstellung von Ouzo verwendet. Das blühende Kraut soll als **Marihuana**-Substitut geraucht werden.

MEDIZINISCHE VERWENDUNG
Volksmedizinisch bei Husten, Blähungen, u. a. Verdauungsstörungen, auch als milchtreibendes Mittel. Fencheltee wird zur Beruhigung getrunken.

WIRKUNG
Nach Literaturangaben (bzw. historischen Quellen) stimmungsaufhellende Wirkung, antidepressiv, vermutete halluzinogene Effekte. Fenchel oder Fenchelöl werden in der Literatur häufig als (möglicherweise) psychoaktiv beschrieben. Fenchelkraut soll geraucht psychoaktiv wirken.

 ORGANISATIONSTYP ▸ **Pflanze**
beruhigende Effekte; evtl. halluzinoger

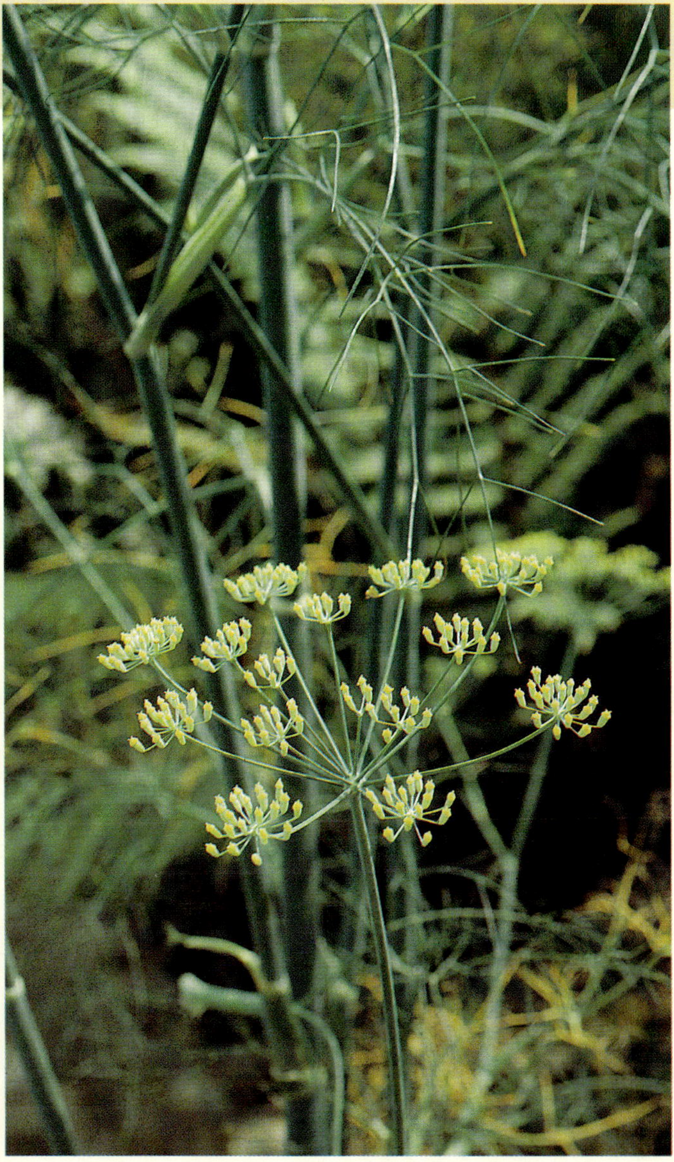
Foeniculum vulgare (Blüte, Habitus)

Gaultheria procumbens L.

SYNONYM —

Amerikanisches Wintergrün

FAMILIE *Ericaceae* Heidekrautgewächse

VOLKSTÜMLICHE NAMEN
Bergtee, Kanadischer Tee, Labradortee; Uva Camarona; engl.: **Checkerberry, Mountain Tea.**

VERBREITUNG
Heimat, östliches Nordamerika, Zentral-, Südamerika, Asien.

BESCHREIBUNG
Immergrüne Sträucher, klein, niederliegend, manchmal kletternd. Zweige drüsig behaart. Blätter klein, glatt, häufig etwas ledrig, rundlich bis verkehrt eiförmig, am Rand oft gezähnt, bis 5,5 cm lang und bis 2,5 cm breit. Blüten einzeln oder in Büscheln, weiß bis rötlich (rosa), krugförmig, nickend, achselständig, einzeln. Beerenfrucht, rot, später blau-schwarz, 5fächrig, ungenießbar (nach anderen Angaben oft genießbar).

BLÜTEZEIT
Juli – August.

VORKOMMEN
Berg- und Nadelwälder, in den Anden häufig anzutreffen.

DROGEN
Folia (*Herba*) *Gaultheria, Gaultheria folium* (Wintergrünblätter).

INHALTSSTOFFE
Die Blätter enthalten ätherisches Öl. Der wirksame Bestandteil des aus *G. procumbens* hergestellten Öles (0,55 – 0,8 %) ist der Salicylsäuremethylester (bis zu 99 %), außerdem Gaultherin. Rauscherzeugende Inhaltsstoffe wurden innerhalb der Gattung *Gaultheria* anscheinend nicht nachgewiesen.

GESCHICHTE
Ein in Venezuela gesammeltes Herbariumexemplar einer nicht bestimmten *Gaultheria*-Art wurde als **Borrachera** (Trunkenmacher) gekennzeichnet.

TRADITIONELLE VERWENDUNG
Zur halluzinogenen Berauschung (unsicher). Eine unbestimmte *Gaultheria*-Art soll in den peruanischen Anden als Halluzinogen verwendet werden. Verschiedene *Gaultheria*-Arten werden in Chile zur Herstellung des Chicha genannten Maisbieres verwendet. *G. procumbens* wird in Nordamerika als Teeersatz getrunken.

MEDIZINISCHE VERWENDUNG
Verschiedene *Gaultheria*-Arten werden volksmedizinisch als Heilmittel verwendet. Die medizinsche Verwendung von Wintergrünöl ist durch den synthetischen Ester vollständig verdrängt worden.

WIRKUNG
Vergiftungserscheinungen durch Salicylsäuremethylester in hohen Dosen, mit Magen- und Nierenreizung, Kollaps, Kongestionen der Genitalorgane, akutes Lungenödem, nervöse Erscheinungen z. B. Ohrensausen, Taubheit, Gesichtshalluzinationen, Delirien, lokale Hautreizung, Blutungsneigung. **Cave!**: Schwach giftig.

ORGANISATIONSTYP ▸ **Pflanze**
psychoaktiv; schwach giftig

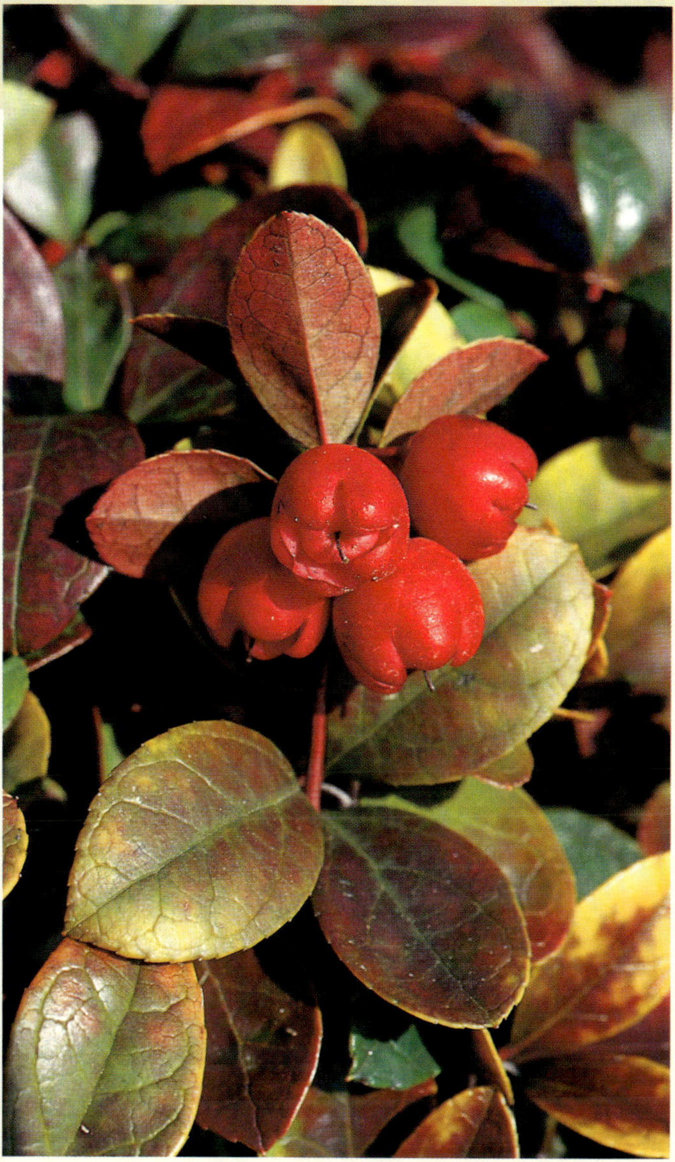

Gaultheria procumbens (Blüte, Habitus)

Hedera helix L.

SYNONYM *Hedera caucasigena* POJARK, *Hedera taurica* CARR.

Efeu

FAMILIE *Araliaceae* Efeugewächse

VOLKSTÜMLICHE NAMEN
Efeu; engl.: **Ivy**.

VERBREITUNG
Eurasien, Nordamerika.

BESCHREIBUNG
Ausdauernde, immergrüne, mit Haftwurzeln kletternde Holzpflanze, 20 – 50 m lang. Blätter nichtblühend. Triebe 2zeilig gestellt, 3- bis 5eckig gelappt, Blätter der Blütentriebe ei-rautenförmig, lang zugespitzt. Blüten 5zählig, unscheinbar, grünlich-gelb, in halbkugeligen Dolden. Früchte kugelig, blau-schwarz. Fruchtreife im Frühjahr. Zweige älterer Pflanzen nicht mehr kletternd, sondern ausstrebend. Blätter dann rundlich. Jährliche Blüte.

BLÜTEZEIT
August – November.

VORKOMMEN
In Wäldern, an Felsen, Mauern, Zäunen. Häufig.

DROGEN
Stipites, Folia (*Herba*), *Fructus* (*Baccae*) *Hederae helices* (Efeustängel, -blätter, -beerenfrucht). Geschmack bitter, schwach kratzend.

INHALTSSTOFFE
Stängel, Blätter und Beeren enthalten Glykoside, Inosit, Chlorogen-, Apfel- und Ameisensäure, Saponine (Hederasaponine), darunter α-Hederin, Hederacosid B und C, Hederasaponin X, die Sesquiterpene Germacren B, β-Elemen und Elixen, Spurenelemente (Arsen, Zink, Kupfer, Mangan, Jod, Lithium u. a.), Facarinon (Polyin-Keton) u. a. Substanzen.

GESCHICHTE
Efeu wurde von einigen Autoren u. a. mit dionysischen Kulten in Verbindung gebracht.

TRADITIONELLE VERWENDUNG
Zauberpflanze. Nach historischen Überlieferungen soll eine unbekannte, psychoaktive Efeu-Art existieren (nach Quellenangaben möglicherweise ***Hedera nepalensis*** **K. KOCH**; syn. ***Hedera himalaica*** **TOBL.**).

MEDIZINISCHE VERWENDUNG
Medizinisch in Fertigpräparaten gegen Husten, Keuchhusten und Bronchitis. Homöopathisch bei Schilddrüsenüberfunktion, Gallenleiden und Asthma bronchiale.

WIRKUNG
Vermehrte Sekretausscheidung, leicht beruhigender Effekt. Halluzinogene Wirkung unbestätigt. Vergiftungen mit Übelkeit, Erbrechen, Kopfschmerzen, beschleunigtem Puls, Ausschlag an Beinen, Gesicht und Rücken, Benommenheit, Halluzinationen, Atemstillstand, Schock. Schwere Vergiftungen sind möglich. Beim Verzehren der Beeren von Kindern wurden schwere, zum Teil tödliche Vergiftungen dokumentiert. **Cave!**: (Tödlich) giftig!

 ORGANISATIONSTYP ▸ **Pflanze**
leicht beruhigend; (tödlich) giftig!

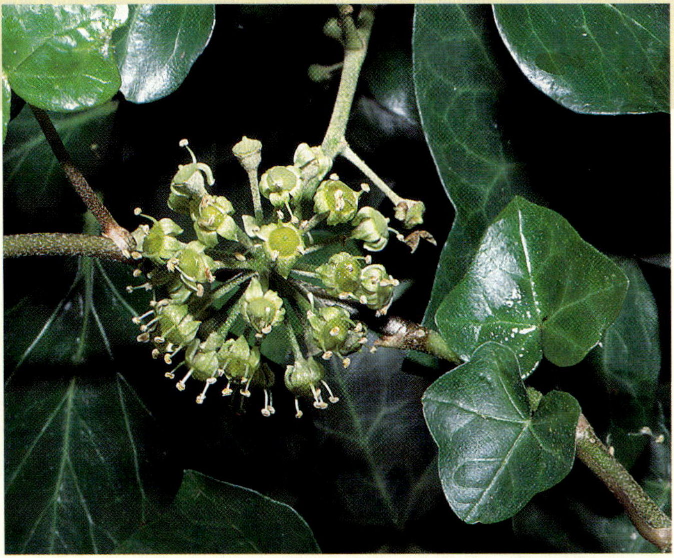

Hedera helix (Blüten)

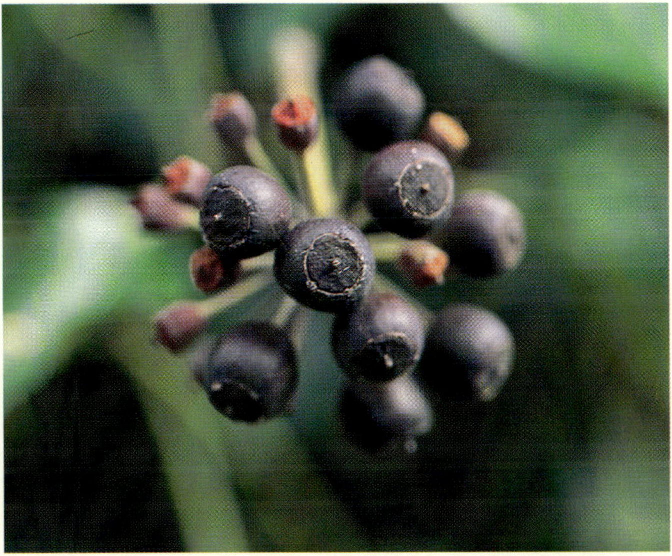

Hedera helix (Früchte)

Helichrysum foetidum (L.) Moench.

SYNONYM —

Stinkende Strohblume

FAMILIE *Asteraceae* Korbblütler

VOLKSTÜMLICHE NAMEN
Stinkende Strohblume; engl.: **Everlasting, Strawflower.**

VERBREITUNG
Europa, Afrika, Asien, Australien.

BESCHREIBUNG
Aufrechtes, verzweigtes, an der Basis verholztes Kraut, 20 – 40 cm hoch. Pflanze stark riechend (Namensgebung). Blattoberseite wollartig, Blattunterseite drüsig behaart. Blüten in lockeren endständigen Doldentrauben. Blüten gestielt, 2 – 4 cm Ø, von blass- oder goldgelben Deckblättern gestützt. Gattung *Helichrysum* mit ca. 500 Arten.

BLÜTEZEIT
Mai – September. *H. arenarium*: Juli – Oktober.

VORKOMMEN
H. arenarium: Sandige Böden, Wegränder, Kiefernwälder.

DROGEN
Vermutlich das Kraut (*Herba*) oder (auch) Blüten (*Flores*). Medizinisch *Flores Stoechados* (syn. *Gnaphalii arenarii*; Gelbes Katzenpfötchen) von *H. arenarium*.

INHALTSSTOFFE
H. stenopteum enthält verschiedene Phloroglucinol-Derivate (gattungsspezifisch). In anderen Arten der Gattung wurden Cumarine und Diterpene nachgewiesen. Substanzen mit halluzinogener Wirkung wurden nicht isoliert. *H. arenarium* enthält Apigenin, Flavonderivate, Kampferöl, Naringenin u. a.

GESCHICHTE
Keine genauen bzw. nur wenige Angaben. Einige Arten werden als Zierpflanzen verwendet.

TRADITIONELLE VERWENDUNG
Die Zauberärzte der südafrikanischen Zulu sollen (früher) ein Pulver aus 2 *Helichrysum*-Arten (vermutlich *H. foetidum* und ***Helichrysum stenopterum*** **DC.**) inhaliert oder geraucht haben (um divinatorische Trance-Zustände herbeizuführen; „um durch Inhalieren in Trance zu fallen"). ***Helichrysum serpyllifolium*** wurde als **Hottentottentee** bezeichnet und als Aufguss getrunken.

MEDIZINISCHE VERWENDUNG
Keine Angaben. ***Helichrysum arenarium*** **(L.) Moench (Sandstrohblume)** wird bei Gallenleiden, Erkrankungen der Harnorgane sowie als Stoffwechsel anregendes Mittel.

WIRKUNG
Möglicherweise psychoaktiv (nur unzureichende Angaben; siehe oben). Pflanze (aus ethnopharmakologischer Sicht) wenig erforscht. Die Informationen stammen von einer Notiz zu einem Herbariumexemplar der Pflanze und wurden nicht bestätigt. **Cave!**: Keine Angaben zu möglicher Giftwirkung (Literaturangaben zur Beurteilung nicht ausreichend).

 ORGANISATIONSTYP ▸ **Pflanze**
keine Angaben zu möglicher Giftwirkun

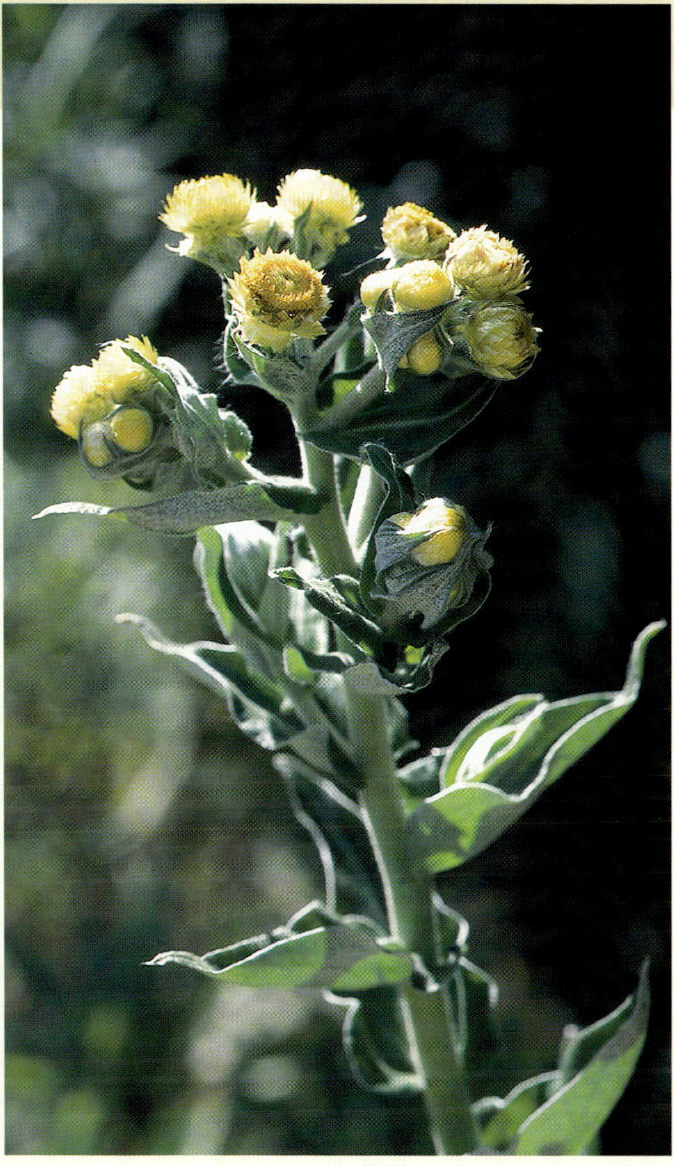

Helichrysum foetidum (Blüte, Habitus)

Humulus lupulus L.

SYNONYM *Cannabis lupulus, Lupulus humulus* u. a.

Gemeiner Hopfen

FAMILIE *Cannabaceae* Hanfgewächse

VOLKSTÜMLICHE NAMEN
Bierhopfen, **Hopfen**, **Hoppen**; **Hupfen**; **Lupulo**; **Vigne du nord**; engl.: **Hop**.

VERBREITUNG
Europa, Nordasien, Nordamerika.

BESCHREIBUNG
Ausdauernde Pflanze, mit kriechendem, weit verzweigtem Wurzelstock, zweihäusig. Stängel rechtswindend, 6 – 8 m (in Kultur bis zu 12 m) lang, mit zahlreichen hakigen Kletterhaaren besetzt. Blätter gegenständig, rundlich bis eiförmig, am Grund herzförmig, 3- bis 7lappig. Blüten zweihäusig, männlich Blütenstände rispenartig, blattachselständig, weibliche Blüten in Scheinähren, welche sich zur Fruchtungszeit zu gelbgrünen Fruchtzapfen entwickeln.

BLÜTEZEIT
Juli – September.

VORKOMMEN
Auwälder und Erlenbrüche, an Wegrändern, in Hecken. Kulturpflanze. Kalkhaltige, durchlässige, humusreiche Böden.

DROGEN
Humuli lupuli strobuli (Fruchtstände). *Glandulae Lupuli* (syn. *Lupulinum*; Hopfendrüsen).

INHALTSSTOFFE
Lupulin, Harz (Hauptbestandteile die Bitterstoffe Humulon und Lupulon), ätherisches Öl, Gerbstoffe u. a. Substanzen.

GESCHICHTE
Der Hopfen wird erstmals namentlich in mittelalterlichen Schriften erwähnt. Verwendung als Bierzusatz (Bierwürze) seit dem ausgehenden Mittelalter.

TRADITIONELLE VERWENDUNG
Fruchtstände als Bittermittel bei der Bierherstellung (Konservierungsmittel). Die getrockneten Fruchtstände werden geraucht, mit **Alkohol** extrahiert oder als Tee zubereitet (2 Tl Droge mit 0,25 l kochend heißem Wasser übergießen, 15 min ziehen lassen, evtl. 1 Tl Baldrianwurzel zufügen). Gelegentlich werden Hopfenzapfen als Räucherzusatz verwendet.

MEDIZINISCHE VERWENDUNG
Mildes Schlaf- und Beruhigungsmittel, bei nervösen Erregungszuständen, Migräne und Beschwerden der Wechseljahre. Hopfentee bei Unruhe, Angstzuständen und Schlafstörungen. Homöopathisch ebenfalls als Beruhigungsmittel.

WIRKUNG
Beruhigend, geraucht angeblich milde, **Marihuana**-ähnliche Wirkung. Bei übermäßigem, langandauerndem Gebrauch Benommenheit. Antibakterielle, antimykotische, spasmolytische und östrogene Eigenschaften. **Cave!**: (Größere Mengen) giftig! Der Umgang mit frischen Fruchtständen kann allergische Hautreaktionen, Übelkeit u. ä. hervorrufen.

 ORGANISATIONSTYP ▸ **Pflanze**
beruhigend; große Mengen giftig!

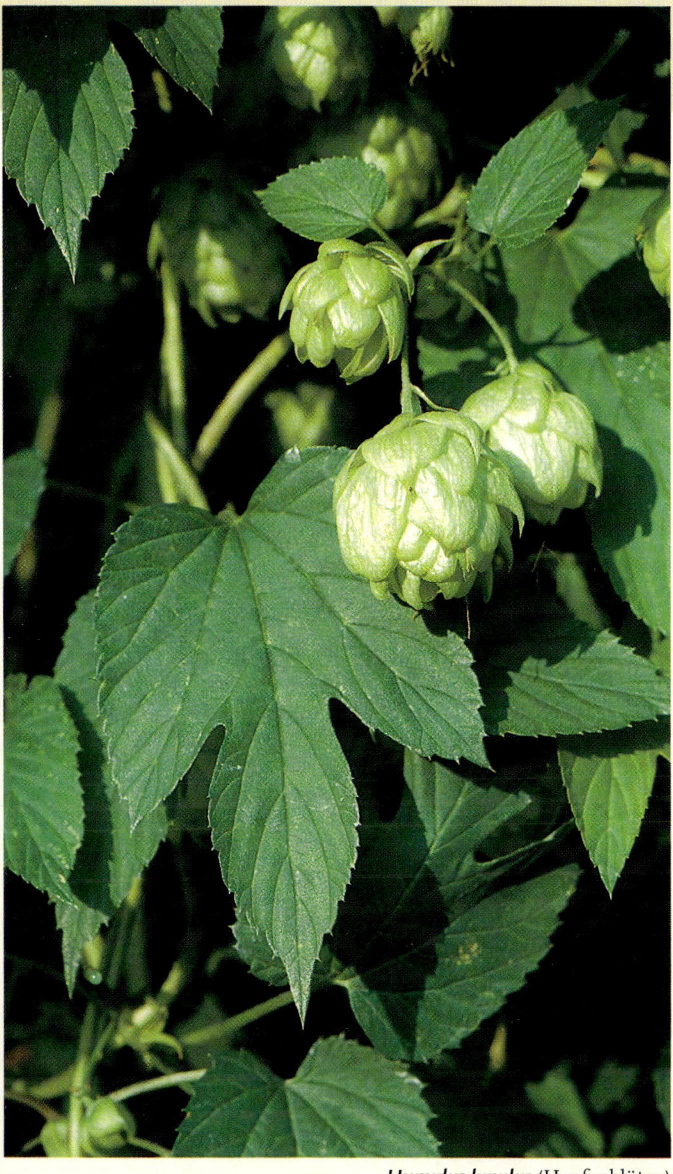

Humulus lupulus (Hopfenblüten)

Hydrangea paniculata Sieb.

SYNONYM —

Rispige Hortensie

FAMILIE *Hydrangeaceae* Hortensiengewächse

VOLKSTÜMLICHE NAMEN
Hortensie; engl.: **Hortensia**.

VERBREITUNG
Japan, Südkurilen, Südostchina, Sachalin, östliches Nordamerika.

BESCHREIBUNG
Ausdauernder Strauch, bis 10 m hoch. Blätter eiförmig. Blütenstand dicht, weiß. Blütenrispen bis zu 30 cm, vertrocknete Blütenrispen verbleiben bis zum Winter am Strauch. ***Hydrangea paniculata* var. *grandiflora***.

BLÜTEZEIT
Juni – Juli.

VORKOMMEN
Wälder, Flussufer. Feuchte, aber entwässerte, stark saure Böden. Viele Arten der Gattung *Hydrangea* werden als Ziersträucher kultiviert.

DROGEN
Rhizoma Hydrangeae, Hydrangeae rhizoma (Hortensienwurzel).

INHALTSSTOFFE
Die Blätter von *H. panicula var. grandiflora* enthalten das Iso-Cumarin Hydrangenol, Hydrangin, Saponine und Blausäureverbindungen. *H. arborescens* enthält vermutlich Flavonoide, das Glykosid Hydrangein und ätherisches Öl. Aus *Hydrangea*-Arten wurde Febrifugin (Chinazolinalkaloid) isoliert, eine Substanz, die auch in den Wurzeln von *Dichroa febrifuga* (altchinesische Droge mit Anti-Malaria-Wirkung) vorkommt.

GESCHICHTE
Unbekannt (bzw. keine Angaben).

TRADITIONELLE VERWENDUNG
Unbekannt (bzw. keine Angaben). Marihuanasubstitut (USA).

MEDIZINISCHE VERWENDUNG
Giftpflanze. Medizinisch als Diuretikum. ***Hydrangea arborescens*** (**Gemeine Hortensie**) wird phytotherapeutisch gegen Blasensteine, bei Beschwerden des Urogenitalsystems, Blasen- und Harnröhrenentzündung, vergrößerter Prostata und Prostata-Entzündung verwendet. Die Cherokee verwendeten *Hydrangea* bei Nieren- und Blasensteinen. Mit einer Rezeptur aus Hortensie, Gemeiner Quecke (*Agropyron repens*) und Stockrose (*Alcea rosea*) behandelten die Physiomedikalisten im 19. Jh. schwere Nierenerkrankungen.

WIRKUNG
Gelegentlich wird die Pflanze als euphorisierend beschrieben. Die getrockneten Blätter oder Blüten sollen geraucht **Marihuana**-ähnliche Effekte hervorrufen. In größeren Dosen Vertigo (Schwindel), Oppressionen (Beklemmung) der Brust und zerebrale Störungen, bei berufsmäßigem Umgang mit *Hydrangea*-Arten Induzierung einer Kontaktallergie möglich. Vergiftungen verlaufen z. T. tödlich. Von der Verwendung wird (dringendst) abgeraten. **Cave!**: Schwach giftig bis (tödlich?) giftig!

 ORGANISATIONSTYP ▸ Pflanze
euphorisierend; schwach giftig bis giftig

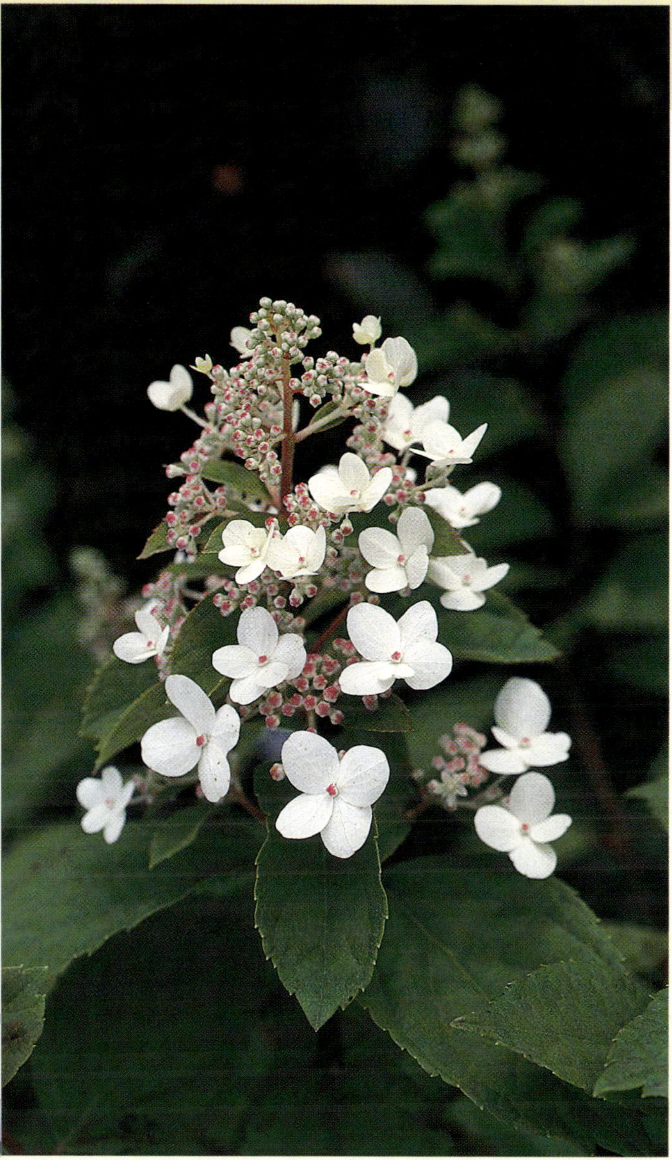

Hydrangea paniculata (Blüte)

Hyoscyamus niger L.

SYNONYM *Hyoscyamus lethalis* Salisb., *Hyoscyamus officinalis* C

Schwarzes Bilsenkraut

FAMILIE *Solanaceae* Nachtschattengewächse

VOLKSTÜMLICHE NAMEN
Bilsenkraut, **Dollkraut**, **Dulldill**, **Zigeunerkraut**; Blüten: **Teufelsaugen**; engl.: **Foetid nightshade**, **Black Henbane**.

VERBREITUNG
Europa, Asien, Nordafrika.

BESCHREIBUNG
Zweijährige, klebrig-behaarte Pflanze, bis zu 75 cm hoch, auffälliger Geruch. Stängel aufrecht. Blätter wechselständig, gestielt, verkehrt-eiförmig, 15 – 20 cm lang, ganzrandig, bisweilen unregelmäßig gezähnt. Blüten gelb oder grünlich, violett geädert bis etwa 4 cm lang, zweireihig, Kelch röhrig-glockig. Kapselfrucht, bauchig, mehrere Samen enthaltend.

BLÜTEZEIT
Juni – Oktober.

VORKOMMEN
Ödland, Schuttplätze, Wegränder, Ruderalstellen (bis 1500 m). Humus- und nährstoffreiche Böden, trockene, warme Standorte.

DROGEN
Folia, Herba, Semen, Radix Hyoscyami (Bilsenkrautblätter, -kraut, -samen, -wurzel). Geruch schwach aromatisch. Zur Alkaloidgewinnung auch ***Hyoscyamus muticus* L.** (**Ägyptisches Bilsenkraut**) mit Gesamtalkaloidgehalt 0,5 – 1,5 %.

INHALTSSTOFFE
Blattdroge mit 0,04 – 0,17 % Gesamtalkaloidgehalt. Hauptalkaloide L-Hyoscyamin und L-Scopolamin, Nebenalkaloide Atropin, Apoatropin und Cuskhygrin, außerdem Gerbstoffe u. a. Substanzen, in den Samen auch fettes Öl.

GESCHICHTE
Möglicherweise wurde das Bilsenkraut bereits im Paläolithikum in rituellem und schamanischem Zusammenhang gebraucht. Antiken Autoren war die Pflanze wohl bekannt.

TRADITIONELLE VERWENDUNG
Berauschender **Bier**-Zusatz. Heilpflanze, Räuchermittel, Hexenpflanze (Bestandteil der sog. **Hexensalben**). Blätter oder Samen werden geraucht oder in **Wein** eingelegt getrunken.

MEDIZINISCHE VERWENDUNG
Bilsenkrautdrogen werden in der pharmazeutischen Industrie zur Alkaloidgewinnung und Herstellung verschreibungspflichtiger Fertigpräparate verwendet. *Hyoscyamus*-Öl, äußerlich bei rheumatischen Schmerzen.

WIRKUNG
Zentral erregende Wirkung auf Großhirn, Zwischenhirn und verlängertes Rückenmark. Sedierend, halluzinogen. Vergiftungen mit psychomotorischer Unruhe, Erregung, Schwindel, Halluzinationen, Herzklopfen, Blutdrucksteigerung, Seh- und Sprachstörungen. **Cave!**: Stark (tödlich) giftig!

ORGANISATIONSTYP ▸ Pflanze
sedierend; halluzinogen; stark giftig!

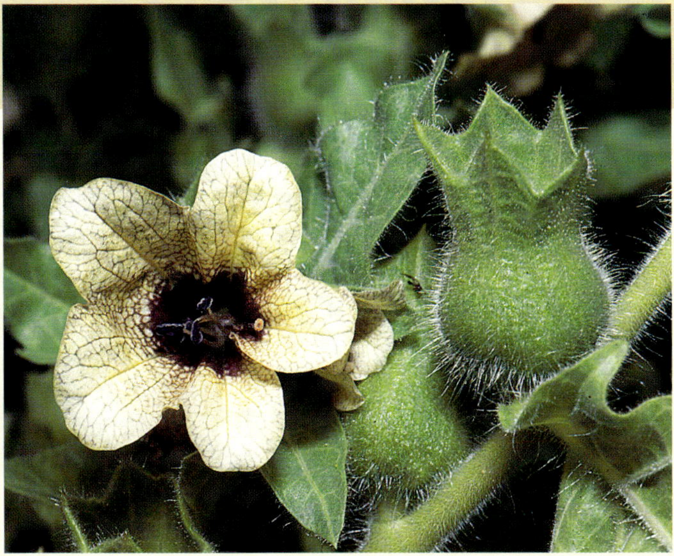
Hyoscyamus niger (Blüte, Fruchte)

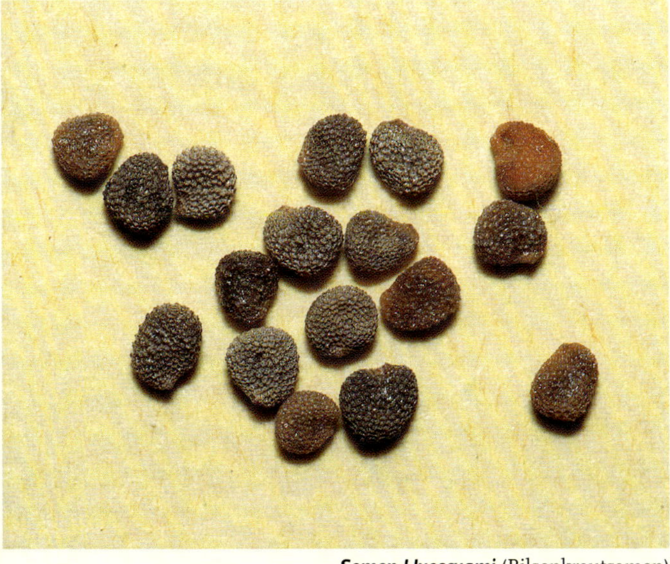
Semen Hyoscyami (Bilsenkrautsamen)

Hypericum perforatum L.

SYNONYM —

Tüpfeljohanniskraut

FAMILIE *Hypericaceae* Johanniskrautgewächse

VOLKSTÜMLICHE NAMEN
Tüpfelhartheu; engl.: **Perforated St. John´s Wort**.

VERBREITUNG
Europa, Westasien, Afrika.

BESCHREIBUNG
Ausdauernde Krautpflanze. Stängel aufrecht, 20 – 50 cm hoch, zweikantig, kahl, zur Spitze hin drüsig. Blätter klein, länglich-eiförmig, ganzrandig, durchscheinend punktiert. Blüten in reichblütigen Trugdolden, goldgelb, nektarreich, 5 Kelch- und 5 Blütenkronblätter, mit schwarzen, einen roten Farbstoff enthaltenden Drüsen besetzt. Kapselfrucht, dreifächrig.

BLÜTEZEIT
Mai – August.

VORKOMMEN
Trockene Wiesen, Waldränder.

DROGEN
Herba Hyperici (Johanniskraut). *Flores Hyperici recentes* (frische Johanniskrautblüten), zur Herstellung von *Oleum Hyperici* (Johanniskrautöl) unter Zusatz von Olivenöl.

INHALTSSTOFFE
Gerbstoffe, die Farbstoffe Hypericin (rot) und Hyperosid (gelb), ätherisches Öl, organische Säuren, Vitamin C, Provitamin A u. a. Substanzen.

GESCHICHTE
Beim Zerreiben der Blüten tritt der im Mittelalter unter der Bezeichnung **Hexenblut** oder **Johannisblut** bekannte, als Mittel zur Hexenabwehr verwendete rote Farbstoff aus.

TRADITIONELLE VERWENDUNG
Bei Depressionen 2 Tl der Droge mit 0,25 l Wasser ansetzen und zum Sieden erhitzen.

MEDIZINISCHE VERWENDUNG
Innerlich bei Unruhe, Depressionen, psychovegetativen Störungen, Verdauungsbeschwerden, Leber- und Gallenleiden, Entzündungen der Harnwege. Äußerlich zur Schmerzlinderung bei Prellungen und Verstauchungen.

WIRKUNG
Stoffwechselanregend und nervenberuhigend. Psychoaktive Wirkung umstritten. Verursacht bei Weidevieh unter der Einwirkung von Sonnenstrahlen Hautkrankheiten (photosensibilisierende Wirkung). Mittel aus Johanniskraut können die Wirkung anderer Medikamente schwächen. Betroffen sind insbesondere Patienten nach Organtransplantationen und Aidsinfizierte. Möglicherweise wird auch die Wirkung von Verhütungsmitteln und bestimmter Antidepressiva beeinträchtigt. Bei gesunden Versuchspersonen, die den Aidswirkstoff Indinavir und Johanniskraut eingenommen hatten, war die Konzentration des Aidspräparates deutlich erniedrigt.

ORGANISATIONSTYP ▸ Pflanze
schmerzlindernd; beruhigend

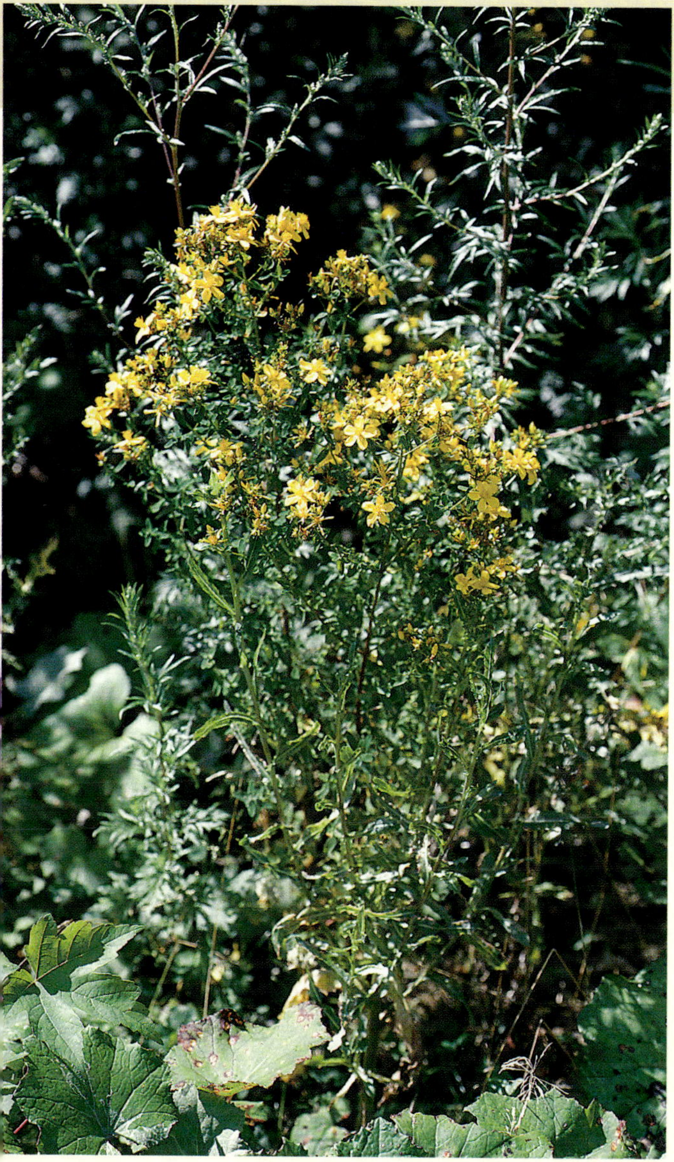

Hypericum perforatum (Habitus, Blüten)

Ilex paraguariensis St.-Hil.

SYNONYM *Ilex paraguensis*

Mateteestrauch

FAMILIE *Aquifoliaceae* Stechpalmengewächse

VOLKSTÜMLICHE NAMEN
Matetee, Paraguaytee, Südseetee, Yerbabaum; Yerba-Mate; engl.: **Paraguay Tea, Jesuits´ Tea**.

VERBREITUNG
Südamerika, besonders Paraguay, Uruguay, Südbrasilien, Nordargentinien. Der größte Teil der Exportware stammt aus brasilianischen Kulturen.

BESCHREIBUNG
Immergrüne, mittelhohe Bäume, 6 – 12 (20) m hoch, in Kultur niedrig gehalten. Blätter ledrig, verkehrt eiförmig, am Rand gekerbt, hellgrün nach vollständiger Fermentinaktivierung. Blüten weiß. Früchte rötlich.

BLÜTEZEIT
Juni.

VORKOMMEN
Kulturpflanze.

DROGEN
Folia Mate, Mate folium (Mateblätter), die frisch geernteten, über offenem Feuer erhitzten und getrockneten Blätter. Stamm-Pflanzen: *I. paraguariensis* u. a. Coffeinhaltige *Ilex*-Arten (z. B. ***Ilex guayusa***). Im Handel erhältlicher Matetee wird gelegentlich durch verwandte Arten verfälscht.

INHALTSSTOFFE
Coffein (0,5 – 1,5 %), Theobromin (0,01 – 0,45 %), Chlorogensäure (etwa 12 %) u. a. Ester, Vitamin C, ätherisches Öl (etwa 0,35 %), Flavonoide, Saponine, Mineralstoffe, Gerbstoffe (5 – 16 %) (Tannine), Rohprotein (12 %).

GESCHICHTE
In präkolumbianischen Gräbern wurden Mateblätter gefunden. Vermutlich seit Jahrtausenden in Südamerika als Genussmittel und Ritualdroge verwendet.

TRADITIONELLE VERWENDUNG
Anregungs-, Heilmittel, Aphrodisiakum. Der Genuss von Mate-Tee ist in Südamerika weit verbreitet. Nationalgetränk des südlichen und mittleren Südamerika. Mate wird aus ausgehöhlten Flaschenkürbissen (Mate) mit metallischen Siebröhrchen (Bombilla) getrunken.
2 g getrocknete Blätter auf eine Tasse Wasser, mit nicht sprudelndem Wasser übergießen und 5 – 10 min ziehen lassen.

MEDIZINISCHE VERWENDUNG
Medizinische Verwendung als Diuretikum, zur Behandlung von Migräne, Kopf- und Rheumaschmerzen, Neuralgien, Depressionen. Homöopathisch wird eine Essenz aus der Rinde von ***Ilex verticillata* (L.) A. Gray** verwendet.

WIRKUNG
Stimulierend, anregend, durstlöschend, appetithemmend, schwach schmerzstillend. Nebenwirkungen bei langanhaltendem Gebrauch in hohen Dosen Nervosität, Schlaflosigkeit, Kreislaufbeschwerden.

 ORGANISATIONSTYP ▸ **Pflanze**
schmerzstillend; anregend

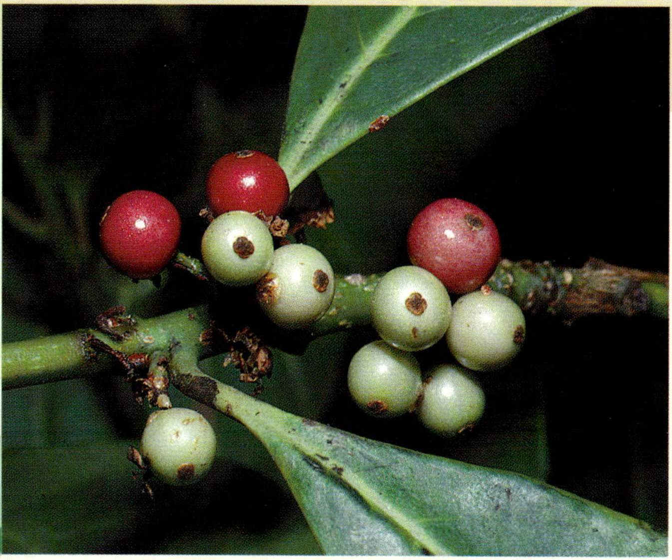

Ilex paraguariensis (Früchte)

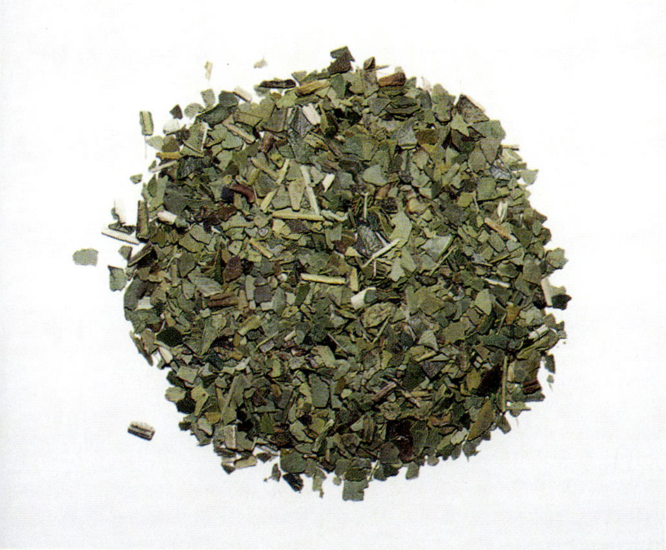

Folia Mate (Matetee; getrocknete und zerkleinerte Blattdroge)

Iochroma spp. Benth.

SYNONYM *Lycium*

Veilchenstrauch-Arten

FAMILIE *Solanaceae* Nachtschattengewächse

VOLKSTÜMLICHE NAMEN
Yasbaum; ***Iochroma gesneroides* (H.B.K.) Miers** (Kamsaáindianer): **Borrachera**; engl.: **Hummingbird´s Flower**, **Violet Bush**.

VERBREITUNG
Andine Höhenketten von Kolumbien und Ecuador (auf etwa 2 200 m Höhe).

BESCHREIBUNG
Gattung *Iochroma* mit 12 – 15 Arten. ***Iochroma fuchsioides* (Benth.) Miers**: Ausdauernder 3 – 4 m hoher Strauch mit verholzten Stämmen, Äste rötlich braun. Blätter lanzettförmig, bis zu 10 cm lang, hellgrün. Blüten in doldenförmigen Gruppen herabhängend, trompetenförmig, rot. Beerenfrüchte ca. 2 cm Ø, teilweise vom verwelkten Blütenkelch umschlossen; ***Iochroma cyaneum* (Lindl.) M. L. Green**, ***Iochroma grandiflorum* Benth.** usw.

BLÜTEZEIT
Juli – August.

VORKOMMEN
Subtropisch. Frostempfindlich.

DROGEN
Flores I., *Folia I.* (Blüten, Blätter). Mit Ausnahme der Wintermonate ganzjährige Blatternte. Die Blüten werden geerntet, sobald diese zu welken beginnen.

INHALTSSTOFFE
In *I. fuchioides* wurden keine Alkaloide nachgewiesen. Whitanolide. ***Iochroma coccineum* Scheidw.** enthält ebenfalls Whitanolide.

GESCHICHTE
Der psychoaktive Gebrauch von *I. fuchsioides* wurde 1942 von R. E. Schuldes im Sibundoytal (Kolumbien) entdeckt.

TRADITIONELLE VERWENDUNG
Zauberpflanze. Die getrockneten Blätter werden geraucht oder als Tee aufgebrüht (genaue Angaben zur Dosierung fehlen). Blätter und Blüten werden wahrscheinlich auch mit anderen Kräutern kombiniert geraucht. In Kolumbien werden Tees oder Abkochungen aus den frischen Blättern zubereitet. *I. fuchsioides* wird auch als **Ayahuasca**-Additiv verwendet. Volksheiler in Nordperu verwenden eine **contrahechizo** genannte *Iochroma*-Art als Additiv zu *Trichocereus pachanoi* (San-Pedro-Kaktus).

MEDIZINISCHE VERWENDUNG
Heilpflanze (ethnomedizinisch). Volksmedizinisch als Narkotikum in der Geburtshilfe (bei schwierigen Geburten), bei Verdauungsstörungen, Erbrechen und Durchfall.

WIRKUNG
Angeblich oft tagelang anhaltender Rausch oder Nachwirkungen (keine genaueren Angaben). Die Einnahme (von *I. fuchsioides*) soll Erbrechen und Durchfall auslösen. **Cave!**: Giftig (bzw. keine Angaben)!

ORGANISATIONSTYP ▸ Pflanze
angebliche Rauschwirkung; giftig!

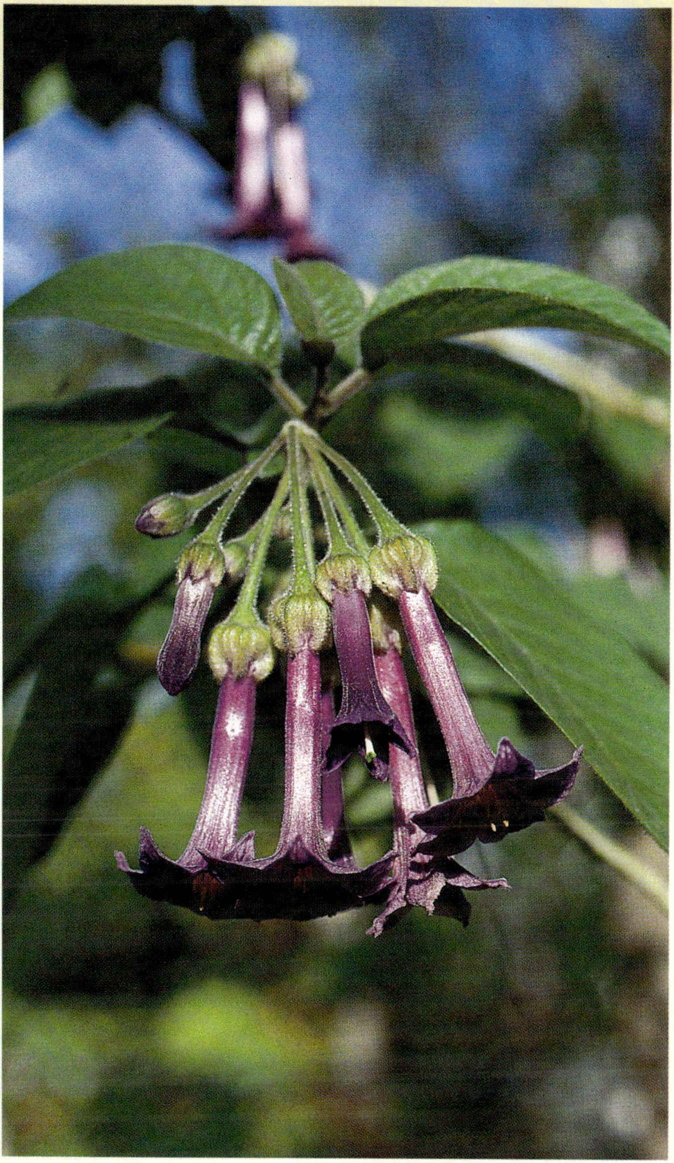

Iochroma grandiflorum (Blüte, Habitus)

Ipomoea purpurea L.

SYNONYM *Pharbitis purpurea* (L.) Voigt

Violette Trichterwinde

FAMILIE *Convolvulaceae* Windengewächse

VOLKSTÜMLICHE NAMEN
Prunkwinde, Purpurwinde, Trichterwinde; engl.: **Morning Glory**.

VERBREITUNG
Heimat südliches Mexiko (Oaxaca). Weit verbreitete Kulturpflanze.

BESCHREIBUNG
Einjährige, starkwachsende, frühblühende Schling- und Kletterpflanze, mit herzförmig zugespitztem Laubwerk, 2 – 3 m hoch. Blüten farbig (purpurrot, aber auch fast weiß, rosa, hellblau oder tiefviolett gefärbt), trichterförmig, bis zu 10 cm groß. Samen rundlich, 3 × 4 mm.

BLÜTEZEIT
Juni – Oktober.

VORKOMMEN
Nährstoffreiche, kalkhaltige Böden in vollsonniger, möglichst etwas geschützter Lage.

DROGEN
Semen Ipomoeae purpureae und auch *violaceae* (Trichterwindensamen). Stamm-Pflanzen: ***Ipomoea carnea*** **Jacq.**, ***Ipomoea crassicaulis*** **Robinson**, *I. purpurea*, ***Ipomoea violacea*** **L.** (**Prunkwinde**) u. a.

INHALTSSTOFFE
Als Hauptwirkstoff das von A. Hofmann aus den Windensamen isolierte Lysergsäureamid (Ergin), außerdem Ergometrin. Die meisten Studien haben allerdings die Abwesenheit von Alkaloiden ergeben. Lysergsäureamid wirkt in einer Dosis von 2 – 10 mg. Mehrere Windengewächse enthalten ebenfalls Mutterkornalkaloide (***Argyreia nervosa*** (**Holzrose**), ***Convolvulus tricolor*** (**Dreifarbige Winde**), ***Turbina corymbosa*** (**Ololiuqui**).

GESCHICHTE
Die Verwendung psychoaktiver Winden-Arten ist seit der späten Kolonialzeit dokumentiert.

TRADITIONELLE VERWENDUNG
In der Wahrsagerei, zur Krankenheilung oder bei magisch-religiös geprägten Ritualen verwendet. Im südlichen Mexiko als eines der wichtigsten Halluzinogene verehrt. 5 – 10 g der Samen werden gut gekaut und geschluckt oder gemahlen, 30 min in Wasser (aqua dest.) eingeweicht, danach abgeseit, der Auszug wird getrunken.

MEDIZINISCHE VERWENDUNG
Die Blätter von ***Ipomoea pes-caprae*** **(L.) R. Br.** werden volksmedizinisch bei Rheuma u. a. genutzt.

WIRKUNG
LSD-ähnliche Halluzinationen von ca. 6 h Dauer. Ergometrin-haltige Präparate dürfen nicht während der Schwangerschaft eingenommen werden (Abortivum). Im Handel erhältliche Samen sind häufig gebeizt, mit Fungiziden oder anderen chemischen Stoffen behandelt, typische Vergiftungserscheinungen sind Übelkeit mit Erbrechen und Durchfall. **Cave!**: Giftig!

 ORGANISATIONSTYP ▸ **Pflanze**
halluzinogen; abortiv; giftig!

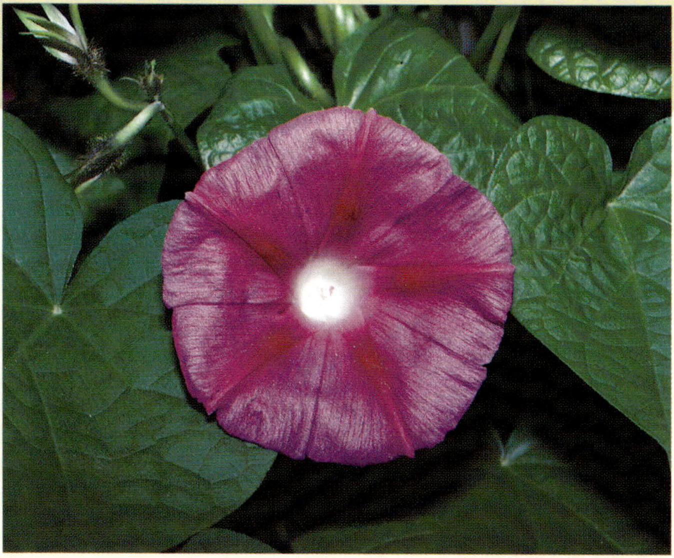

Ipomoea violacea (Blüte)

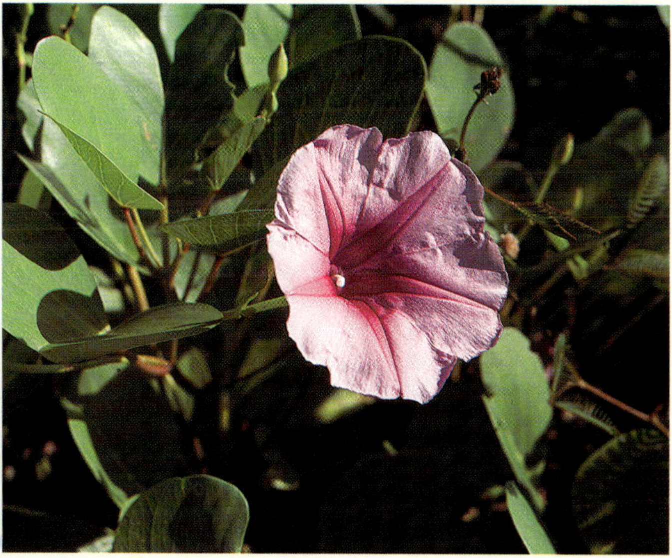

Ipomoea cairica (Blüte)

Juniperus communis L.

SYNONYM —

Gemeiner Wacholder

FAMILIE *Cupreesaceae* Zypressengewächse

VOLKSTÜMLICHE NAMEN
Heide-Wacholder, **Kranawitbaum**, **Machandelbaum**; engl.: **Juniper Tree**.

VERBREITUNG
Europa, Nordasien, Nordamerika.

BESCHREIBUNG
Aufrechter Baum oder Strauch, meist säulenartiger Wuchs, mehrjährig, zweihäusig, mit grauer Rinde und leichtem, faserigem Holz von balsamartigem Geruch. Blätter spitz, grau-bereift, nadelig, gerade, steif abstehend, 6 – 21 mm lang, unterseits stumpf gekielt. Beerenfrüchte (beerenartige Zapfen), kugelig, im ersten Jahr grün, nach der Reife im zweiten Jahr violettblau bis schwarz.

BLÜTEZEIT
April – Juni.

VORKOMMEN
Heiden, Nadelwälder (Kiefernwälder), Magerweiden. Warme, trockene, sandige und felsige Standorte.

DROGEN
Fructus Juniperi (Wacholderbeeren) und *Lignum Juniperi* (Wacholderholz). Stamm-Pflanzen: ***Juniperus chinensis***, *J. communis*, ***Juniperus recurva*** (**Hochgebirgswacholder**), ***Juniperus sabina*** (**Sadebaum**).

INHALTSSTOFFE
Ätherisches Öl (40 – 70 %), mit α- und β-Pinen, Limonen, Caryophyllen, Campher, Sabinen, Thujon, außerdem Harz, Bitter- und Gerbstoffe, Quercitrin, organische Säuren u. a. Substanzen.

GESCHICHTE
In der Antike wurde Wacholderholz für kultische und medizinische Räucherungen gebraucht.

TRADITIONELLE VERWENDUNG
Heil- und Gewürzpflanze, Räuchermittel. Zweige wurden zum Schutz vor Dämonen an den Häusern angebracht. Zur Herstellung von Wacholderschnäpsen. Die Beeren werden in geringen Mengen eingenommen (4 – 8 Beeren täglich).

MEDIZINISCHE VERWENDUNG
Einreibungen mit Wacholderspiritus zur Durchblutungsförderung.

WIRKUNG
Harn- und schweißtreibend, Wacholderbeeren wirken magenstärkend und blähungstreibend, die Droge enthält ein stark nierenreizendes, ätherisches Öl. *J. recurva* wirkt stimulierend, mit einem Gefühl geistiger Klarheit, das gelegentlich in Schläfrigkeit, Schlaf oder Depressionen übergeht. Benommenheit, Magenbeschwerden, Mattigkeit, Depressionen, verminderte Herzleistung, Nierenschädigung, Bewusstlosigkeit, Tod durch Atemlähmung. *Juniperus*-Zubereitungen dürfen nicht bei Nierenerkrankungen und während der Schwangerschaft eingenommen werden. **Cave!**: Giftig!

ORGANISATIONSTYP ▸ **Pflanze psychoaktiv; giftig!**

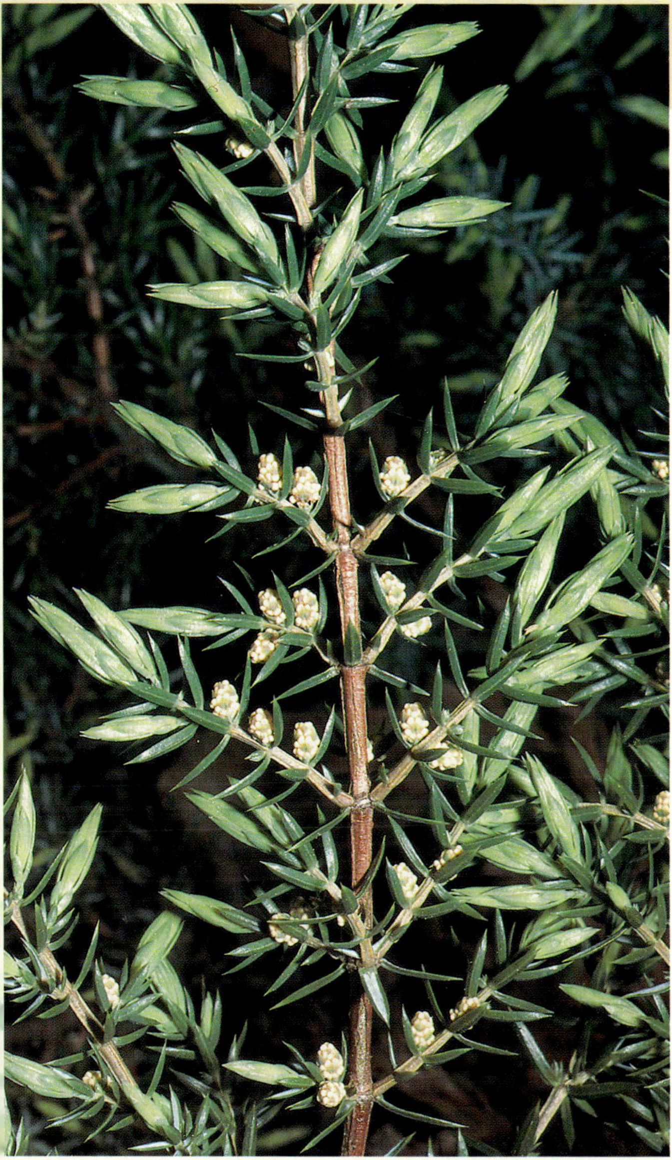

Juniperus communis (Blüten)

Kaempferia galanga L.

SYNONYM *Kempferia galanga*

Galanga

FAMILIE *Zingiberaceae* Ingwergewächse

VOLKSTÜMLICHE NAMEN
Thai-Ingwer; **Galanga**, **Maraba**; engl.: **Resurrection Lily**.

VERBREITUNG
Afrika, Südostasien.

BESCHREIBUNG
Blüten weiß, kurzlebig bis etwa 2,5 cm breit, vereinzelt in der Blattmitte erscheinend.

BLÜTEZEIT
Juni – Juli.

VORKOMMEN
Regenwälder tropischer Zonen.

DROGEN
Rhizoma Kaemferiae galangae (Galangawurzel, Kampferwurzel, Marabawurzel), der stark aromatische, wohlriechende Wurzelstock (meist in pulverisierter Form).

INHALTSSTOFFE
Der Wurzelstock besitzt einen hohen Gehalt an ätherischen Ölen, von denen vermutlich einzelne Komponenten für die halluzinogene Wirkung verantwortlich sind, sonst ist wenig über die chemischen Bestandteile der Pflanze bekannt.

GESCHICHTE
In seinem gesamten Verbreitungsgebiet (seit langem) als Gewürz (für Reisgerichte) verwendet.

TRADITIONELLE VERWENDUNG
Gewürz-, Heilpflanze. Es gibt Hinweise auf eine Verwendung von *K. galanga* als Halluzinogen (ähnlich wie ***Homalomena*-Arten**) in Neuguinea: aus der Wurzel wird ein Trank mit halluzinogener, euphorisierender und aphrodisierender Wirkung zubereitet. In Malaysia einem aus *Antiaris toxicaria* hergestellten Pfeilgift beigefügt. Die Wurzeln werden gekaut und geschluckt, der Geschmack macht eine Einnahme als Tee beinahe unmöglich. In Japan dient die Wurzel als Zutat zu **Räucherwerk**.

MEDIZINISCHE VERWENDUNG
In der Eingeborenenmedizin als schleimlösendes Mittel, gegen Blähungen, ein Tee aus den Blättern bei Schwellungen, Rheumatismus, Halsschmerzen, Augenentzündungen. In der indonesischen Kräutermedizin als Zutat diverser Jamu-Zubereitungen (Kräutertrünke zur Erhaltung der Gesundheit, Verjüngung und zur Kräftigung der Sexualorgane). Die Wurzel wird stimulierenden, lebensverlängernden und aphrodisierenden Pulvern beigemischt.

WIRKUNG
Stark stimulierend, evtl. halluzinogen. Bereits kurz nach Einnahme kleinerer Mengen (2 – 3 gehäufte Tl) sind Wirkungen spürbar, Gedankenklarheit, Veränderungen der optischen Wahrnehmung. Größere Mengen sollen in Neuguinea als Halluzinogen gebraucht werden. Nebenwirkungen sind (anscheinend) nicht bekannt.

 ORGANISATIONSTYP ▸ **Pflanze**
stimulierend; eventuell halluzinogen

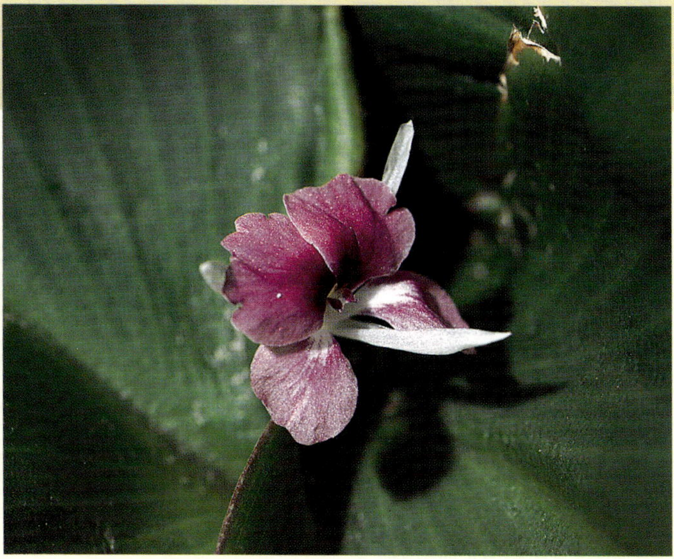

Kaempferia galanga (Blüte, Habitus)

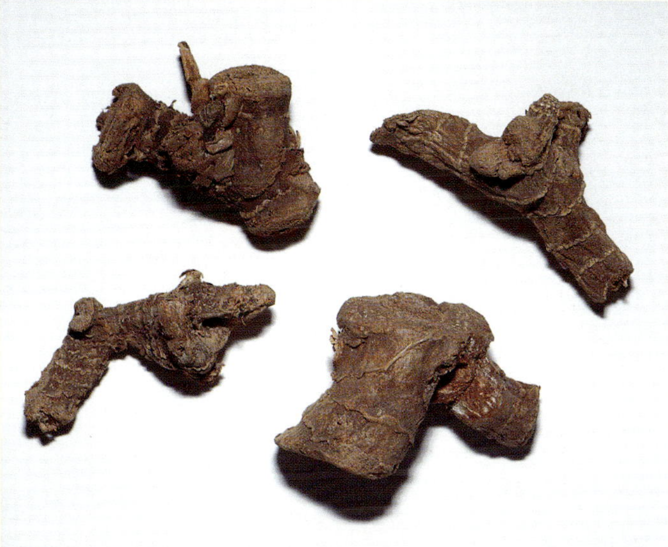

Rhizoma Kaempferiae galangae (Galanga-Wurzel)

Lactuca virosa L.

SYNONYM *Lactuca agrestis, Lactuca sylvestris*

Giftlattich

FAMILIE *Asteraceae* Korbblütler

VOLKSTÜMLICHE NAMEN
Giftlattich, **Giftsalat**, **Stinksalat**, **Totenkraut**, **Wilder Lattich**; engl.: **Prickly Lettuce**, **Wild Lettuce**.

VERBREITUNG
Europa, Nordamerika.

BESCHREIBUNG
Ein- bis zweijährige Pflanze, bis 2 m hoch. Stängel oben rispig verzweigt. Blätter waagerecht stehend, gezackt. Blüten in Ähren stehend, hellgelb, bis 2 cm groß. Frucht schwarz, kahl, schmal berandet. Hüllblätter grün mit weißlichem Rand. Pflanze mit auffälligem, unangenehmem Geruch.

BLÜTEZEIT
Juli – September.

VORKOMMEN
Sonnige, steinige Hänge, auf Schuttplätzen.

DROGEN
Herba (Giftlattichkraut). *Lactucarium* (*Lactucarium germannicum*; *Latex*; in den 70er Jahren des 20. Jahrhunderts wurde *Lactucarium* in den USA unter Bezeichnungen wie *Lettuce Opium*, *Lettucene* oder *L´opium* in diversen Szene-Magazinen angeboten), der eingetrocknete Milchsaft. Häufig wurde falsches *Lactucarium* aus dem **Kopfsalat** (***Lactuca sativa* L.**) gehandelt.

INHALTSSTOFFE
Lactucin, Lactupicrin, Lactucerol. *L. sativa* soll ebenfalls sedierende Alkaloide enthalten.

GESCHICHTE
Auf ägyptischen Grabmalereien (ca. 4 500 v. Chr.) ist anscheinend eine Lattich-Art dargestellt. In der Antike hatte der Giftlattich rituelle und medizinische Bedeutung.

TRADITIONELLE VERWENDUNG
Arzneipflanze, Rauschmittel. Der Saft der Pflanze wird durch Entsaften gewonnen und getrunken. Meist wird der obere Teil der Pflanze abgeschnitten und der austretende Milchsaft aufgefangen, dieser wird anschließend eingetrocknet und (in der Pfeife) geraucht. Auch wird die ganze Pflanze getrocknet und geraucht. Als größte Einzeldosis werden 0,3 g, als maximale Tagesdosis 1 g angegeben.

MEDIZINISCHE VERWENDUNG
Lange Zeit als Arzneimittel (**Opium**-Ersatz) verwendet. Homöopathisch u. a. bei Schlaflosigkeit und Reizhusten. Aphrodisiakum.

WIRKUNG
Unzuverlässig. Der eingetrocknte Milchsaft wirkt beruhigend auf das Zentralnervensystem, leicht euphorisierend, schmerzstillend, beruhigend, schlafFördernd und trauminduzierend und hustenstillend. Vergiftungen und Fälle von Abhängigkeit sind nicht dokumentiert. Bei Überdosierung z. T. unangenehme Nebenwirkungen wie Schweißausbrüche, Herzbeschleunigung, Kopfschmerzen. **Cave!**: (Möglicherweise) giftig!

 ORGANISATIONSTYP ▸ **Pflanze**
evtl. giftig! (keine genauen Angaben)

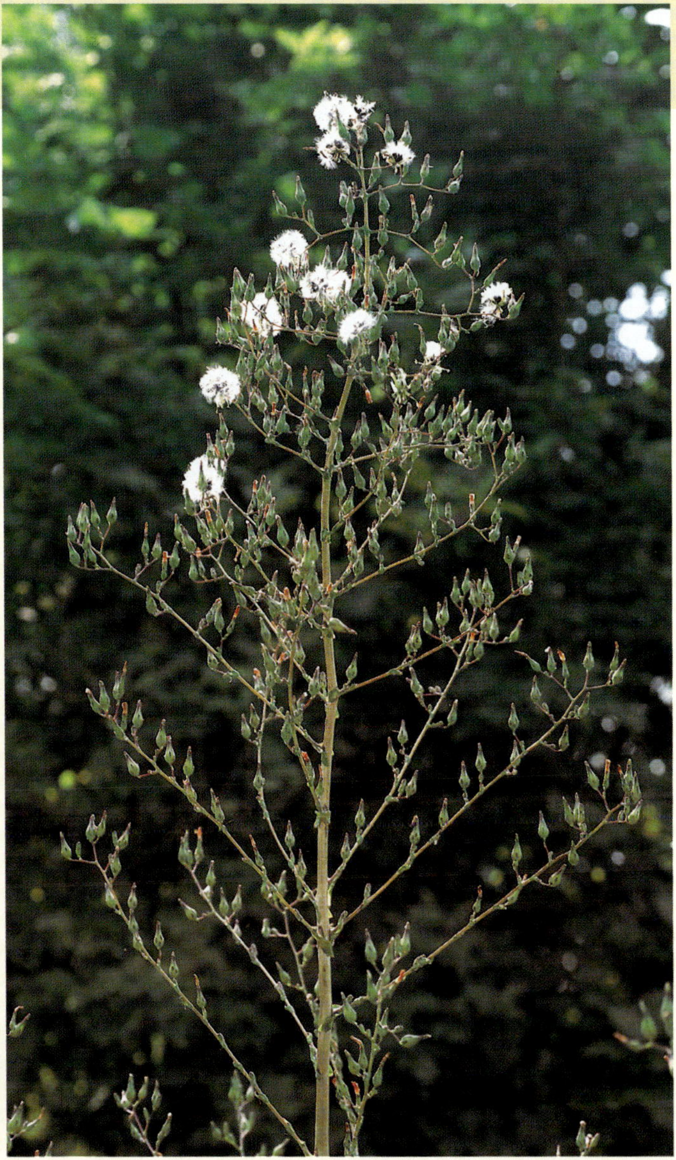

Lactuca virosa (Blütenstand, Habitus)

Laurus nobilis L.

SYNONYM —

Lorbeerbaum

FAMILIE *Lauraceae* Lorbeergewächse

VOLKSTÜMLICHE NAMEN
Lorbeer, **Lorbeerbaum**; engl.: **Bay Tree**, **Sweet Bay**.

VERBREITUNG
Heimat Mittelmeerregion.

BESCHREIBUNG
Strauch oder Baum, bis 10 m hoch. Blätter lederig, dunkelgrün, kurzgestielt, wechselständig, lanzettlich, zugespitzt, am Rand gewellt. Blüten weiß, zweihäusig, in kurzgestielten Blütenständen. Früchte tiefschwarz, eiförmig.

BLÜTEZEIT
April – Mai.

VORKOMMEN
Sonnige, warme Küstenregionen. Kübelpflanze.

DROGEN
Fructus Lauri nobilis, Lauri fructus (Lorbeeren). *Folia L. nobilis, Lauri folium* (Lorbeerblätter). *Oleum L. nobilis, Lauri oleum* (Lobeeröl).

INHALTSSTOFFE
Die Blätter enthalten 1 – 3 %, die Früchte 1 – 4 % ätherisches Öl, bestehend aus Cineol, Eugenol, Geraniol, Linlool, Pinen, Phellandren, Sesquiterpenen (u. a. Costunolid, Eremanthin und Laurenobiolid), Terpineol, Bitterstoffen, außerdem fettes Öl, Stärke, Zucker, Glyceride und Myricilalkohol.

GESCHICHTE
Bereits in mesopotamischen Kulturen als kultisches und magisches Räuchermittel von Bedeutung. In Griechenland dem Gott Apollon geweiht.

TRADITIONELLE VERWENDUNG
Lorbeerblätter und -samen wurden (im antiken Griechenland) gekaut und geräuchert, um Hellsichtigkeit zu erlangen und Wahrsagen zu können, auch dem **Wein** beigefügt. Im antiken Rom ähnlich verwendet. Opfergaben wurden immer mit Lorbeer und Wacholder (*Juniperus*-Arten) verbrannt. Die Blätter von ***Umbellularia californica* (Hook et Arn.) Nutt. (Kalifornischer Lorbeer**) werden als Ersatz für Lorbeerblätter gebraucht.

MEDIZINISCHE VERWENDUNG
Lorbeeröl als Hausmittel gegen rheumatische Beschwerden Lipom u. a. Krankheiten. Homöopathisch bei Dysmenorrhoe (schmerzhafte Menstruation), Amenorrhoe (Fehlen oder Ausbleiben der Menstruation) und Schwangerschaftsbeschwerden.

WIRKUNG
Der Pflanzensaft hat durchblutungsfördernde, stimulierende und antiseptische Eigenschaften. Lorbeeröl wirkt hautreizend und sensibilisierend, allergieinduzierend. Der Rauch wirkt scheinbar psychoaktiv. In antiken Quellen werden dem Lorbeer stark psychoaktive Eigenschaften zugeschrieben. **Cave!**: Schwach giftig.

ORGANISATIONSTYP ▸ **Pflanze**
psychoaktiv; schwach giftig

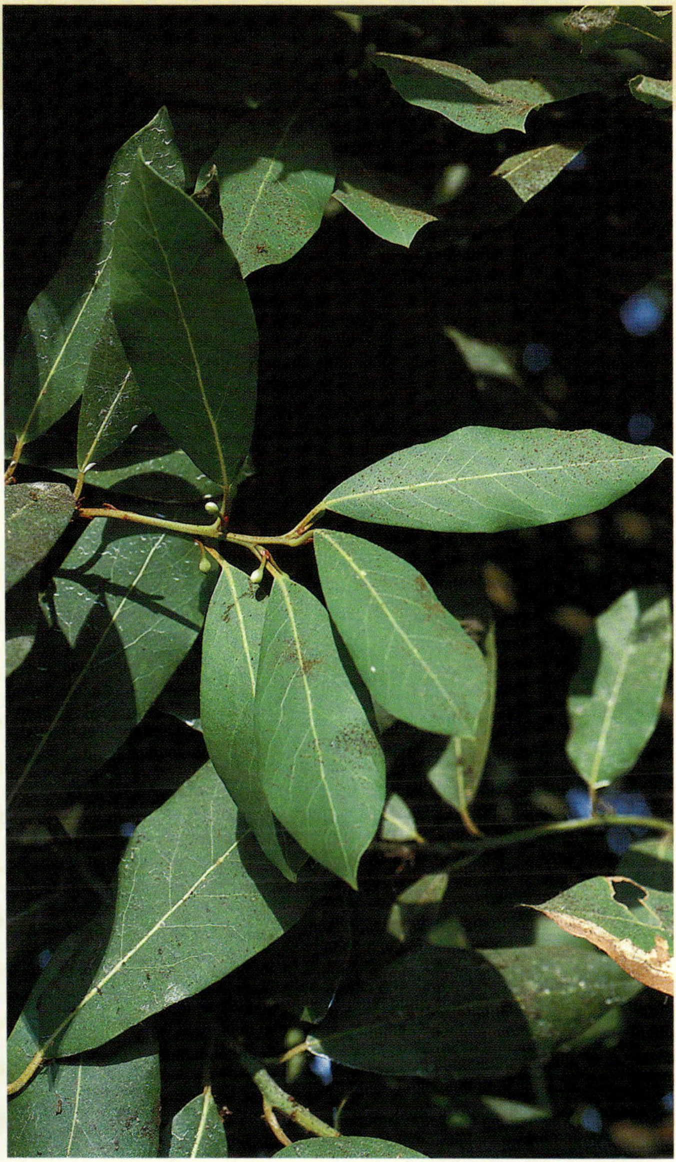

Laurus nobilis (Habitus, Blätter)

Ledum palustre L.

SYNONYM *Ledum groenlandicum* OED., *Rhododendron*

Sumpfporst

FAMILIE *Ericaceae* Heidekrautgewächse

VOLKSTÜMLICHE NAMEN
Brauerkraut, **Gruut**, **Hartheide**, **Rausch**, **Wilder Rosmarin**, **Zeitheide**; engl.: **Marsh Tea**, **Wild Rosemary**.

VERBREITUNG
Nordeuropa, im Alpengebiet, Mittel- und Nordasien (Sibirien) und Japan.

BESCHREIBUNG
Ausdauernder Strauch mit aufrecht stehenden Zweigen, bis 1,5 m hoch. Blätter immergrün, ganzrandig lineal. Blüten weiß, in reichblütigen Dolden. 10 Staubblätter. Pflanze stark duftend.

BLÜTEZEIT
Mai – Juni.

VORKOMMEN
Hochmoore, Birken- und Kiefernbruchwälder (gesellig).

DROGEN
Folia Ledi palustris bzw. *Herba Ledi palustris* und *Radix Ledi palustris*, *Ledi palustris folium* bzw. *herba*, *radix* (Sumpfporstblätter, -kraut und -wurzel).

INHALTSSTOFFE
Alle Pflanzenteile enthalten ätherisches Öl (bis 2,5 %), Ledol, Palustrol, Carvacrol, Thymol, Mycren, Quercetin, Hyperosid, Arbutin, Fraxin, Esculin.

GESCHICHTE
PLINIUS erwähnt ein betäubendes, **Ledum** genanntes Gewächs.

TRADITIONELLE VERWENDUNG
Heil-, Zauberpflanze. Von den Germanen als Bitterwürze des Bieres verwendet (neben Bilsenkraut *Hyoscyamus niger* und Stechapfel *Datura stramonium* wichtigster psychoaktiver Zusatz germanischer **Biere**). Solches „Grutbier" wirkt stark berauschend und kann Tobsucht und Delirien auslösen. In Sibirien als Heilpflanze und Insektenschutzmittel. Schamanen der Tungusen und Giljaken benutzen Sumpfporst neben Wacholder (*Juniperus*-Arten) zur Erzeugung schamanischer Trance, für Weissagungen, Prophezeiungen, zur Krankenheilung. Der Rauch wird eingeatmet oder die Wurzel ausgekaut.

MEDIZINISCHE VERWENDUNG
Volksmedizinisch bei Keuchhusten (innerlich oder als Räucherung), Knochen- und Gelenkschmerzen. Ainu-Schamanen stellen aus dem Kraut einen Tee zur Behandlung von Menstruationsbeschwerden her. Homöopathisch bei Rheuma, Ischias, Quetschungen usw.

WIRKUNG
Das Öl wirkt psychoaktiv, berauschend (rauschartige Zustände) und narkotisch, höhere Dosen mit toxischer Wirkung auf den Magen-Darm-Trakt, abortiv. Ledol wirkt lokal stark reizend, innerlich zentral erregend. Das isolierte Öl zeigt stark anästhesierende Wirkung. **Cave!**: Giftig!

 ORGANISATIONSTYP ▸ Pflanze
berauschend; narkotisierend; giftig!

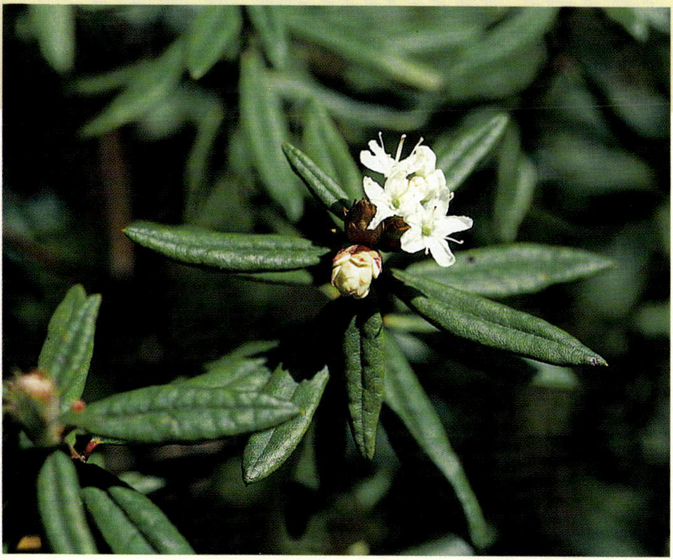

Ledum palustre (Blüte)

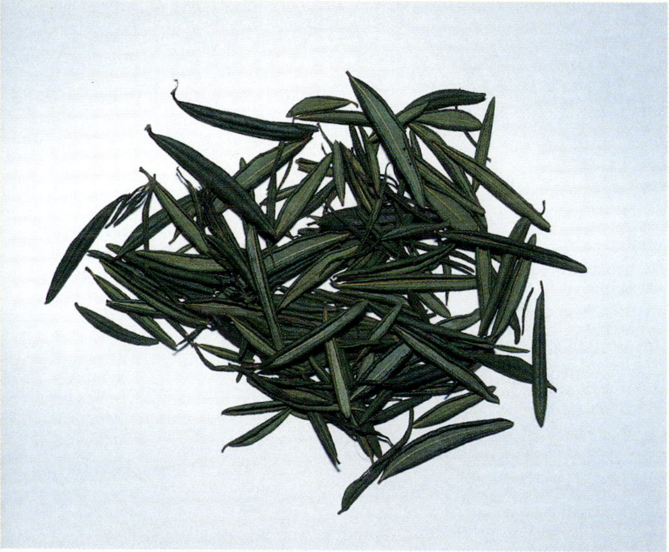

Folia Ledi palustris (Sumpfporstblätter; getrocknete Blattdroge)

Leonotis leonurus (L.) R. Br.

SYNONYM —

Wolfstrappkraut

FAMILIE *Lamiaaceae* Lippenblütler

VOLKSTÜMLICHE NAMEN
Löwenohr, **Löwenschwanz**; **dacha**, **daggha**, **Wild Dagga** Wilder Hanf (Afrika); engl.: **Lion´s Ear**, **Lion´s Tail**.

VERBREITUNG
Heimat Sibirien und Mittelasien. In Europa als Zierpflanze.

BESCHREIBUNG
Ausdauernde Pflanze, bis 150 cm hoch. Stängel kantig, weißfilzig behaart. Blätter handförmig geteilt, rundlich, bis 6 cm lang, oberseits dunkelgrün, unterseits weißbefilzt. Blütenstände mit gelben bis orangenen, wollig behaarten Blüten.

BLÜTEZEIT
September – November.

VORKOMMEN
Sonnige Standorte.

DROGEN
Folia L. (Löwenschwanzblätter), *Flores L.* (Löwenschwanzblüten), das blühende Kraut. Das dunkelgrüne, aus den Blättern extrahierte oder von diesen abgekratzte Harz. Das Kraut schmeckt bitter. Geruch kaum wahrnehmbar.

INHALTSSTOFFE
Bitterstoff, ätherisches Öl, Gerbstoff. ***Leonotis nepetaefolia* (L.) R. Br.** enthält in Blättern und Blüten gebundene Öle, Bitterstoffe, Diterpene, Cumarine und Harze.

GESCHICHTE
L. leonurus wird möglicherweise den als **Kanna** (*Mesembryanthemum*-Arten, *Sceletium tortuosum*, vgl. S. 142) bezeichneten Rauschmittelgewächsen zugerechnet (unzureichende Angaben).

TRADITIONELLE VERWENDUNG
Marihuana-Ersatz (in Mexiko wird die Pflanze **flor de mundo** Weltenblume oder **mota** – bezeichnet normalerweise **Marihuana** – genannt). Die harzigen Blätter oder das von den Blättern gekratzte oder extrahierte Harz wird pur, zusammen mit Tabak (*Nicotiana tabacum*) oder anderen rauchbaren Zubereitungen vermischt geraucht. Die südafrikanischen Hottentotten und Buschleute rauchen die Knospen und die klebrigen, aromatischen Blätter zur Berauschung. In Südafrika soll ***Leonotis ovata*** ebenfalls als Rauschmittel geraucht werden.

MEDIZINISCHE VERWENDUNG
Medizinisch bei Rheuma, Gicht und Wassersucht. *L. nepetaefolia* volksmedizinisch bei Menstruationsbeschwerden und als Abführmittel.

WIRKUNG
Wassertreibend, krampflösend, euphorisierend, berauschend, angeblich halluzinogen. Der bitter schmeckende Rauch der Blütenstände von *L. nepetaefolia* hat anscheinend leicht psychoaktive Wirkung. Extrakt mit antispasmodischer Wirkung, scheint Acetylcholin und Histamin zu hemmen.

 ORGANISATIONSTYP ▸ **Pflanze**
euphorisierend; berauschend

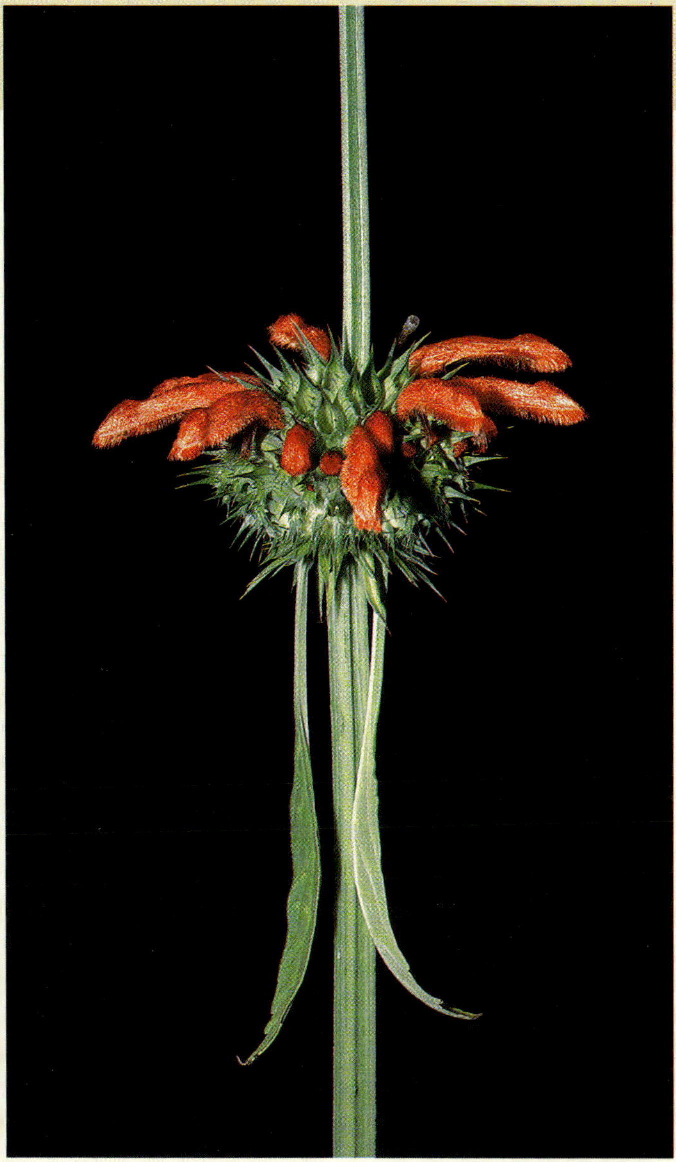

Leonotis leonurus (Blüte)

Leonurus sibiricus L.

SYNONYM *Leonurus artemisia*

Sibirisches Herzgespann

FAMILIE *Lamiaceae* Lippenblütler

VOLKSTÜMLICHE NAMEN
Chinesischer Löwenschwanz; sp.: **Marihuanilla**; chin.: **I-mu-tsao**; engl.: **Siberian Motherwort**.

VERBREITUNG
Sibirien, China, Korea, Japan, Vietnam, Südostasien, verwildert in Brasilien und Mexiko.

BESCHREIBUNG
Mehrjähriges Kraut, Stängel aufrecht, meist einstängelig, teilweise über 2 m hoch, verästelt. Blätter fein gefiedert, dunkelgrün. Blütenähren violett, an den Astspitzen.

BLÜTEZEIT
Juni – Oktober.

VORKOMMEN
In frostfreien Regionen.

DROGEN
Herba Leonuri (Herzgespannkraut), das blühende Kraut bzw. *Folia Leonuri* (Herzgespannblätter), die getrockneten Blätter. *Radix Leonuri* (Herzgespannwurzel).

INHALTSSTOFFE
Die Pflanze enthält das Flavonglykosid Rutin (0,1 %). Das Kraut enthält das Alkaloid Leonurin (0,02 – 0,04 %). Die Samen enthalten das Alkaloid Leonuridin. L-Stachydrin, glykosidische Bitterstoffe, Syringasäure, Rosmarinsäure u. a. Im ätherischen Öl Diterpene (Leosibiricin, Leosiberin, Isoleosiberin) mit möglicherweise psychoaktiven Eigenschaften.

GESCHICHTE
Unter der Bezeichnung **t´uei** bereits im altchinesischen „Buch der Lieder" (ca. 1 000 – 500 v. Chr.) erwähnt.

TRADITIONELLE VERWENDUNG
Die getrockneten Blätter werden als **Marihuana**-Substitut geraucht (für einen Joint werden etwa 1 – 2 g der getrockneten Blätter verwendet).

MEDIZINISCHE VERWENDUNG
Das getrocknete Kraut wird in der traditionellen chinesischen Medizin u. a. bei Potenzstörungen, Menstruationsbeschwerden, Nachgeburtsblutungen und als Diuretikum verwendet. In Südmexiko wird zur Behandlung von Frauenleiden ein Tee aus der Wurzel getrunken.

WIRKUNG
In der Literatur wird die Wirkung gelegentlich als (unspektakulär) schwach narkotisierend (*Cannabis*-ähnlich) beschrieben. Angeblich lässt sich die Wirkung durch *Cannabis*-Produkte synergistisch potenzieren (wobei die *Cannabis*-Wirkung dann wohl dominieren dürfte). Im Tierversuch zeigte ein Extrakt aus ***Leonurus cardiaca* L. ssp. *villosus* (Desf. ex Urv.) Hyl.** eindeutig sedative und narkotische Wirkungen. **Cave!**: Ungiftig(?) bis schwach giftig (im Tierversuch führten selbst sehr hohe Dosen nicht zum Tod der Versuchstiere).

ORGANISATIONSTYP ▸ Pflanze
narkotisierend; ungiftig bis schwach gi

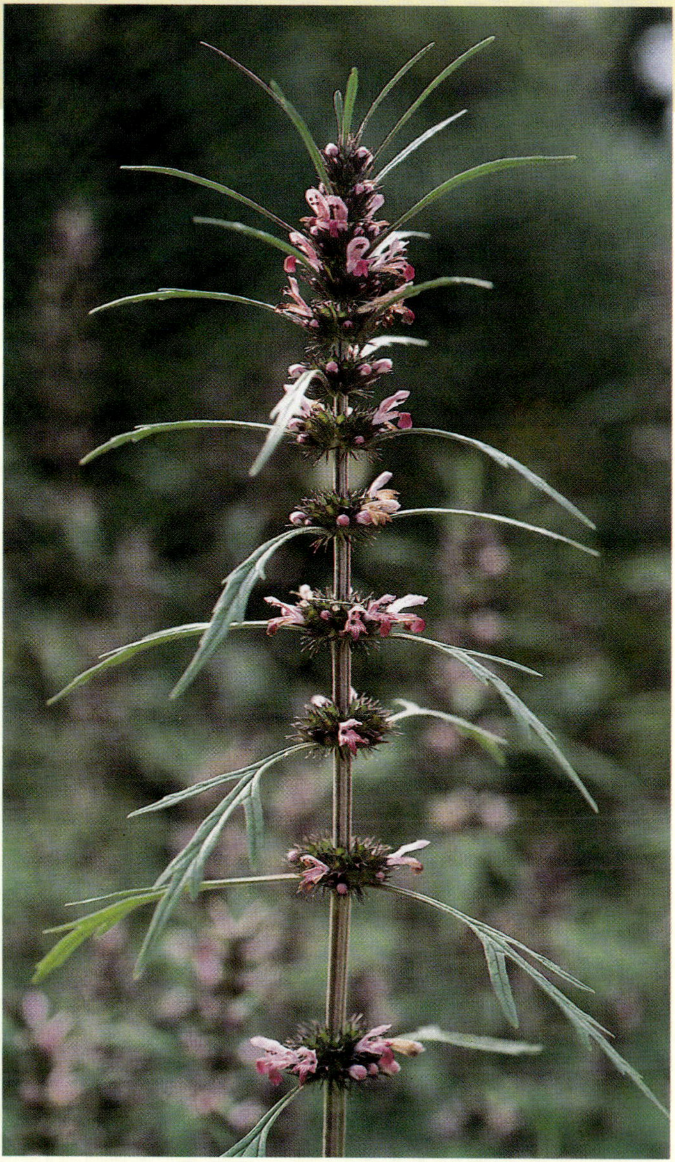

Leonurus sibiricus (Blüte, Habitus)

Lobelia inflata L.

SYNONYM —

Aufgeblasene Lobelie

FAMILIE *Lobeliaceae* Lobeliengewächse

VOLKSTÜMLICHE NAMEN
Indianer-Tabak; engl.: **Pukeweed** Kotzkraut, **Indian Tobacco**.

VERBREITUNG
Nordamerika, in Europa angepflanzt.

BESCHREIBUNG
Einjähriges Kraut, bis 60 cm hoch. Blätter elliptisch bis oval. Blüten blassviolett. Fruchtkapsel aufgeblasen. Als weitere giftige Arten: ***Lobelia dortmanna* L.**, ***Lobelia tupa* L.** (**Tupa** Fleck, Punkt; **Tabaco del diablo** Teufelstabak).

BLÜTEZEIT
Juli – August.

VORKOMMEN
Halbschattige Standorte. Kalkhaltige Böden.

DROGEN
Herba Lobeliae (*inflatae*), *Lobelia herba* (Lobelienkraut), die gegen Ende der Blütezeit gesammelten oberirdischen Pflanzenteile. Das Kraut schmeckt unangenehm scharf, tabakähnlich. Stamm-Pflanzen: ***Lobelia excelsa***, *L. inflata*, ***Lobelia polyphylla***, *L. tupa* u. a.

INHALTSSTOFFE
Piperidin-Alkaloide (Gesamtgehalt 0,2 – 0,6 %), Hauptalkaloid L-Lobelin, 14 weitere Lobelia-Alkaloide sind bekannt, diese sind in folgende Gruppen geordnet: 1. Lobelingruppe (mit Lobelin, Lobelanin, Lobelanidin und Nor-Verbindungen), 2. Lelobingruppe und 3. Lobiningruppe (mit Isolobinin u. a.). Der Lobelin-Gehalt kultivierter Pflanzen ist höher als bei wildwachsenden Pflanzen.

GESCHICHTE
Indianische Zauberpflanze (nur wenige, unzureichende Angaben).

TRADITIONELLE VERWENDUNG
Tabakersatz, Rauschmittel, Heilpflanze. Blätter, Stängel und Samen werden geraucht oder als Tee (1 Tl pro 0,5 l Wasser) eingenommen. Bestandteil des **Kinnickinnick** u. a. Rauchmischungen. Über eine mögliche rituelle Verwendung von *L. tupa* für psychoaktive Zwecke liegen keine Angaben vor.

MEDIZINISCHE VERWENDUNG
Die Mapuche verwenden ***Lobelia salicifolia* Sweet** als Heilmittel bei Grippe (der Milchsaft soll starke Entzündungen der Augen und des Verdauungstraktes herbeiführen).

WIRKUNG
Milde **Marihuana**-ähnliche Wirkung (eindeutig psychoaktiv). Niedrige Dosen des Tees wirken stimulierend, größere Dosen beruhigend, hohe Dosen betäubend. *Herba Lobeliae* und Lobelin erregen die Atmung, bei höheren Dosen Bradykardie, Blutdrucksenkung, Herzarythmien. Vergiftungen mit Übelkeit, Erbrechen, Kopfschmerzen, Kreislaufstörungen, Krampfanfällen, Tod durch Atemlähmung. **Cave!**: Stark giftig!

ORGANISATIONSTYP ▸ **Pflanze**
betäubend; stark giftig!

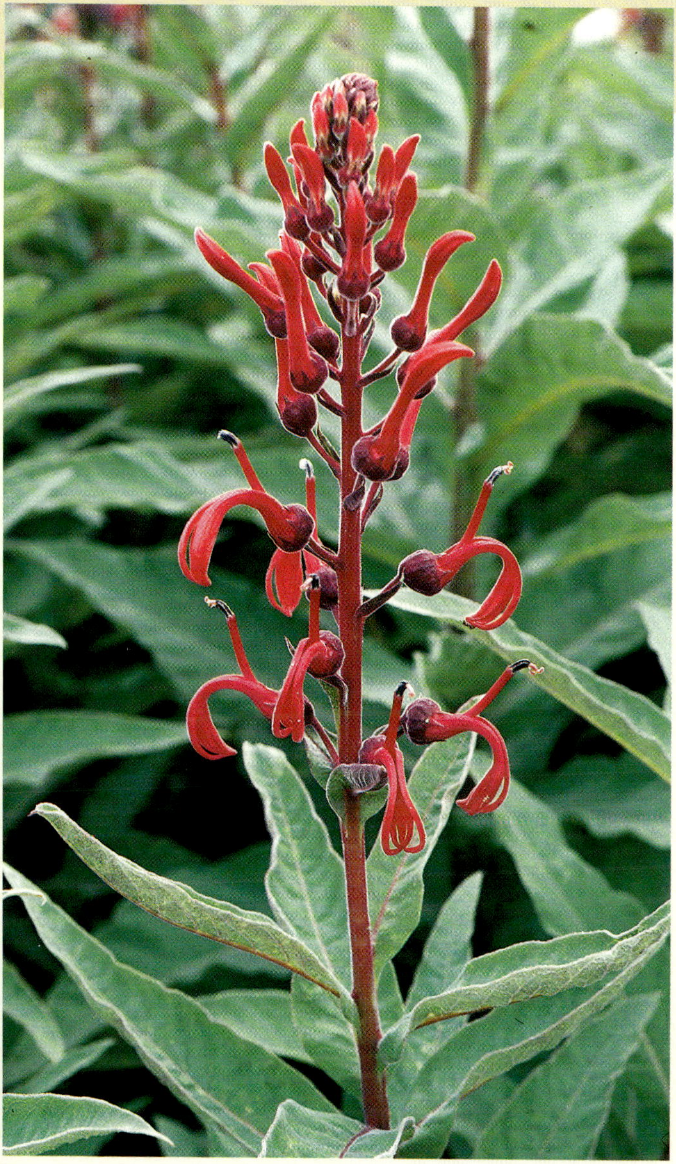

Lobelia tupa (Blüte, Habitus)

Lolium temulentum L.

SYNONYM *Lolium maximum* WILLD.

Taumellolch

FAMILIE *Poaceae* Süßgräser

VOLKSTÜMLICHE NAMEN
Schwindelhafer, **Lokis Hafer**, **Tollkorn**, **Schlafkorn**; engl.: **Bearded Darnel**.

VERBREITUNG
Europa, Asien, Nordafrika, in Mitteleuropa zerstreut.

BESCHREIBUNG
Einjährige Pflanze, 30 – 100 cm hoch. Blätter schmal, oben rau, unten glatt. Hüllspelzen 15 bis 30 mm lang, rau, 7- oder 9nervig. Deckspelzen meist begrannt. Ährchen einzeln an der Hauptachse. Ähre 20 cm oder länger, locker. Blattschneiden rau. Frucht länglich, braun.

BLÜTEZEIT
Juni – August.

VORKOMMEN
Getreidefelder, Wegränder, Ödland.

DROGEN
Fructus Lolii temulenti, *Lolii temulenti fructus* (Taumellochfrucht).

INHALTSSTOFFE
Hauptsächlich die Pyridinbase Temulin (syn. Loliin; 0 – 0,06 %). Ungeklärt ist, ob die Alkaloide von der Pflanze selbst oder dem Pilz ***Endoconidium temulentum*** **PRILL et DEL.** gebildet werden.

GESCHICHTE
Anhand von Grabungen in Europa wurde bereits in steinzeitlichen Ablagerungen Taumellolch nachgewiesen und im alten Ägypten (Kulturbegleiter) bekannt. Früher traten Massenvergiftungen durch Lolchfrüchte im Getreide auf (ähnlich den Mutterkornepedemien durch *Claviceps purpurea*). Häufig Vergiftungen durch mehrere Kilogramm der Pflanzen und Früchte bei Tieren (Pferde, Schweine, Geflügel, Wiederkäuer weniger) mit Taumeln, Ataxie, Lähmungen, unterbrochen von Krämpfen, selten Todesfälle.

TRADITIONELLE VERWENDUNG
Vermutlich wurde der Taumellolch auf den Kanarischen Inseln als Rauschmittel genutzt. Die Gallier sollen die Pflanze zur Bierherstellung verwendet haben.

MEDIZINISCHE VERWENDUNG
Volksmedizinisch als Beruhigungsmittel und Abortivum. In der Homöopathie bei rheumatischen Beschwerden, Magenschmerzen, Schwindel und Zittern.

WIRKUNG
Rauschwirkung, Taumeln, Kopfschmerzen, Beeinträchtigung des Denkvermögens, Sehstörungen, heftiges Erbrechen, Koliken, Schläfrigkeit, motorische Lähmungen, Tod durch Atemlähmung. Tödliche Vergiftungen selten. Zentrale Störungen oft tagelang anhaltend. Wichtiger und potenter Erreger der Graspollenallergie. **Cave!**: (Tödlich) giftig!

ORGANISATIONSTYP ▸ **Pflanze**
evtl. berauschend; (tödlich) giftig!

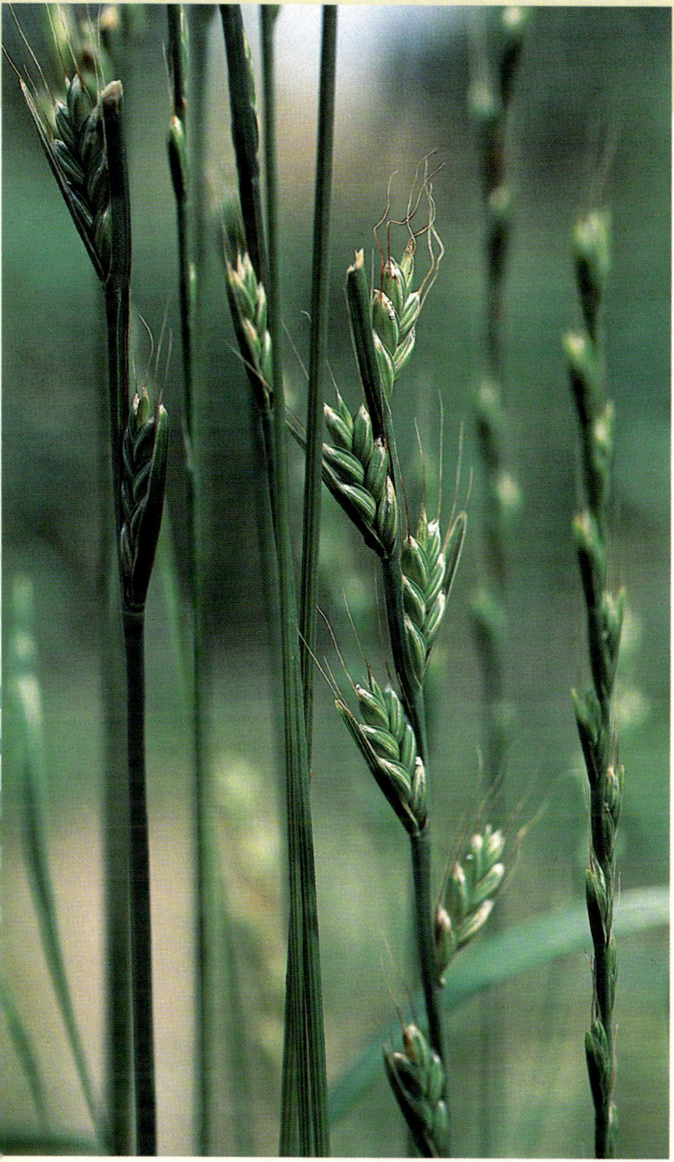

Lolium temulentum (Blüte, Habitus)

Lophophora williamsii COULT.

SYNONYM *Anhalonium lewinii* HENNINGS

Peyotekaktus

FAMILIE *Cactaceae* Kakteengewächse

VOLKSTÜMLICHE NAMEN
Büschelträger, **Schnapskopf**; **Peyote**, **Hikuli**; engl.: **Peyote**, **Big Chief**.

VERBREITUNG
Wüstenregionen. Südliche USA bis nördliches Zentralmexiko.

BESCHREIBUNG
Erst flachkugelig, später kugelig und einzeln, sprossend, 8 cm Ø, graugrün. Rübenwurzel. 5 – 13 Rippen, gerade oder spiralig, durch Querfurchen in 5- bis 6seitige Höcker aufgelöst. Areolen mit bis 10 mm langen, schmutziggrauen Wollbüscheln. Dornen fehlend (bzw. nur im Sämlingsstadium). Blüten schlanktrichterig, bis radförmig, bis 3 cm lang, 2,5 cm Ø, hellrosa. Frucht kugelig bis länglich, ca. 1 cm lang, rosa bis rot. Samen schwarz, rau, 1 – 1,5 mm lang.

BLÜTEZEIT
März – September.

VORKOMMEN
Sonnige, warme Standorte, Lehmböden.

DROGEN
Peyote-Buttons oder Mescal-Buttons, die chlorophyllhaltigen, oberirdischen Pflanzenteile.

INHALTSSTOFFE
Über 50 Alkaloide. Hauptalkaloid ist das Mescalin, Nebenalkaloide (β-Phenethylamine) Anhalonin, Anhalodin, Anhalonidin, Dopamin, Hordenin, Lophophorin, Pellotin, Tyramin u. a. Mescalin unterliegt in Deutschland dem BtmG (Betäubungsmittelgesetz).

GESCHICHTE
Bei archäologischen Grabungen wurden mindestens 2 500 – 3 000 Jahre (möglicherweise bis zu 6 000 Jahre) alte Peyote-Buttons gefunden.

TRADITIONELLE VERWENDUNG
Unter Einhaltung besonderer Vorschriften gesammelt und bei kultischen Handlungen zur Rauscherzeugung eingenommen. Von den Indios als Peyote-Gottheit verehrt. Normaldosis 5 – 20 Buttons. Zur Erzeugung eines Rauschzustandes sind ca. 0,2 – 0,5 g Mescalin erforderlich. In niedrigen Dosen als Aphrodisiakum. Peyotepulver als Zusatz alkoholischer Getränke.

MEDIZINISCHE VERWENDUNG
Indianisches Allheilmittel. Bei starkem Fieber wurden Peyoteabkochungen als Klistiere verabreicht. Homöopathisch u.a. bei Depressionen verwendet.

WIRKUNG
Halluzinogen, euphorisierend. Nach ca. 1 – 1,5 Stunden einsetzend, bis 12 Stunden anhaltend. Die Mescalin-Wirkung beruht vermutlich auf Beeinflussung des biogenen Amin-Stoffwechsels im Gehirn. Veränderung sämtlicher Sinneswahrnehmungen. Als mögliche Nebenwirkungen Übelkeit, Erbrechen, Psychosen.

ORGANISATIONSTYP ▸ **Pflanze**
euphorisierend; halluzinogen

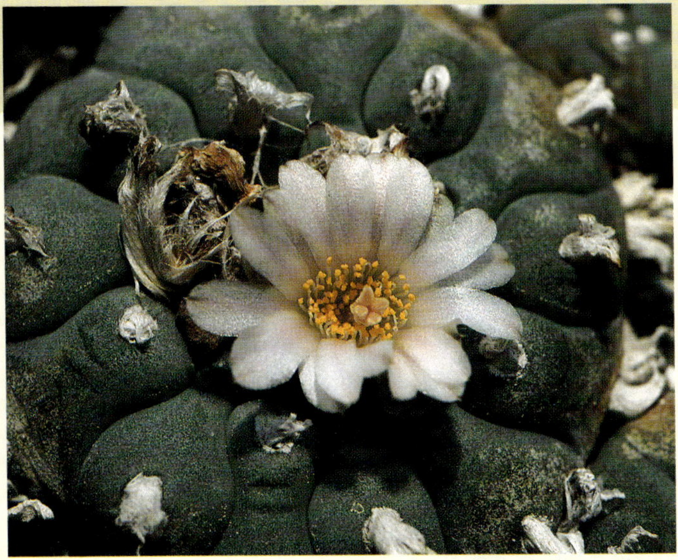

Lophophora williamsii (Blüte, Habitus)

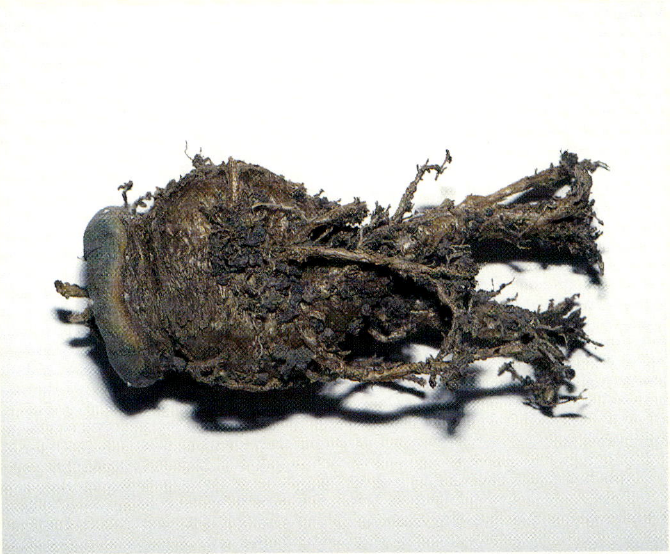

Lophophora williamsii (Habitus, Wurzel)

Lupinus spp. L.

SYNONYM —

Lupinen-Arten

FAMILIE *Fabaceae* Schmetterlingsblütler

VOLKSTÜMLICHE NAMEN
Lupinen-Arten, **Wolsbohne**; engl.: **Lupin (species)**.

VERBREITUNG
Mitteleuropa.

BESCHREIBUNG
Lupinus-Arten: Ein- bis mehrjährige Kräuter. Blätter handförmig aus zahlreichen Einzelblättchen zusammengesetzt. Blüten aufrecht, endständig, blau, gelb oder weiß, in vielblütigem Blütenstand. ***L. albus* L. (Weiße Lupine)**, ***L. angustifolius* L. (Schmalblättrige Lupine)**, ***L. luteus* L. (Gelbe Lupine)**, ***L. polyphyllus* LDL. (Vielblättrige Lupine)**.

BLÜTEZEIT
Juni – September.

VORKOMMEN
Wälder, Böschungen. Zierpflanzen, teilweise verwildert.

DROGEN
Semen L. (Lupinensamen).

INHALTSSTOFFE
Alkaloide (im Samen 1 – 1,5 %); Lupinidin (Spartein), Lupanin, Lupinin und weitere Chinolizidinalkaloide, Lupinid (Glykosid), Albin, Multiflorin, Anagyrin u. a.

GESCHICHTE
Im antiken Griechenland wurden verschiedene Lupinen-Arten als Nahrungs-, Heil- und Zauberpflanzen verwendet. Pilger zum Totenorakel von Acheron (dem Eingang zum Hades) mussten große Mengen Lupinensamen essen, um mit den Seelen Verstorbener in Kontakt treten zu können (nach anderen Angaben verspeisten die Pilger *Hyoscyamus*).

TRADITIONELLE VERWENDUNG
Mehrere im Mittelmeergebiet vorkommende Arten (*L. albus, L. angustifolius, L. luteus*) wurden in der Antike anscheinend medizinisch, rituell und psychoaktiv genutzt. Lupinensamen wurden auch als **Kaffee**-Ersatz (vgl. *Coffea arabica*, S. 64) aufgebrüht.

MEDIZINISCHE VERWENDUNG
Keine Angaben.

WIRKUNG
Lupinidin wirkt je nach Dosis erregend oder lähmend auf das Zentralnervensystem und nikotinartig auf das vegetative Nervensystem. Speichelfluss, Übelkeit, Erbrechen, Schluckbeschwerden, Herzrhythmusstörungen. In schweren Fällen aufsteigende Lähmung bis zur tödlichen Atemlähmung bei vollem Bewusstsein. Lupinin hat toxische Eigenschaften, diese äußern sich in Unruhe und Krämpfen. So genannte Süßmutanten mit geringerem Alkaloidgehalt sind für den menschlichen Verzehr geeignet. Bei Tieren führt der Verzehr von Lupinensamen in großen Mengen zur sog. Lupinose mit schwerer Leberschädigung (vermutlich wird die Erkrankung durch Schimmelpilzbefall verursacht). **Cave!**: Giftig!

ORGANISATIONSTYP ▸ **Pflanze**
evtl. psychoaktiv; giftig!

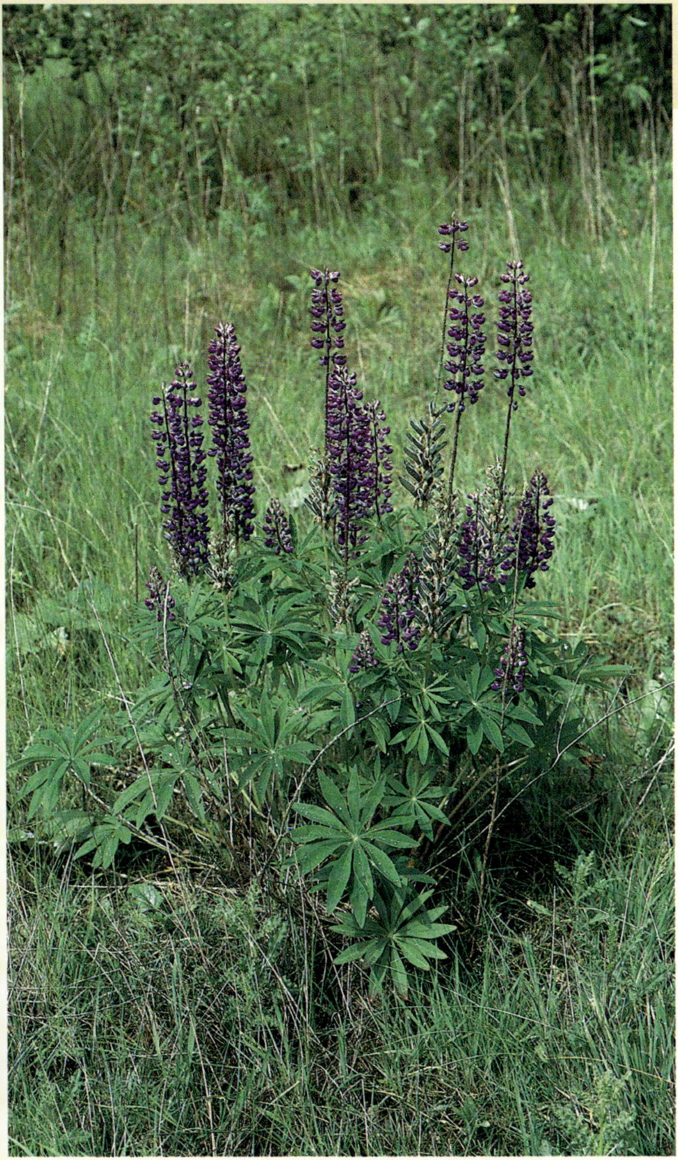

Lupinus polyphyllus (Habitus, Blüten)

Mandragora officinarum L.

SYNONYM *Mandragora vernalis* BERTHOL.

Alraune

FAMILIE *Solanaceae* Nachtschattengewächse

VOLKSTÜMLICHE NAMEN
Alraune, **Erdweibchen**, **Erdmännchen**, **Galgenmännlein**, **Henkerswurzel**; engl.: **Mandrake**.

VERBREITUNG
Mittelmeerregion (Arabien), Südeuropa.

BESCHREIBUNG
Mehrjährige Pflanze mit dicker, meist gegabelter Wurzel. Blätter groß gewellt, als unregelmäßige, sprosslose Rosette angeordnet, dunkelgrün, länglich-eiförmig, bis 35 cm lang. Blüten glockenförmig, büschelweise in der Rosettenmitte erscheinend, 5 Kronblätter, violett, Rand hellviolett. Beerenfrucht, kugel- bis eiförmig, etwa 2,5 cm Durchmesser, gelb, bei vollständiger Reife orange, stark riechend.

BLÜTEZEIT
Dezember – April.

VORKOMMEN
Straßen- und Feldränder, unkultiviert, steinige Standorte, frostempfindlich; häufig.

DROGEN
Radix, Cortex e radice, Folia, Fructus Mandragorae (Alraunwurzel, -wurzelrinde, -blätter, -früchte).

INHALTSSTOFFE
Tropan-Alkaloide, (L)-Scopolamin, (D,L)-Scopolamin, Atropin, Apoatropin, L-Hyoscyamin, Hyoscin, Cuskhygrin, Nor-Hyoscyamin, Mandragorin, 3α-tigloyloxytropan, 3,6-Ditigloyloxytropan und Belladonnin. Non-Alkaloide Bestandteile: Die Cumarine Scopolin und Scopoletin sowie Sitosterol, β-Methylesculetin, Rhamnose, Glucose, Fructose, Sucrose. Gesamt-Alkaloidgehalt in allen Pflanzenteilen 0,3 – 0,4 %.

GESCHICHTE
Hexen-, Zauber-, Ritual-, Rausch-, Heilpflanze. Die vermutlich ältesten schriftlichen Erwähnungen finden sich in assyrischen Keilschrifttafeln und im Alten Testament. In der Antike war die Alraune besonders in erotischen Kulten von ritueller Bedeutung.

TRADITIONELLE VERWENDUNG
Aphrodisiakum und Hypnotikum (nicht mehr gebräuchlich). Liebeszauber, Talisman und Glücksbringer. In der Magie der Renaissance und im neuzeitlichen Okkultismus als **Räucherwerk** verwendet.

MEDIZINISCHE VERWENDUNG
Wegen der narkotisierenden Eigenschaften als schmerzstillendes Mittel bei Operationen oder anderen Eingriffen verwendet (nicht mehr gebräuchlich). In der Antike wurde die Alraune u. a. als Schlafmittel, Schmerz- und Betäubungsmittel, Antidot und Abortativum verwendet.

WIRKUNG
Die Alkaloide wirken stark narkotisierend, halluzinogen und anticholinergen. **Cave!**: (Stark) giftig!

ORGANISATIONSTYP ▸ **Pflanze**
halluzinogen; (stark) giftig!

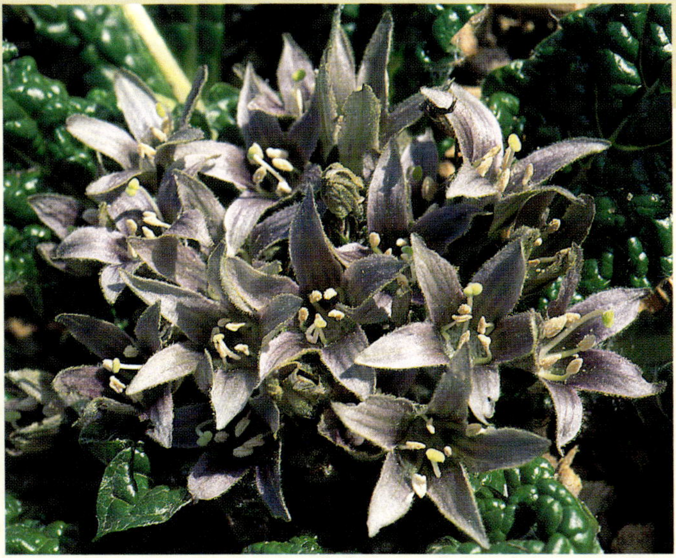

Mandragora officinarum (Blüten, Habitus)

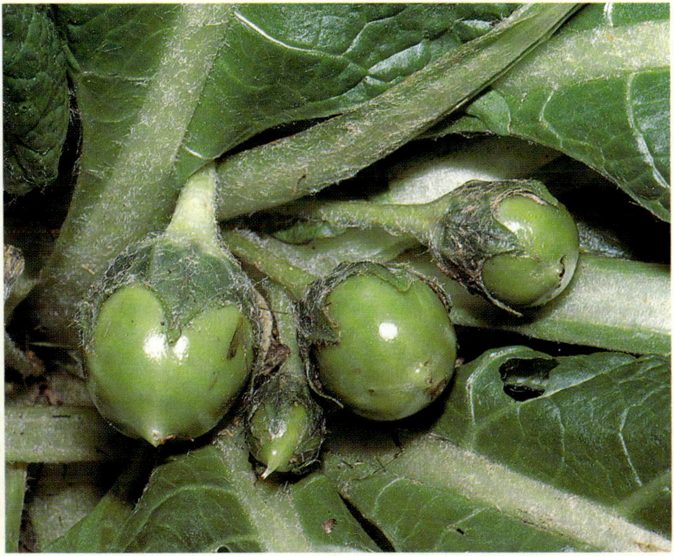

Mandragora officinarum (Früchte)

Mesembryanthemum spp. L.

SYNONYM —

Mittagsblumen-Arten

FAMILIE *Aizoaceae* Eiskrautgewächse

VOLKSTÜMLICHE NAMEN
Channa, Kanna, Kougoed (Südafrika); sp.: **hierba de la senorita**; engl.: **Common Iceplant.**

VERBREITUNG
Südafrika, Amerika.

BESCHREIBUNG
1 000 Arten. ***Sceletium expansum*** (***Mesembryanthemum expansum*** **L.**): kleiner Strauch, bis zu 30 cm hoch. Stamm fleischig, glatt. Äste niederliegend, stark ausgebreitet. Blüten 4 – 5 cm Ø, in Gruppen.

BLÜTEZEIT
August – November.

VORKOMMEN
Trockene, warme Standorte.

DROGEN
Flores Candiae (Eiskraut-Blüten), die Blüten von ***Mesembryanthemum crystallinum*** **L.** (**Eiskraut, Hottentottenfeige**). Angeblich auch die Wurzeln (*M. crytallinum?*).

INHALTSSTOFFE
Mesembrin, Mesembrinin u. a. Einige Arten enthalten angeblich *N,N*-DMT. *M. crystallinum* enthält Mesembrin und Oxalsäure.

GESCHICHTE
Vermutlich wurde bereits eine **dilbat** genannte *Mesembryanthemum*-Art in Assyrien zusammen mit *Cannabis indica* medizinisch („zur Unterdrückung der Geister") verwendet. Bei einem um 1750 in Südafrika (von den Hottentotten) gekauten Rauschmittel (Kanna), handelt es sich vielleicht um eine *Mesembryanthemum*-Art. *S. tortuosum* wurde ebenfalls als eine für Kanna verwendete Pflanze identifiziert.

TRADITIONELLE VERWENDUNG
Die Wurzeln von *S. expansum* oder ***Sceletium tortuosum*** **L.** (syn. ***Mesembryanthemum tortuosum*** **L.**) werden gekaut, um Visionen hervorzurufen. Angeblich wurden die Wurzeln (*M . crytallinum?*) von den Hottentotten in der Kalahariwüste gekaut oder geschnupft (**Schnupfpulver**). In Nordperu werden die Blätter einer *Mesembryanthemum*-Art im Zusammenhang mit dem San-Pedro-Kult (*Trichocereus pachanoi*) in Kräuteramuletten verwendet. Die Bantu verwenden die Wurzeln von ***Mesembryanthemum mahonii*** **N. E. Br.** als Bestandteil eines stark psychoaktiven **Bieres.**

MEDIZINISCHE VERWENDUNG
M. crystallinum wird als Gemüse- und Salatpflanze angebaut. In Deutschland wurde *M. crystallinum* 1785 von Liebig als Arzneimittel empfohlen.

WIRKUNG
In der Literatur wird von „(psychoaktiven) Intoxikationen" durch die Eisblume (*M. crystallinum*) berichtet. Mesembrin wirkt sedierend, kreislaufanregend und möglicherweise psychoaktiv. **Cave!:** (Giftverdächtig bis) giftig!

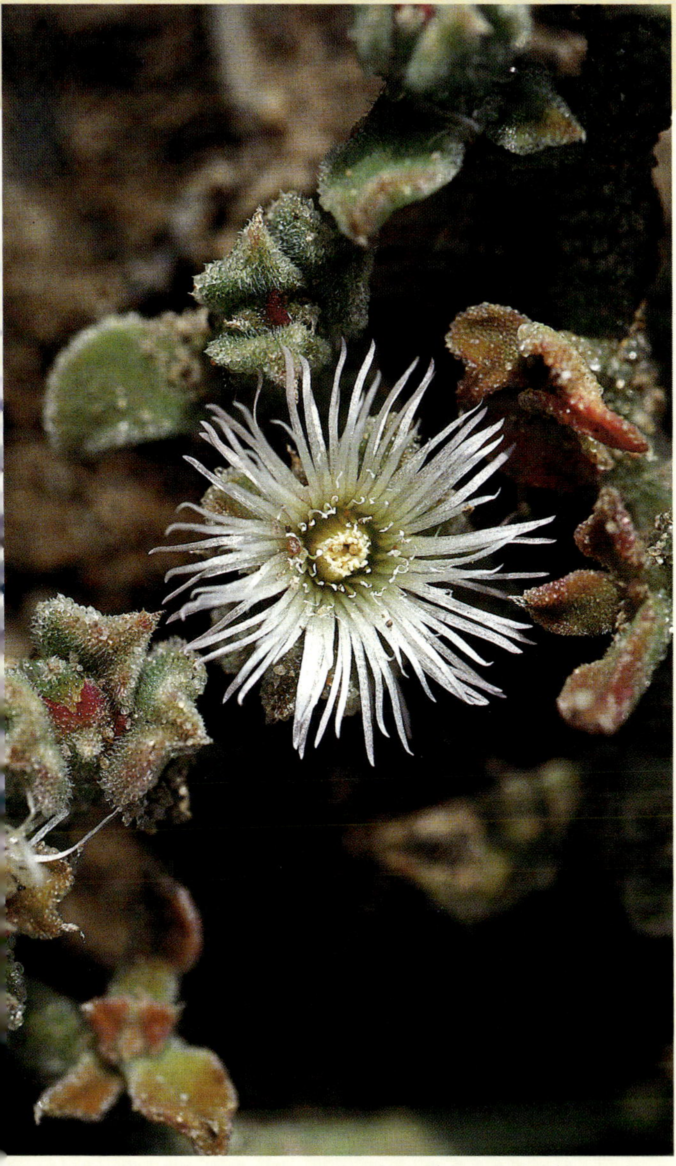

***Mesembryanthemum*-Art** (Blüte, Habitus)

Mimosa spp. L.

SYNONYM —

Mimosen-Arten

FAMILIE *Mimosaceae* Mimosengewächse

VOLKSTÜMLICHE NAMEN
Mimose; *M. tenuiflora*: **Jurema**, **Jurema Prêta** Schwarze Jurema, **Tepescohuite**.

VERBREITUNG
Tropische und warme Zonen beider Hemisphären. *M. tenuiflora* wild wachsend in Mexiko.

BESCHREIBUNG
Gattung *Mimosa* mit etwa 500 Arten. ***Mimosa tenuiflora* (Willd.) Poir.** (syn. ***Mimosa hostilis* (Mart.) Benth.**): Strauchartiger, bis 8 m hoher Baum. Die Zweige sind mit kurzen, spitzen Stacheln besetzt. Blätter gefiedert. Blüten in Büscheln stehend. Hülsenfrüchte klein, lanzettförmig, 2 – 4,5 mm breit und 5 – 7 mm lang.

BLÜTEZEIT
Mai – September.

VORKOMMEN
Tropische, warme Regionen.

DROGEN
Cortex (*Mimosae*; Mimosenrinde), die getrocknete Rinde. *Cortex e radice* (*Mimosae*; Wurzelrinde), die getrocknete Wurzelrinde.

INHALTSSTOFFE
Die Rinde enthält Triterpen-Saponine (Mimoside A, B, C) und Steroidsaponine, außerdem Lupeol, Campesterol, Stigmasterol, Stärke und Alkaloide (*N,N*-DMT, 5-Hydroxytryptamin, β-Carboline). Die getrocknete Wurzelrinde enthält ca. 1 % *N,N*-DMT.

GESCHICHTE
1788 wurde erstmals der Jurema-Kult (bei dem *Mimosa*-Trünke eingenommen werden) beschrieben.

TRADITIONELLE VERWENDUNG
In der Vergangenheit bereiteten Indianervölker im östlichen Amazonasgebiet aus der Wurzel **Jurema**-Trünke (auch **Ajuca** oder **Veueka**). Für die Zubereitung eines **Ayahuascaanalogs** werden 9 – 12 g der getrockneten Wurzelrinde in Kombination mit 3 g *Peganum harmala* (Samen; s. S. 164) angegeben.

MEDIZINISCHE VERWENDUNG
In Mexiko wird die pulverisierte Stammrinde volksmedizinisch zur Behandlung von Verbrennungen, Entzündungen und Wunden verwendet oder auch als Tonikum geschluckt. Die Stängel, Blätter und Wurzeln von ***Mimosa pudica* L.** (**Schamhafte Sinnpflanze**) werden als Schlaf- und Beruhigungsmittel gebraucht. ***Mimosa caesalpinifolia***, ***Mimosa invisa***, ***Mimosa melliflora***, ***Mimosa parviflora***, ***Mimosa verrucosa*** u. a. werden in Brasilien arzneilich genutzt. Das Kraut von ***Mimosa humilis*** wird in der Homöopathie eingesetzt.

WIRKUNG
Analgetische Wirkung bei Verbrennungen. Ein Dekokt der Wurzel von *M. tenuiflora* soll bei oraler Aufnahme psychedelisch wirksam sein. Keine genauen Angaben zur Giftwirkung (giftverdächtig).

ORGANISATIONSTYP ▸ **Pflanze**
evtl. psychoaktiv; giftverdächtig

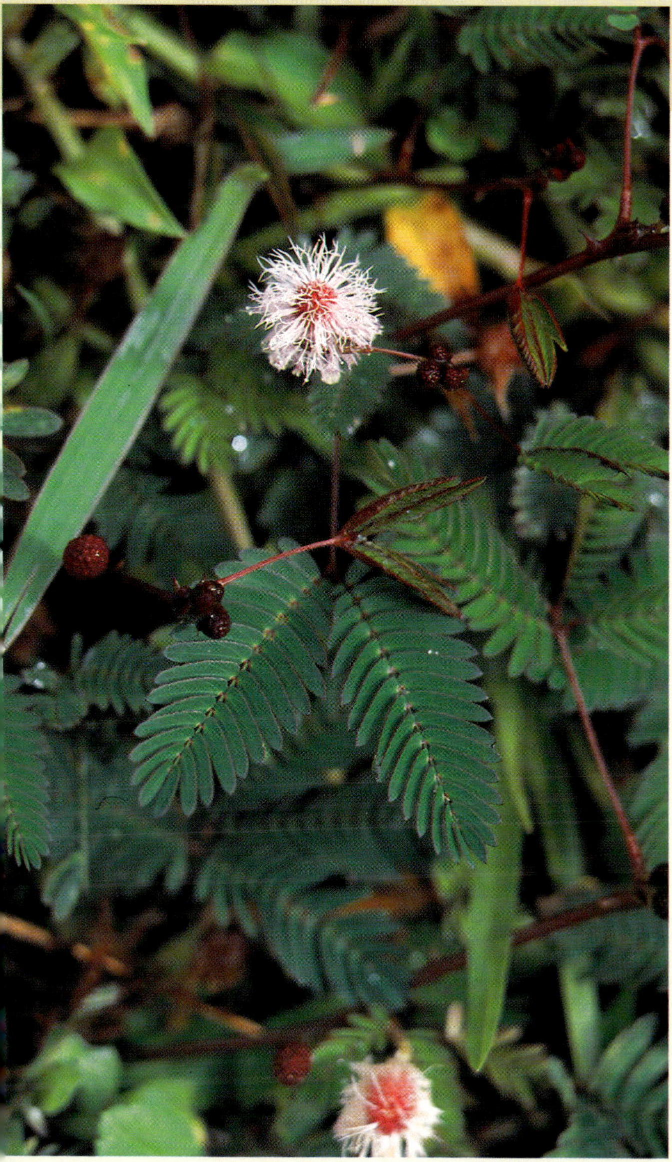

Mimosa pudica (Blüte)

Myristica fragrans Houtt.

SYNONYM *Myristica aromatica, Myristica moschata* u. a.

Muskatnussbaum

FAMILIE *Myristicaceae* Muskatnussbaumgewächse

VOLKSTÜMLICHE NAMEN

Muskatnuss; **Balla** (Bandasprache); **mada shaunda** betäubende Frucht (Indien); chin.: **Roudoukou**; nl.: **Nootmuskaat**; engl.: **Nutmeg Tree**.

VERBREITUNG

Heimat Molukken, Kulturen in Asien, Afrika, Südamerika.

BESCHREIBUNG

Immergrüner Baum, 10 – 18 m hoch, zweihäusig. Blätter wechselständig, lederig, kurz gestielt, eiförmig-lanzettlich, ganzrandig, oberseits dunkelgrün, unterseits heller. Blüten kurzgestielt, Perigon gelblichweiß, fleischig, bis 8 mm lang. Steinfrucht beerenartig, kugelig-eiförmig, ocker-gelb, 8 bis 10 cm lang, bis ca. 5 cm Ø. Samen einzeln, nussartig, länglich-rundlich, ca. 2,5 – 3,5 × 2 – 3 cm, von einem roten, zergliederten Mantel (Arillus) umgeben.

BLÜTEZEIT

März – Juli.

VORKOMMEN

Tropische, feucht-warme Zonen.

DROGEN

Semen (*Nuces*) *Myristicae, Myristicae semen* (Muskatnuss), die vom Arillus befreiten Samenkerne. *Arillus myristicae* (Macis, Muskatblüte), der getrocknete Samenmantel. *Aetherolum* (*Oleum*) *Myristicae, Myristicae* (*Macidis*) *aetherolum* (Muskatöl, Macisöl). Stamm-Pflanzen: *M. fragrans*, ***Myristica argentea*** **Warb.**, ***Myristica malabarica*** **Lam.**, ***Myristica malaccensis*** **Kh.** u. a.

INHALTSSTOFFE

Hauptinhaltsstoffe, α-Pinen (27 %), β-Pinen (21 %), Sabinen (15 %), Limonen (9 %), Borneol, Terpineol, Eugenol, Isoeugenol, fettes Öl. Halluzinogen wirken Myristicin (ca. 14 %), Elemicin, Safrol u. a. Phenylallyl-Derivate.

GESCHICHTE

Vermutlich gelangte die Muskatnuss erstmals mit den Kreuzfahrern nach Europa. Im 17. Jahrhundert wurde der Handel von der holländischen Vereenigde Oostindische Companie kontrolliert.

TRADITIONELLE VERWENDUNG

Gewürz (u. a. Currybestandteil), Rauschmittel. 5 – 10 g eingenommen oder geschnupft, gelegentlich als **Haschisch**-Ersatz mit Tabak geraucht. Zusatz zum **Betelbissen**.

MEDIZINISCHE VERWENDUNG

Volksmedizinisch (Muskatnüsse) als Hypnotikum und Aphrodisiakum. Homöopathisch (als Tinkturen) bei nervösen Beschwerden und Wahrnehmungsstörungen.

WIRKUNG

Muskatnuss und Muskatblüte führen in hohen Dosen evtl. zu Übelkeit, Kopfschmerzen, Gleichgewichtsstörungen und Rauschzuständen mit Halluzinationen. **Cave!**: Safrol wirkt karzinogen und leberschädigend!

ORGANISATIONSTYP ▸ **Pflanze**
halluzinogen; karzinogen

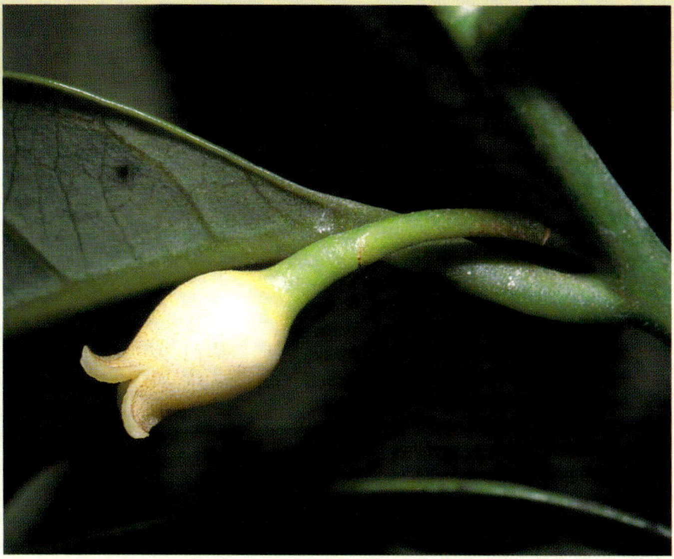

Myristica fragrans (weibliche Blüte)

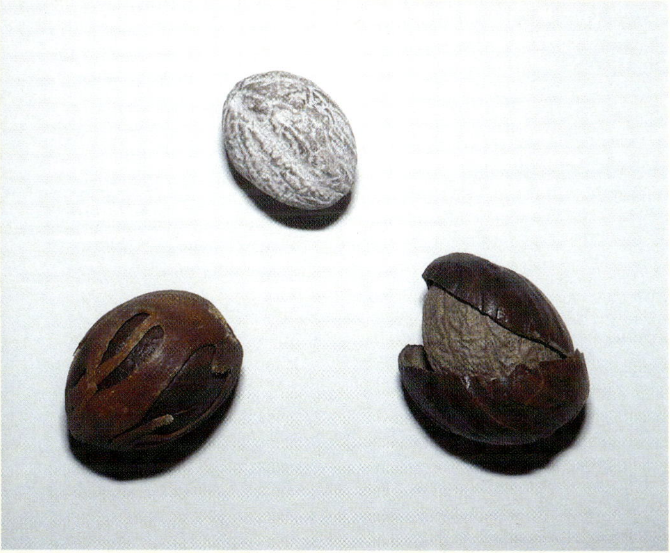

Semen Myristicae (Muskatnüsse)

Nepeta cataria L.

SYNONYM —

Echte Katzenminze

FAMILIE *Lamiaceae* Lippenblütler

VOLKSTÜMLICHE NAMEN
Katzenminze; engl.: **Catnip**.

VERBREITUNG
Süd-, Ost- und Mitteleuropa, östliches Mittelmeergebiet, Afrika, West- und Mittelasien bis zum Himalaya, in Nordamerika eingebürgert.

BESCHREIBUNG
Mehrjährige Pflanze. Stängel aufrecht, bis 1 m hoch. Stängel bis zum Grund, Stängelblätter filzig behaart. Stängelblätter eiförmig-zugespitzt, graugrün, lang gestielt. Blumenkrone weißlich, Unterlippe purpurn gefleckt. Teilfrüchte glatt. Geruch aromatisch, zitronenartig.

BLÜTEZEIT
Juli – September.

VORKOMMEN
Schuttplätze, Wegränder, Felsen (bis 1 500 m). Trockene Standorte. Verwildert und eingebürgert.

DROGEN
Folia (*Herba*) *Nepetae catariae* (Katzenminzeblätter). Sprossteile.

INHALTSSTOFFE
Iridoide, Gerbstoffe, ätherisches Öl (hauptsächlich α- und β-Nepetalacton, Dihydronepetalacton, Isodihydronepetalacton, Metabilactone, das psychoaktiv wirksame Alkaloid Actinidin, Citronellol, Geraniol). Nepetalactone wurden auch in kalifornischen Ameisen der Gattung ***Myrmacomecystus*** nachgewiesen. Die lebenden Ameisen wurden (anscheinend) von kalifornischen Indianern (in Adlerflaum gehüllt) geschluckt, um veränderte Bewusstseinszustände auszulösen.

GESCHICHTE
N. cataria soll auf Katzen eine unwiderstehliche Anziehungskraft (angeblich auch psychoaktive Wirkung) ausüben. Alte Heilpflanze.

TRADITIONELLE VERWENDUNG
Die Blätter werden allein oder zusammen mit Tabak zu gleichen Teilen vermischt geraucht, der Extrakt wird auch auf Tabak u. a. rauchbare Stoffe aufgesprüht. Als Tee zusammen mit *Turnera diffusa* (2 El frische Katzenminze, 2 El Damiana *Turnera diffusa*, mit 0,25 l kochendem Wasser überbrühen, 5 min ziehen lassen).

MEDIZINISCHE VERWENDUNG
Hausmittel bei Erkältungen, Grippe, Fieber, Verdauungsstörungen, Koliken, Hämorrhoiden (Salbe), Rheumatismus (Einreibungen) und (evtl.) Kopfschmerzen.

WIRKUNG
Magenberuhigend, allgemein beruhigend, schweißtreibender Effekt, fiebersenkend. Die gerauchten Blätter sollen psychoaktiv wirken. In Form des Tees milde euphorisierende Wirkung von etwa 1 h Dauer. Beim Rauchen keine nennenswerten Nebenwirkungen. Keine Angaben zu möglicher Giftwirkung.

ORGANISATIONSTYP ▸ Pflanze
beruhigend; euphorisierend

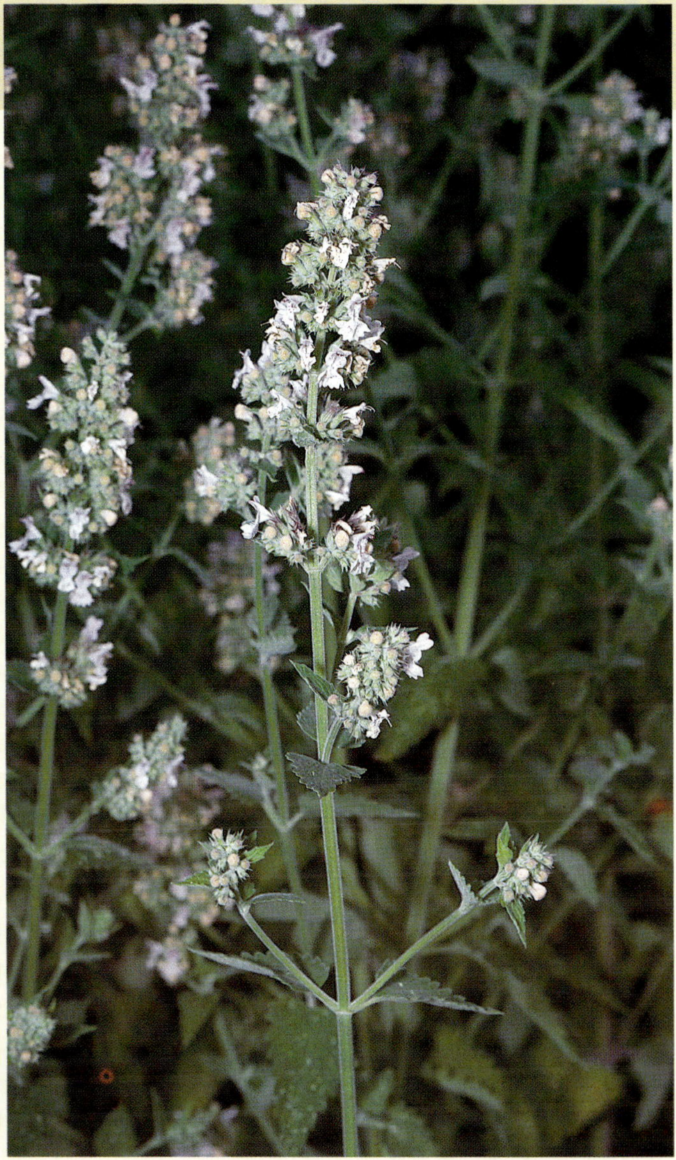

Nepeta cataria (Blüte, Habitus)

Nicotiana glauca GRAH.

SYNONYM *Nicotidendron glauca, Siphaulax glabra*

Strauchtabak

FAMILIE *Solanaceae* Nachtschattengewächse

VOLKSTÜMLICHE NAMEN
Blauer Tabak, **Tabakstrauch**; **Macuchi**; **supay kayku** (Quetschua); gr.-zypr.: **Yiatros** oder **Arkokapnos**; engl.: **Wild Tobacco**.

VERBREITUNG
Ursprünglich auf dem amerikanischen Kontinent (Nordwestargentinien) beheimatet. In die mediterrane Region eingeführt. Als Zierstrauch weltweit verbreitet.

BESCHREIBUNG
Kleiner Baum oder Strauch, 2- bis 3 m hoch, oder auch höher. Stamm gewöhnlich einzeln, Rinde mild schimmernd, charakteristisch grau-grün (bläulich). Blätter langstielig, bis zu 15 cm lang und 0,5 cm breit, völlig entwickelt graugrün (bläulich). Blüten gelb, röhrenförmig, 3 – 3,5 cm lang, 0,5 cm breit, 5 Kelchblätter, Krone trichterförmig.

BLÜTEZEIT
Februar – September.

VORKOMMEN
In mediterranen Regionen relativ häufig (außer in großen Höhen und dichten Wäldern).

DROGEN
Folia N. (Strauchtabakblätter).

INHALTSSTOFFE
Anabasin, Nornicotin, Strychnin(?) und Solanin. Die Anwesenheit von Nicotin wird zwar gelegentlich bestätigt, bleibt aber dennoch fraglich.

GESCHICHTE
Überreste von *N. glauca* wurden in archäologischen Schichten der Nazcakultur entdeckt.

TRADITIONELLE VERWENDUNG
Heil- und Zauberpflanze. Von den Navajo-Indianern während heiliger Zeremonien (als **Marihuana**-Ersatz) geraucht. Peruanische Heiler legen die zerriebenen Blätter in **Chicha** ein. Der Trank wird im geheimen zur Berauschung oder zur Diagnose und Heilung von Krankheiten eingenommen.

MEDIZINISCHE VERWENDUNG
Die zypriotische Bezeichnung meint so viel wie Doktor oder Physiker, was wahrscheinlich auf die hinlänglich bekannten medizinischen Verwendungszwecke hinweisen soll. Diuretikum, Stimulantium, gegen Dermatitis, Durchfall. In einigen Landstrichen werden blutende Verletzungen in den betroffenen Bereichen mit Blättern des Strauchtabaks zugedeckt. Die argentinischen Pilagá-Indianer verwenden die frischen Blätter als Pflanzenpflaster bei Kopfschmerzen.

WIRKUNG
Die in den Blättern enthaltenen Alkaloide wirken blutstillend und antibakteriell. Anabasin wirkt Nicotin-ähnlich. Nebenwirkungen ähnlich Nicotin. Dauergebrauch schädigt Blutgefäße, Herz und Lunge. **Cave!**: (Vermutlich) giftig!

ORGANISATIONSTYP ▸ **Pflanze**
anregend; (vermutlich) giftig!

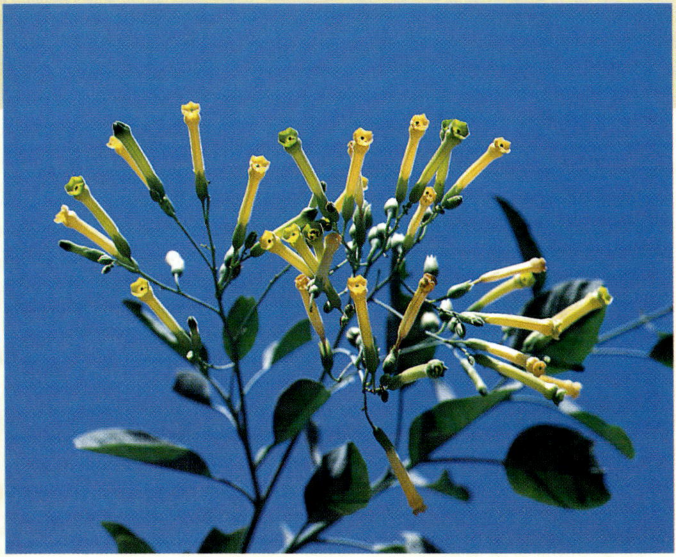

Nicotiana glauca (Blüten)

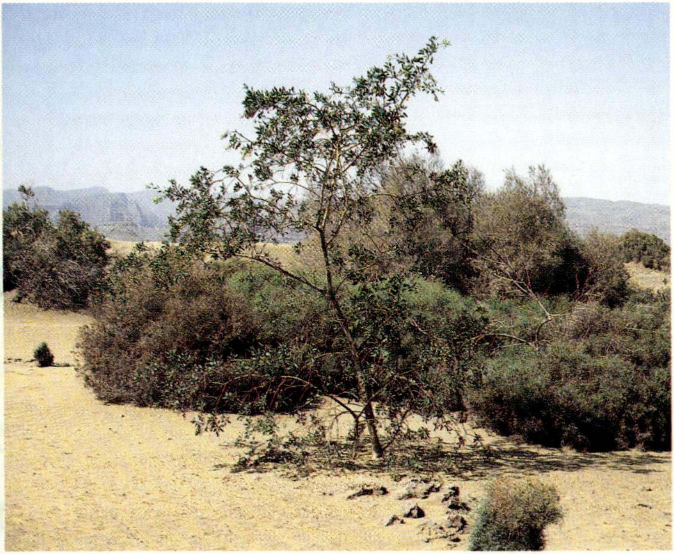

Nicotiana glauca (Habitus)

Nicotiana tabacum L.

SYNONYM *Nicotiana angustifolia* MILL., *Nicotiana chinensis* FISC

Echter Tabak

FAMILIE *Solanaceae* Nachtschattengewächse

VOLKSTÜMLICHE NAMEN
Maryland Tabak, Virginischer Tabak; sp.: **Yerba santa** heiliges Kraut; engl.: **American Tobacco**.

VERBREITUNG
Heimat tropisches Südamerika. Dominierende Tabak-Art.

BESCHREIBUNG
Ein- bis zweijährige Pflanze, bis 2 m hoch. Stängel aufrecht, einfach oder wenig verästelt. Blüten rispig angeordnet, trompetenförmig, mit dreieckigen, abstehenden Zipfeln, Blütenkrone weiß oder rosa bis rötlich. Blätter länglich-lanzettlich bis elliptisch, sitzend oder gestielt. Zahlreiche Sorten.

BLÜTEZEIT
Juni – September.

VORKOMMEN
Kulturen weltweit.

DROGEN
Folia Nicotianae tabaci, Nicotianae folium (*Herba Nicotianae virginianae, Nicotianae virginianae Herba*; Tabakblätter bzw. -kraut), die getrockneten und fermentierten Blätter.

INHALTSSTOFFE
Alle Pflanzenteile enthalten die Pyridin-Alkaloide Nikotin, Nornikotin, Anabasin und Nicotyrin, weiter Piperidin, Pyrrolidin, Rutin, Kaempferol-Rhamnoglucasid, freie Amine, Flavone und Cumarine, β-Carbolin (Harman und Norharman), ätherisches Öl.

GESCHICHTE
Eine der ältesten und bedeutsamsten indianischen Kulturpflanzen. Nach der Einführung in Europa als Allheil- und Wundermittel volksmedizinisch verwendet. Gesetzliche Maßnahmen (Werbe- und Rauchverbote) der letzten Jahre haben zum Ziel, das Rauchen aus volksgesundheitlichen Gründen weiter einzuschränken.

TRADITIONELLE VERWENDUNG
Hauptsächlich zur Rauchtabakproduktion, auch zur Insektizidherstellung. Religiöser, medizinischer, hedonistischer und aphrodisischer Gebrauch. Schamanen südamerikanischer Indianerstämme rauchen, kauen oder schnupfen große Mengen Tabak, trinken Tabakabsude oder verabreichen sich Tabakklistiere, um in die Welt der Geister reisen zu können.

MEDIZINISCHE VERWENDUNG
Medizinische Verwendung obsolet. Homöopathisch u. a. bei Angina.

WIRKUNG
Nikotin wirkt in niedrigen Dosen anregend auf das Zentralnervensystem, in mäßigen Dosen lähmend, in höheren Dosen (50 – 100 mg), Halluzinationen, Tod durch Atemlähmung. Verursacht Abhängigkeit. Rauchen ist gesundheitsschädlich (krebsfördernd, Raucherbeine, Schädigung des Herz- und Kreislaufsystems). **Cave!**: Bei oraler Aufnahme (tödlich) giftig!

 ORGANISATIONSTYP ▸ **Pflanze**

anregend; (tödlich) giftig!

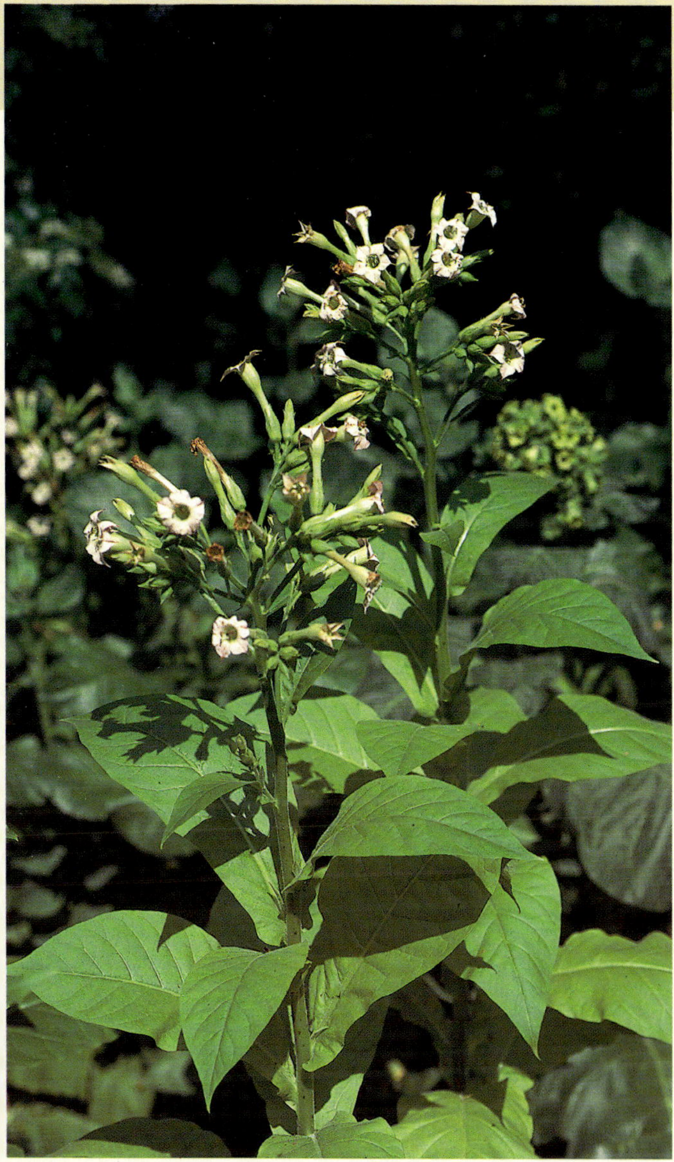

Nicotiana tabacum (Blüte, Habitus)

Nymphaea spp. L.

SYNONYM —

Seerosen-Arten

FAMILIE *Nymphaeaceae* Seerosengewächse

VOLKSTÜMLICHE NAMEN
Seerose; engl.: **Water Lily (species)**.

VERBREITUNG
Gemäßigte und warme Zonen beider Hemisphären.

BESCHREIBUNG
50 Arten. Ausdauernde Wasserpflanzen. ***Nymphaea ampla*** **(Salisb.) DC. (Mexikanische Seerose)**: Blätter dick, gezähnt. Blattunterseite purpurfarben, 14 – 28 cm Ø. Blüten weiß, 7 – 13 cm Ø. ***Nymphaea caerulea*** **Sav.** (syn. ***Nymphaea coerulea***; **Blaue Seerose**): Blätter oval, schildförmig, unregelmäßig gezähnt, 12 – 15 cm Ø. Blattunterseite grün-purpurfarben gesprenkelt. Blüten hellblau, in der Mitte mattweiß.

BLÜTEZEIT
Juni – Oktober.

VORKOMMEN
Langsam fließende und stehende Gewässer.

DROGEN
Knospen oder Blüten (*Gemmae* oder *Flores*). Wurzelstock (*Rhizoma*). Stamm-Pflanzen: ***Nymphaea alba*** **L. (Weiße Seerose)**, *N. ampla*, *N. caerulea* u. a. Die Wurzel von ***Nuphar lutea*** **(L.) Sibth. et Sm. (Gelbe Teichrose)** wurde häufig als Ersatz für *N. alba* verwendet.

INHALTSSTOFFE
N. caerulea enthält vermutlich Alkaloide, die Blüten liefern ein ätherisches Öl mit angeblich aphrodisierenden Eigenschaften. *N. alba* enthält Nupharin (Alkaloid) und Nymphalin (Glykosid). *N. ampla* enthält Apomorphin, Nuciferin und Nornuciferin. *Nuphar lutea* enthält als Hauptalkaloid Desoxynupharidin (α-Nupharidin), Nuparin und β-Nupharidin.

GESCHICHTE
Verschiedene Anhaltspunkte lassen auf eine halluzinogene Verwendung der Gattung *Nymphaea* in der Vergangenheit schließen. *N. alba* und *N. caerulea* waren im antiken Ägypten die wichtigsten kultivierten (rituellen) Pflanzen.

TRADITIONELLE VERWENDUNG
N. ampla wird als Tee oder Dekokt zubereitet (keine genauen Dosierungshinweise). Die getrockneten Knospen und Blüten werden geraucht (1 – 2 Knospen). Das frische Rhizom wird roh oder gekocht verzehrt. 6 Knospen oder Blüten von *N. caerulea* werden in Wasser gekocht und anschließend in einem Leinentuch ausgedrückt.

MEDIZINISCHE VERWENDUNG
In Ägypten wurden die Blütenblätter bei Lebererkrankungen, Verstopfung, gegen Giftstoffe u. a. verwendet.

WIRKUNG
Die Blätter und Blüten (von *N. caerulea*) sollen narkotische Eigenschaften haben. **Cave!**: Giftverdächtig bis (schwach) giftig!

ORGANISATIONSTYP ▸ **Pflanze**
giftverdächtig bis (schwach) giftig!

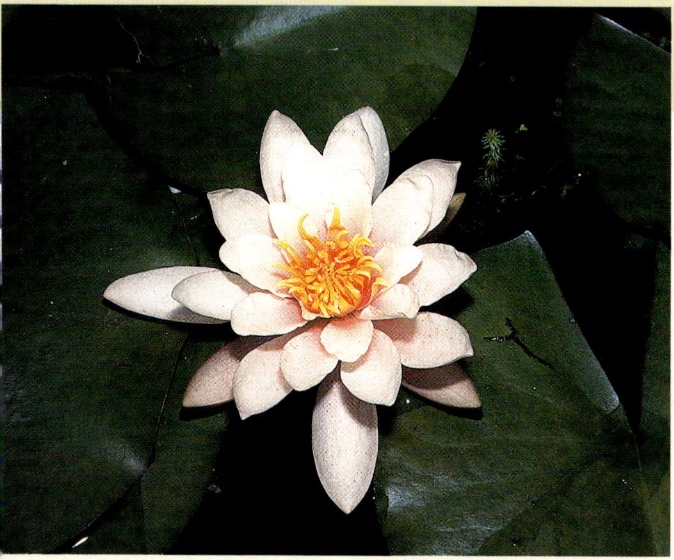

***Nymphaea*-Hybride** (Blüte, Habitus)

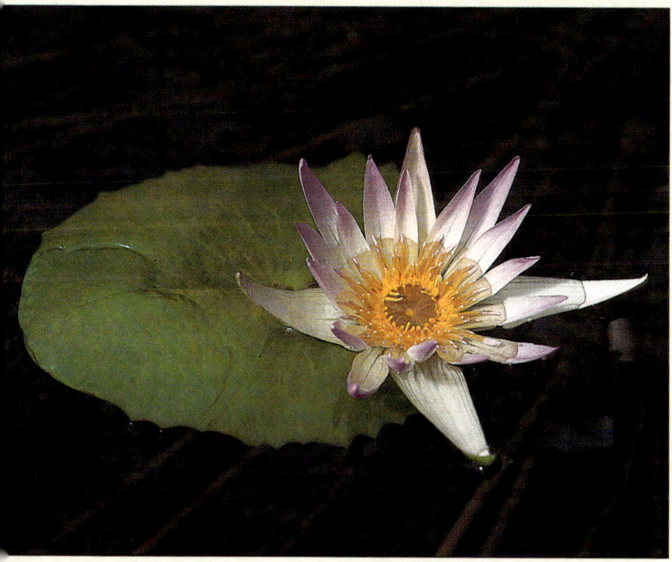

Nymphaea caerulea (Blüte, Habitus)

Pandanus spp. PARKINSON

SYNONYM —

Schraubenbaum-Arten

FAMILIE *Pandanaceae* Schraubenbaumgewächse

VOLKSTÜMLICHE NAMEN
Schraubenpinie; Pandanus, Vacoa; engl.: **Screwpine (species).**

VERBREITUNG
Europa, Asien, Afrika, in Amerika teilweise eingebürgert.

BESCHREIBUNG
Pflanzen von baumähnlichem Wuchs, zweihäusig. Stamm holzig, bis 20 m hoch, manchmal verzweigt. Gespreizte Stelz- oder Luftwurzeln, auch als Kletterpflanzen. Blätter kräftig, faserig, bis 4,5 m lang, gelegentlich vor- und zurückgekrümmte Stacheln tragend, in spiraliger Anordnung an den Zweigspitzen. Sammelfrüchte meist groß, oft bunt gefärbt, segmentiert, von den eckigen, leicht ablösbaren Fruchtblättern umschlossen. Gattung mit etwa 600 Species.

BLÜTEZEIT
Frühjahr – Sommer.

VORKOMMEN
Tropische und warme Zonen, bevorzugt Küstengebiete oder salzigen Morast, auch als Zierpflanze.

DROGEN
Fructus (*Nux*) *Pandani* (Schraubenbaumnuss). *Rhizoma Pandani* (Schraubenbaumwurzel).

INHALTSSTOFFE
Gattung chemisch bisher kaum untersucht. In den Früchten einiger *Pandanus*-Arten wurde *N,N*-Dimethyltryptamin nachgewiesen. Die Blüten enthalten ätherisches Öl (bestehend aus Benzylacetat, Benzylalkohol, Geranol, Guiacol, Phenethylalkohol u. a.).

GESCHICHTE
Keine relevanten Angaben. ***Pandanus nepalensis*** ist in Nepal ein heiliger Baum des Gottes Ganesha.

TRADITIONELLE VERWENDUNG
Heil-, Rauschmittel, für magische und zeremonielle Zwecke. In Neuguinea wird aus den Früchten einer nicht genau bestimmten *Pandanus*-Art ein berauschender, halluzinogener Trank hergestellt, genaue (bzw. zuverlässige) Informationen fehlen. Auf den Seychellen gelten die phallusförmigen Luftwurzeln als wirksames Aphrodisiakum. Dekokte der Luftwurzeln werden getrunken. Die australischen Ureinwohner stellen aus den Früchten von ***Pandanus spiralis*** **R. BR.** einen **Wein** her. Blätter zum Flechten von Matten. Früchte in Südostasien als Nahrungsmittel.

MEDIZINSCHE VERWENDUNG
Pandanus antarensis **ST. JOHN** wird in Papua-Neuguinea als Schmerzmittel verwendet.

WIRKUNG
Keine Ergebnisse, evtl. halluzinogen. Nach Genuss einer größeren Anzahl Nüsse angeblich irrationales Verhalten, von den Eingeborenen Neuguineas als Karuka-Verrücktheit bezeichnet.

ORGANISATIONSTYP ▸ Pflanze
evtl. halluzinogen

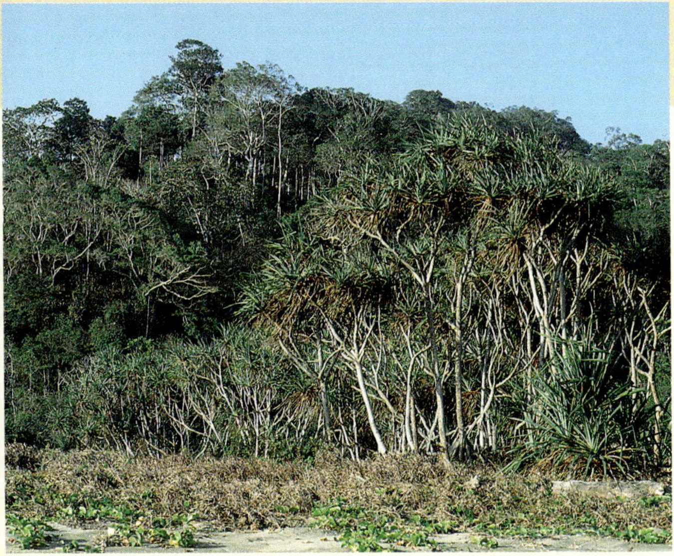

***Pandanus*-Art** (Habitus)

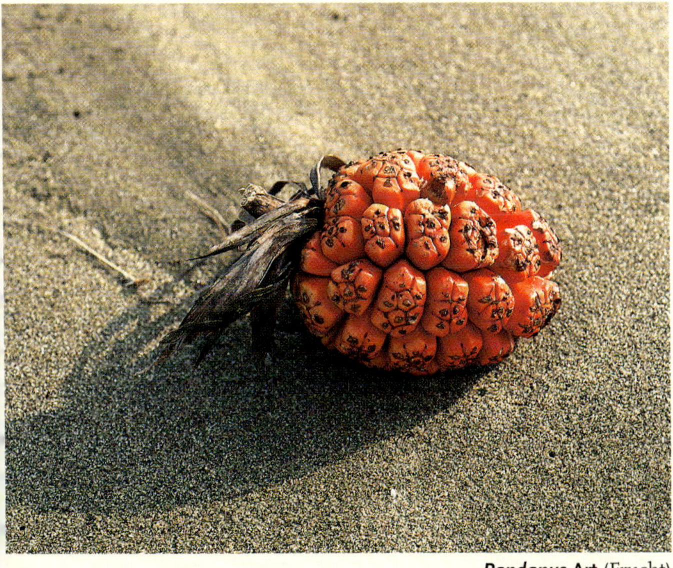

***Pandanus*-Art** (Frucht)

Papaver rhoeas L.

SYNONYM *Papaver strigosum* (BOENN.) SCHUR

Klatschmohn

FAMILIE *Papaveraceae* Mohngewächse

VOLKSTÜMLICHE NAMEN
Feuermohn, **Feldmohn**; **Pavon coquelicot**; engl.: **Corn Poppy**, **Field Poppy**, **Wild Poppy**.

VERBREITUNG
Europa, Nordasien, Nordafrika.

BESCHREIBUNG
Einjährige Pflanze, 30 – 90 cm hoch, weißen Milchsaft führend, formenreich. Blätter einfach oder doppelt fiederspaltig. Blüten scharlachrot, 4 Kronblätter. Samenkapsel verkehrt-eiförmig, unten abgerundet. 10 (8 – 14) Narbenstrahlen, sich gegenseitig mit den Rändern deckend. Blütenstiel, Stängel und Blätter abstehend oder anliegend, borstig behaart.

BLÜTEZEIT
Mai – Juli.

VORKOMMEN
Lehmige Äcker, Weinberge, Olivenhaine, Ödland. Gemäßigte Regionen. Häufig.

DROGEN
Flores Rhoeados, *Rhoeados flos* (Klatschmohnblüten). Geschmack bitter, etwas schleimig.

INHALTSSTOFFE
Zahlreiche Alkaloide (Gesamtalkaloidgehalt 0,11 – 0,12 %) Hauptalkaloid Rhoeadin (0,06 %), daneben Allocryptopin, Berberin, Coptisin, Isorhoeadin, Papaverin, Protopin, Roemerin, Sinactin u. a., Schleim- und Gerbstoffe, Meconsäure, Mecocyanin.

GESCHICHTE
In Assyrien wurde der Klatschmohn anscheinend wie echtes **Opium** verwendet (siehe auch *Papaver somniferum*, S. 160).

TRADITIONELLE VERWENDUNG
Opium-Ersatz (siehe oben).

MEDIZINISCHE VERWENDUNG
Volksmedizinisch als mildes Schmerzmittel, bei Reizhusten, Überaktivität, Beruhigungs- und Schlafmittel für Kinder. „... Wenn man eine Abkochung von 5 oder 6 Kapseln in **Wein** trinkt, wird Schmerz gestillt und Schlaf gefördert...“ (K´EOGH 1735).

WIRKUNG
Leicht schmerzstillend, beruhigend. Angeblich psychoaktive (**Opium**-ähnliche) Wirkung. Rhoeadin wirkt offensichtlich krampferregend. Vergiftungserscheinungen mit Erbrechen, Müdigkeit, Leibschmerzen. Wiederkäuer, Pferde und Schweine zeigen bei Aufnahme großer Mengen während Blütezeit und Samenbildung Vergiftungssymptome (zentralnervöse Erregung, Gastroenteritis, Unruhe, Schreckhaftigkeit, Raserei, Krämpfe, Bewusstlosigkeit). **Cave!** Giftig!

▸ ***Papaver orientale*** **L.** (**Feuermohn**) wird gelegentlich als psychoaktiv bezeichnet, enthält aber keine bedeutenden Opiumalkaloide.

▸ ***Glaucium flavum*** **CRANTZ** (**Hornmohn**) enthält Glaucin mit Codein-ähnlicher Wirkung.

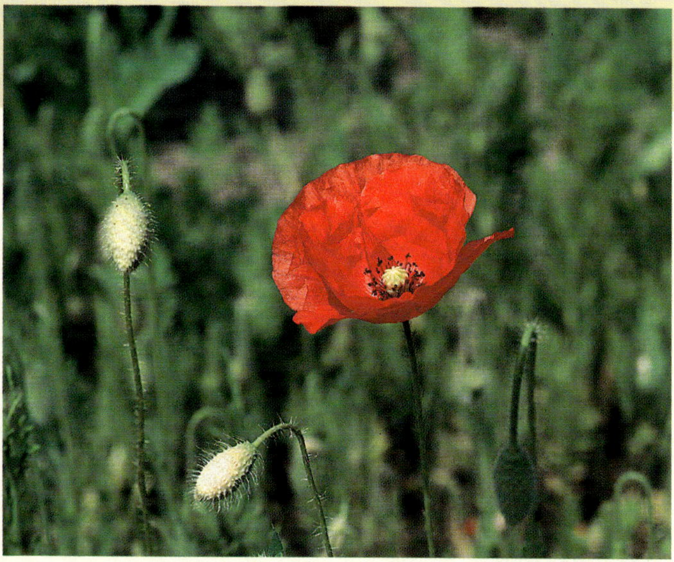

Papaver rhoeas (Blüte)

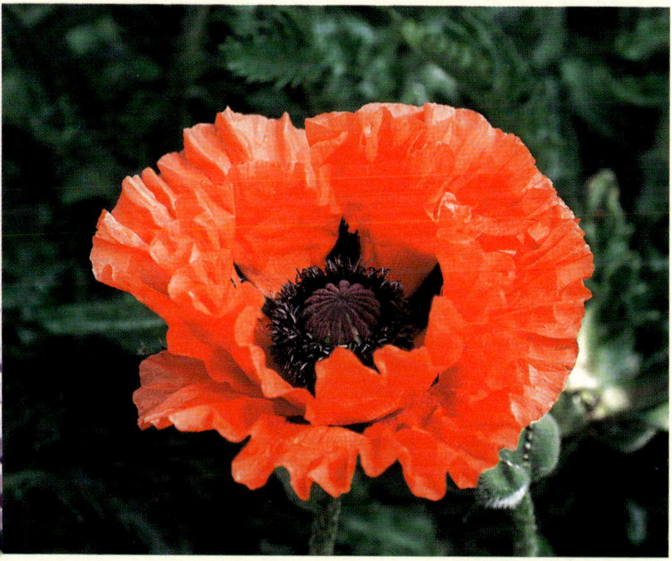

Papaver orientale (Blüte)

Papaver somniferum L.

SYNONYM *Papaver nigrum* DC., *Papaver officinale* GMEL. u. a.

Schlafmohn

FAMILIE *Papaveraceae* Mohngewächse

VOLKSTÜMLICHE NAMEN
lat.: **Papaver**; **Chandu**; **Meconium**; **Mekon**; engl.: **Opium Poppy**.

VERBREITUNG
Vermutlich in Mittel- oder Südeuropa beheimatet, weltweit verbreitet. Anbau hauptsächlich für die pharmazeutische Industrie und die illegale Heroinproduktion.

BESCHREIBUNG
Einjähriges Kraut mit einfacher, spindelförmiger Wurzel. Stängel aufrecht 30 – 150 cm hoch mit verschiedenartig gestalteten Blättern. Kronblätter weißviolett, rosarot oder rot. Kapselfrucht, kugelig. Samen blauschwarz. Stängel, Blätter und unreife Kapseln enthalten einen giftigen Milchsaft.

BLÜTEZEIT
Juni – Juli.

VORKOMMEN
Sonnige Standorte, nährstoffreiche, kalkhaltige Böden.

DROGEN
Semen Papaveris (Mohnsamen). *Fructus Papaveris immaturi* (unreife Mohnkapseln). *Folia Papaveris* (Mohnblätter). *Radix Papaveris* (Mohnwurzel). **Opium** (*Latex Papaveris*), der an der Luft eingetrocknete und bei 60 °C nachgetrocknete Milchsaft. **Opium**-Gewinnung und Handel unterliegen weltweit den (jeweiligen) Betäubungsmittelgesetzen. In Indien und Pakistan ist die Droge verkehrsfähig.

INHALTSSTOFFE
Der Milchsaft enthält sog. Opiumalkaloide, Meconsäure, Proteine, Schleimstoffe, Zucker, Harze, Kautschuk und Wachse. Die alkaloidfreien Samen bestehen zu etwa 50 % aus fettem Öl. **Opium** enthält etwa 40 Alkaloide vom Morphin- (Morphin, Codein, Thebain) und Benzylisochinolin-Typ (Papaverin, Noscapin, Narcein, Reticulin).

GESCHICHTE
Nahrungsmittel, Rauschmittel, Aphrodisiakum. Früheste Erwähnung auf einer sumerischen Schreibtafel (ca. 3 000 v. Chr.). Schlafmohn wurde bereits im Neolithikum angebaut (Oberitalien, Schweiz, Süddeutschland).

TRADITIONELLE VERWENDUNG
Aus dem Milchsaft der unreifen Mohnkapseln wird das **Opium** gewonnen. Darreichungsformen als Klistiere, gegessen oder geraucht.

MEDIZINISCHE VERWENDUNG
Die Samen liefern das in der Lebensmittelindustrie und zur Herstellung ölhaltiger pharmazeutischer Produkte verwendete Mohnöl. Homöopathisch u. a. bei Reizzuständen.

WIRKUNG
Opium wirkt wesentlich komplexer als die einzelnen Alkaloide. Stark berauschend, sedativ-hypnotisch, narkotisierend, krampflösend. **Cave!**: Giftig!

 ORGANISATIONSTYP ▸ **Pflanze**
narkotisierend; giftig!

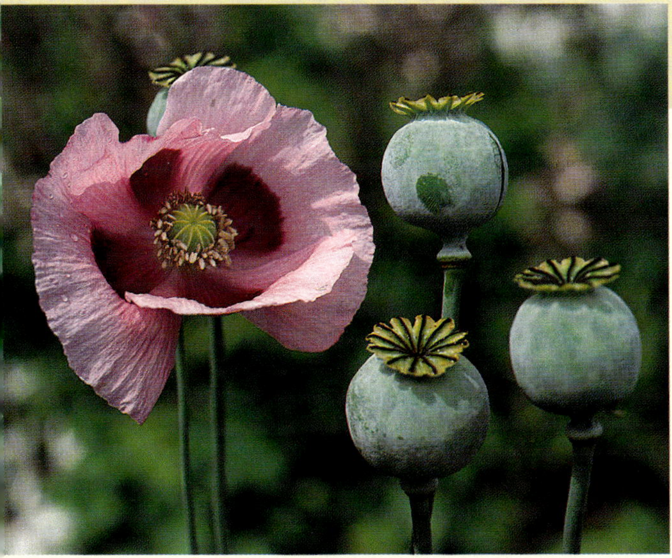

Papaver somniferum (Blüte, Samenkapsel)

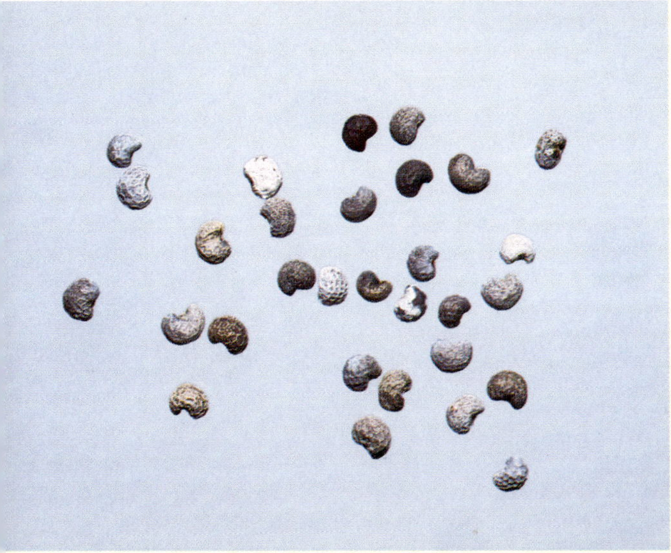

Semen Papaveris (Schlafmohnsamen)

Passiflora caerulea L.

SYNONYM —

Blaue Passionsblume

FAMILIE *Passifloraceae* Passionsblumengewächse

VOLKSTÜMLICHE NAMEN
Passionsblume; engl.: **Common Blue Granadilla**.

VERBREITUNG
Heimat südliches Nordamerika, Mittelamerika, in Südeuropa (Italien und Griechenland) verwildert.

BESCHREIBUNG
Mehrjähriger, reichblühender Kletterstrauch. Blätter herzförmig, 5- bis 7lappig, gestielt, wechselständig. Blüten weiß, 7 – 9 cm groß, mit blauen Fäden, verlängerte Blütenachse, 3 Griffel, 5 Staubblätter. Frucht hühnereiergroß, gelb. Gattung *Passiflora* mit 400 – 500 Arten.

BLÜTEZEIT
Juni – September.

VORKOMMEN
Kulturpflanze, Zimmerpflanze.

DROGEN
Herba Passiflorae, Passiflorae herba (Passionsblumenkraut; Stamm-Pflanzen: *P. caerulea*, ***Passiflora incarnata*** **L.**), außerdem die Wurzel(n) von ***Passiflora involucrata***, Fruchtsaft von ***Passiflora edulis*** (**Passionsfrucht**; engl.: **Yellow Passion Fruit**) und Blütenkelche von ***Passiflora foetida***.

INHALTSSTOFFE
Die Blätter enthalten cyanogene Verbindungen. Das Flavonoid Chrysin (5,7-Dihydroflavon), welches experimentell an Benzodiazepin-Rezeptoren bindet. Frische Blätter enthalten nach der ersten Fruchtreife bis zu 6 mg HCN pro 100 g. *P. incarnata* enthält Flavonoide (z. B. Vitexin), Cumarine und Maltol, entgegen früheren Angaben keine Harmanal-Alkaloide.

GESCHICHTE
Bereits in präkolumbiaischer Zeit wurden verschiedene *Passiflora*-Arten als Nahrungs- und Heilmittel genutzt.

TRADITIONELLE VERWENDUNG
Die Wurzeln von *Passiflora involucrata* werden als **Ayahuasca**-Additiv verwendet.

MEDIZINISCHE VERWENDUNG
Passiflora-Arten volksmedizinisch und homöopathisch als Schlaf- und Beruhigungsmittel (wenig gebräuchlich; empfohlene Tagesdosis 4 – 8 g). *P. incarnata* in Kombinationspräparaten. In rein pflanzlichen Beruhigungsmitteln zusammen mit *Valeriana, Humulus, Melissa, Crataegus, Avena* od. ä. *Passiflora*-Curarina-Tropfen (alkoholisch-wässriger Auszug aus dem Kraut; 36 % Ethanol), bei Unruhe, Nervosität, Einschlafstörungen.

WIRKUNG
Leicht sedative, antidepressive und spasmolytische (auch analgetische und antikonvulsive) Effekte in tierexperimentellen Untersuchungen. Nebenwirkungen sind nicht bekannt. **Cave!**: Schwach giftig.

ORGANISATIONSTYP ▸ Pflanze
analgetisch; sedativ; schwach giftig

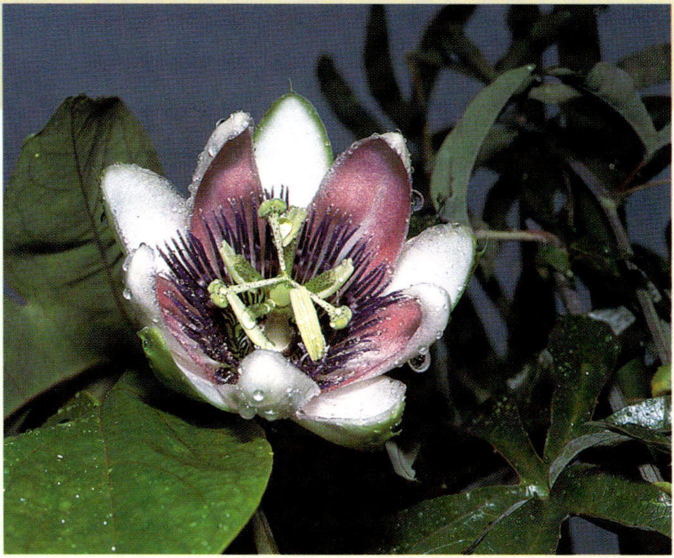

Passiflora incarnata (Blüte)

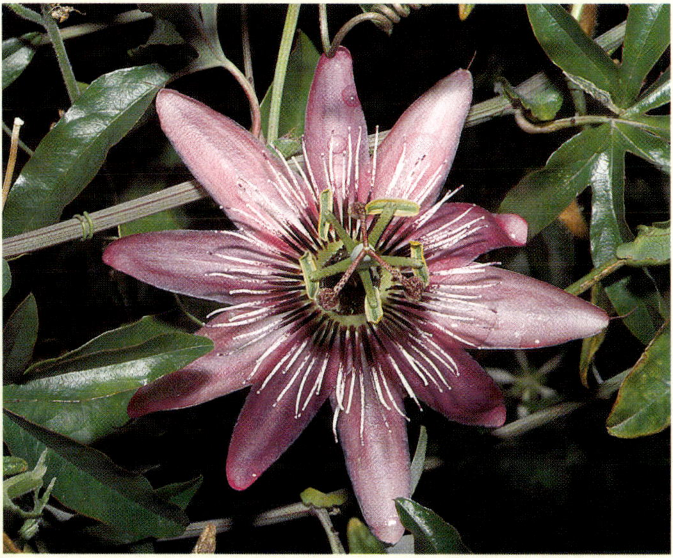

Passiflora caerulea (Blüte)

Peganum harmala L.

SYNONYM —

Syrische Steppenraute

FAMILIE *Zygophyllaceae* Jochblattgewächse

VOLKSTÜMLICHE NAMEN
Harmalkraut, **Harmelraute**, **Wilde Raute**; **Hom** (Persisch); syr.: **Besasa**; **Moly**; **Peganon** (bei DIOSKURIDES); engl.: **Wild Rue**.

VERBREITUNG
Westasien bis Nordindien, Mongolei, Mandschurei, Nordafrika.

BESCHREIBUNG
Mehrjährige buschige Pflanze, 50 – 100 cm hoch, betäubender Geruch. Blätter schmallanzettlich, segmentiert. Blüten einzeln, weiß. Kapselfrucht, kegelförmig, rötlich. Samen zahlreich, dreikantig, schwarz, bis 3 mm lang.

BLÜTEZEIT
April – Juli (August).

VORKOMMEN
Wüstenregionen und wüstenähnliche Gebiete.

DROGEN
Semen Harmalae (*Harmalae semen*; Steppenrautensamen) und aus den Samen gewonnenes Öl. Die indische Droge **Harmal** besteht aus den getrockneten Samen. Samen auch zum Färben von Stoffen (Türkischrot).

INHALTSSTOFFE
Die Samen enthalten halluzinogene Substanzen. β-Carbolin-Alkaloide (Harmin, Harmalin, Tetra-Hydroharman, Harmalol u. a. Basen), Chinazolin-Alkaloide mit ähnlicher Struktur und ätherisches Öl. Gesamtalkaloidgehalt 2 – 6 %.

GESCHICHTE
Vermutlich eine alte Ritualpflanze. Nach Auffassung einiger Autoren mit dem altpersischen **Haoma** identisch. Auch als Rauschmittel im antiken Mitraskult gedeutet.

TRADITIONELLE VERWENDUNG
Heil-, Räuchermittel, Aphrodisiakum, bei religiösen und magischen Ritualen. Die Samen werden gut gekaut und geschluckt (ca. 2 – 5 g), auch geraucht, bei vielen Anlässen geräuchert (Krankenheilungen, Exorzismen). Anscheinend besonders effektiv in Kombination mit anderen psychoaktiven Verbindungen, insbesondere Tropan-Alkaloiden, Psilocybin und DMT-haltigem Material.

MEDIZINISCHE VERWENDUNG
Steppenrautensamen werden volksmedizinisch hauptsächlich in der Frauenheilkunde verwendet. Aufgüsse der Samen u. a. bei Magenbeschwerden und Herzerkrankungen, Asthmamittel, Antiseptikum (der Rauch verglühender Samen).

WIRKUNG
In niedriger Dosierung (25 bis 50 mg) beruhigend, antidepressiv, höhere Dosen (250 – 500 mg) halluzinogen. Übelkeit, Erbrechen, vermehrter Speichelfluss, Zittern, MAO-Hemmung. Bei Überdosierung evtl. Lähmungen des Zentralnervensystems. **Cave!**: Schwach giftig.

 ORGANISATIONSTYP ▸ **Pflanze**
beruhigend; halluzinogen; schwach gif

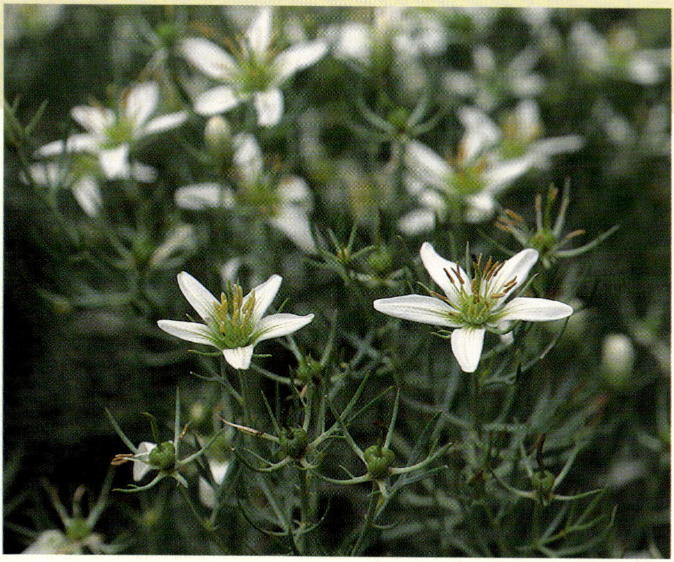

Peganum harmala (Blüte, Habitus)

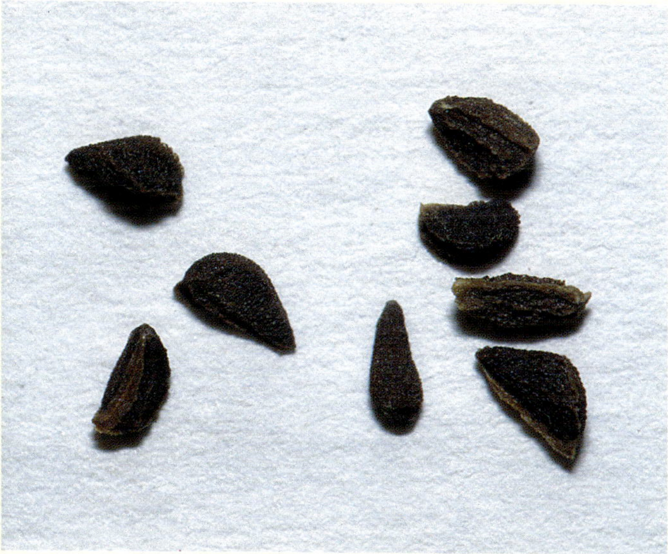

Semen Harmalae (Steppenrautensamen)

Petroselinum crispum A. W. HILL

SYNONYM *Apium petroselinum* L., *Petroselinum sativum* HOFFM.

Gartenpetersilie

FAMILIE *Apiaceae* Doldengewächse

VOLKSTÜMLICHE NAMEN
Petersilie; **Pitar saleri** (Hindi); sp.: **Perejil**; engl.: **Parsley**.

VERBREITUNG
Heimat wahrscheinlich Südosteuropa, östliches Mittelmeergebiet, Nordafrika.

BESCHREIBUNG
Zweijährige krautige Pflanze. Stängel bis zu 80 cm lang. Blätter dunkelgrün, gekräuselt, doppelt bis dreizählig gefiedert. Blüten zu Doppeldolden zusammengefasst. Dolden lang gestielt. Kronblätter grünlich-gelb. Wurzel kräftig, rübenförmig, gelblich-weiß bis rötlich-gelb. 2 Unterarten: ***P. crispum* ssp. *crispum*** (**Blattpetersilie**), ***P. crispum* ssp. *tuberosum*** (**Knollenpetersilie, Wurzelpetersilie**). 3 chemische Rassen (Myristicin-, Apiol-, Allyltetramethoxybenzol-Rasse).

BLÜTEZEIT
Juni – Juli.

VORKOMMEN
In zahlreichen Formen als Gemüsepflanze kultiviert, zuweilen verwildert.

DROGEN
Fructus Petroselini (*Petroselini fructus*), *Radix Petroselini*, (*Petroselini radix*), *Herba Petroselini* (*Petroselini herba*), *Folia Petroselini* (*Petroselini folium*; Petersilienfrüchte, -wurzel, -kraut, -blätter), *Petroselini aethereolum e fructibus* (*Oleum Petroselini*) (Petersilienfruchtöl).

INHALTSSTOFFE
Die Früchte enthalten ätherisches Öl (3 – 6 %), Hauptverbindungen sind Apiol, Myristicin und 1-Allyl-2,3,4,5-tetra-methoxybenzol. Wurzelöle enthalten Apiol, Myristicin, Bergapten und Isoimperatorin.

GESCHICHTE
Antikes Symbol der Wiedergeburt. Seit dem Mittelalter in praktisch allen Arzneibüchern aufgeführt.

TRADITIONELLE VERWENDUNG
Küchengewürz (Blätter). Wurzeln und Früchte zur Herstellung von Teemischungen, zur Gewinnung des Öles sowie zur Isolierung von Apiol. In der frühen Neuzeit Bestandteil sog. **Flugsalben**.

MEDIZINISCHE VERWENDUNG
Volksmedizinisch u. a. zur Blutreinigung und Behandlung von Erkrankungen der Harnwege. Öle und Apiolpräparate bei Menstruationsbeschwerden, Dysmenorrhoe (schmerzhafte Menstruation) und als Diuretikum. Homöopathisch eine Essenz aus dem frischen Kraut sowie eine Tinktur aus den reifen Früchten.

WIRKUNG
Leicht erregend, berauschend, evtl. leicht halluzinogen (psychoaktiv). **(Cave!:)** Die wirksame Dosis ist leber- und nierenschädigend. Reizt sehr stark den Magen-Darm-Trakt. Apiol wirkt leicht psychoaktiv, in höheren Dosen abortiv.

ORGANISATIONSTYP ▸ **Pflanze**
halluzinogen; organschädigend

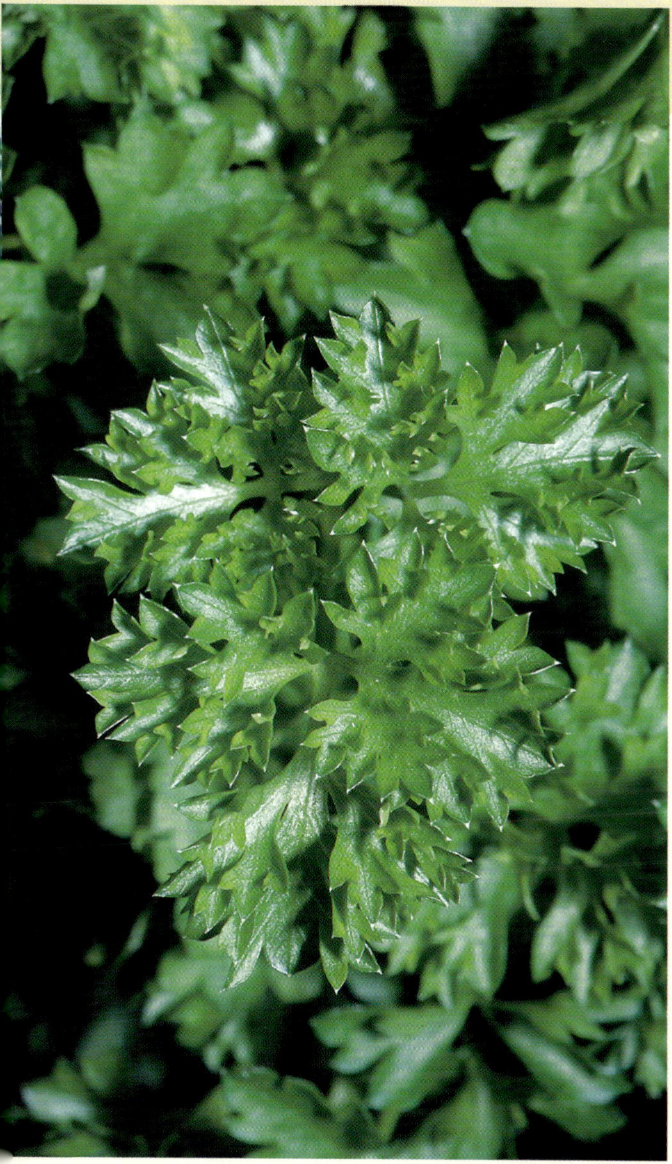

Petroselinum crispum (Habitus)

Phalaris arundinacea L.

SYNONYM *Baldigera arundinacea, Phalaroides arundinacea* u. a.

Rohrglanzgras

FAMILIE *Poaceae* Süßgräser

VOLKSTÜMLICHE NAMEN
Bendgras, **Glanzgras**, **Rohrglanzgras**; **Phalaridos**; engl.: **Reed Canarygrass**, **Reed Grass**.

VERBREITUNG
Europa, Nordafrika, Nordamerika, West-, Nord- und Ostasien.

BESCHREIBUNG
Mehrjährige, robuste Pflanze, schilfähnlich, bis 2 m hoch, mit langlebigen Wurzelstöcken. Halme graugrün, teils verzweigt. Blätter lang und breit, mit rauen Kanten. Rispe blassgrün oder rotviolett gefärbt, Ährchen einblütig. Mehrere Varietäten und Kulturformen.

BLÜTEZEIT
Juni – August.

VORKOMMEN
In dichten Beständen in Uferregionen und feuchten Wiesen. Bei guten Bedingungen durchsetzungsfähiges Wachstum. Kälteresistent.

DROGEN
Folia (Glanzgrasblätter). Extrakte oder Preßsaft (*Phalaris*-Extrakt).

INHALTSSTOFFE
Indol-Alkaloide (in allen Pflanzenteilen), Zusammensetzung je nach Rasse, Sippe, Standort, Erntezeit usw. sehr variabel. Hauptsächl. 5-MeO-DMT, möglicherweise 6-MeO-Methyl-1,2,3,4-Tetrahydro-β-Carbolin und etwa 5 % 2-Methyl-1,2,3,4-Tetrahydro-β-Carbolin, evtl. hohe Konzentrationen des toxischen Alkaloids Gramin.

GESCHICHTE
Die Pflanze war bereits in der Antike bekannt. Die psychoaktiven Inhaltsstoffe wurden durch Untersuchungen für landwirtschaftliche Zwecke entdeckt.

TRADITIONELLE VERWENDUNG
Ertragreiche Futterpflanze mit in der Wachstumsphase mittelmäßigem, sonst eher niedrigem Futterwert. Zur Deckung des Nahrungsbedarfes einiger Wildtiere. Zur Herstellung sog. **Ayahuascaanaloge** (***Phalaris aquatica* L.** eignet sich möglicherweise auch). Extrakte oder Presssaft werden mit den Samen von *Peganum harmala* (s. S. 164) oder einem Extrakt daraus eingenommen. Konzentrierte Extrakte werden auch geraucht (mit gut rauchbarem Pflanzenmaterial)

MEDIZINISCHE VERWENDUNG
Volksmedizinisch wurde das zerstoßene, mit Wasser oder **Wein** zu Saft verarbeitete Kraut bei Blasenleiden verwendet.

WIRKUNG
Häufig als unangenehm empfundene psychoaktive Wirkung. In Kombination mit einem Extrakt aus den Samen von *Peganum harmala* wirkt *Phalaris*-Extrakt psychoaktiv (psychedelisch), allerdings mit als Nebenwirkungen auftreten der Übelkeit und Erbrechen. **Cave!** Giftig! *Phalaris* (60 g Frischgewicht) und 3 g *Peganum harmala* zeigen stark toxische Wirkung.

ORGANISATIONSTYP ▸ **Pflanze**
psychoaktiv; giftig!

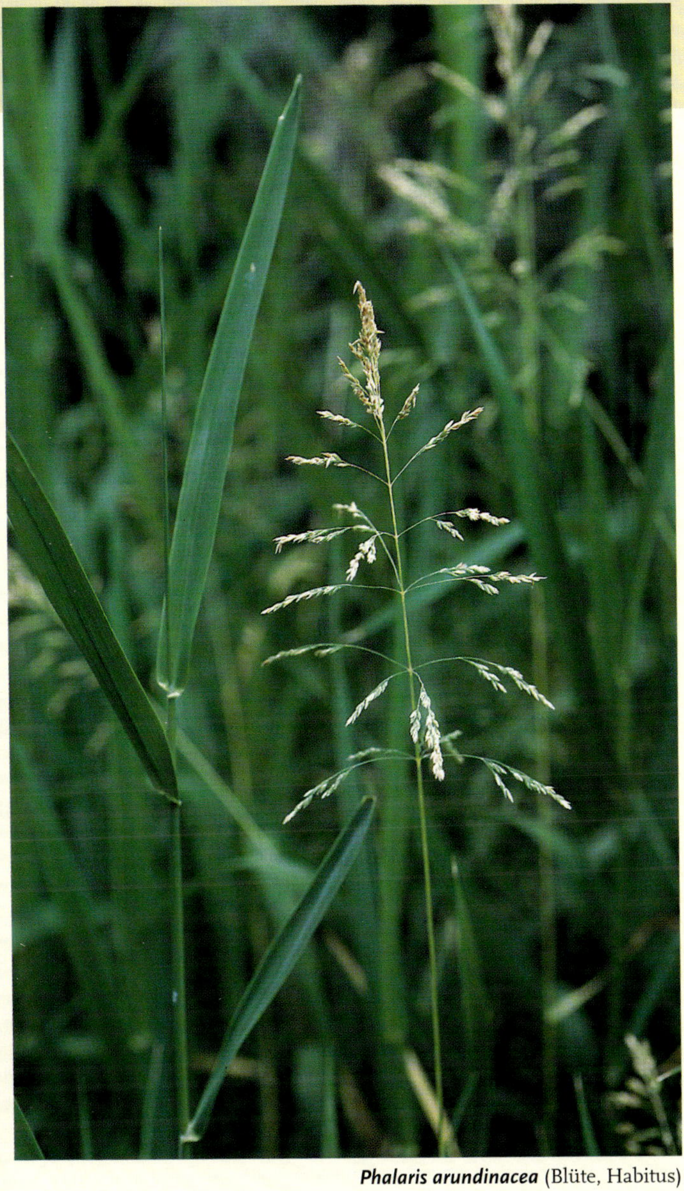

Phalaris arundinacea (Blüte, Habitus)

Phragmites australis TRIN. ex STEUD.

SYNONYM *Arundo phragmites* L., *Phragmites communis* TRIN. u.

Gemeines Schilfrohr

FAMILIE *Poaceae* Süßgräser

VOLKSTÜMLICHE NAMEN
Geimeines Rohr, **Ried**, **Schilfrohr**; **Schelef**; gr.: **Phragmites**; engl.: **Common Reed**, **Reed**, **Reed Grass**.

VERBREITUNG
Mitteleuropa. Weltweit verbreitet.

BESCHREIBUNG
Ausdauerndes Sumpfgras. Stängel aufrecht, meist 1 – 4 m hoch, am Grund dicke, vielverzweigte, bis 10 m lange Ausläufer treibend. Blätter 40 – 50 cm lang und 1 bis 2 cm breit. Am Grunde der Blattspreite befindet sich die zu einem weißlichen Haarkranz ausgebildete Ligula (Blatthäutchen). Rispe vielblütig, bildet dunkelviolette, 4- bis 6blütige Ährchen aus. Samenreife im Winter.

BLÜTEZEIT
Juli – September.

VORKOMMEN
Uferregionen von Flüssen und Seen, Riedgraswiesen und im Flachmoorgebiet.

DROGEN
Radix (*Rhizoma*) *Arundinis vulgaris* (Schilfrohrwurzel).

INHALTSSTOFFE
Der Wurzelstock des Schilfrohrs enthält *N,N*-DMT, 5-MeO-DMT, Bufotenin und Gramin.

GESCHICHTE
In Ägypten war das Schilfrohr ein vielseitig genutzter Werkstoff. Antike Autoren (DIOSKURIDES, THEOPHRAST, PLINIUS) beschreiben die Pflanze. Die Pflanze wurde als Dachabdeckung, zur Zellulosegewinnung, zur Herstellung von Pfeilen und Rohrmatten usw. verwendet. Nahrungslieferant. Das süße Mark kann zu fermentierten Getränken verarbeitet werden.

TRADITIONELLE VERWENDUNG
Nordamerikanische Indianer verwenden Rohrfragmente (offenbar als Rauchgeräte) zum Rauchen wilder Tabak-Arten (*Nicotiana*-Arten). Über einen traditionellen Gebrauch für psychoaktive Zwecke ist anscheinend nichts bekannt. Nach Literaturangaben werden 20 – 50 g der frischen oder getrockneten Wurzel mindestens 15 min ausgekocht und mit 3 g Samen von *Peganum harmala* (s. S. 164) vermischt als **Ayahuascaanalog** getrunken.

MEDIZINISCHE VERWENDUNG
Volksmedizinisch wird ein Aufguss aus der Wurzel als Diuretikum sowie bei Verschleimung, Husten und Lungenschmerzen getrunken.

WIRKUNG
Unzureichende (bzw. ungenaue) Angaben. Berichte über psychoaktive Wirkungen beruhen meist auf der Erfahrung mit einem **Ayahuascaanalog**. Häufig wird die Einnahme von unangenehmen Nebenwirkungen (Übelkeit, Erbrechen, Durchfall) begleitet. **Cave!**: Giftverdächtig bis giftig!

ORGANISATIONSTYP ▸ **Pflanze**
evtl. psychoaktiv; giftverdächtig bis gifti

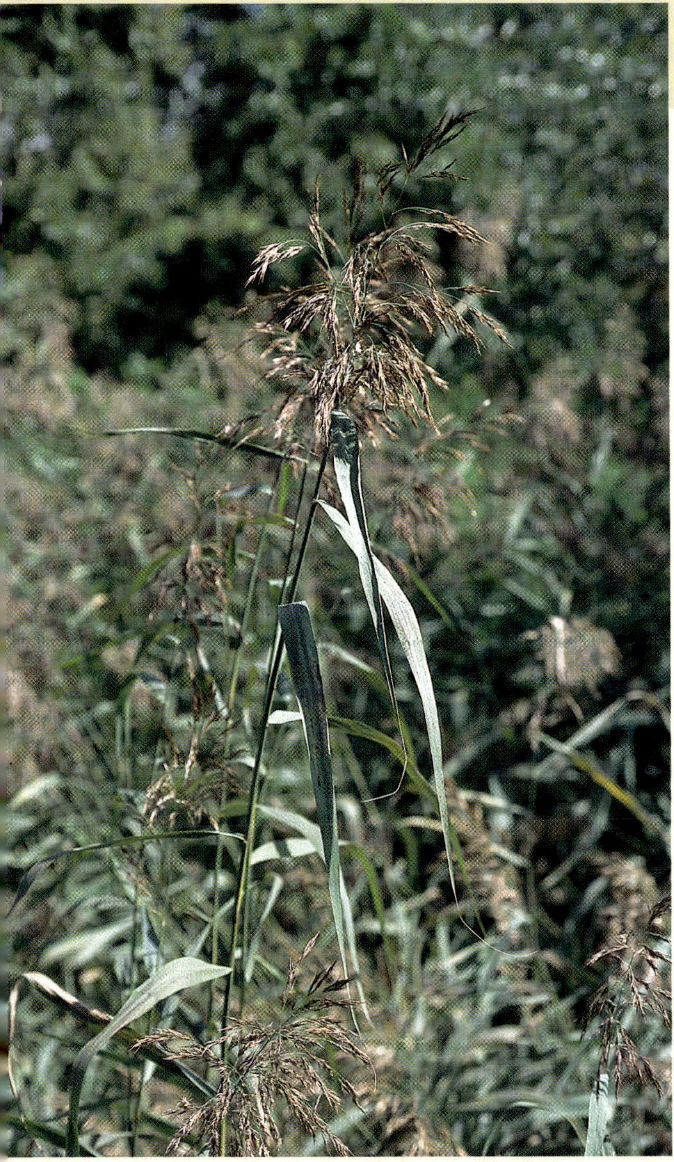

Phragmites australis (Blüte, Habitus)

Physalis spp. L.

SYNONYM —

Judenkirschen-Arten

FAMILIE *Solanaceae* Nachtschattengewächse

VOLKSTÜMLICHE NAMEN
Blasenkische, **Judenkirsche** (bezieht sich darauf, dass der Kelch der Kopfbedeckung jüdischer Frauen im Mittelalter ähnelt). **Lampionblume** (*Ph. alkekengi*); **poowa** (***Physalis minima***); engl.: **Winter Cherry**.

VERBREITUNG
Ph. alkekengi: Europa. *Ph. peruviana*: Peru.

BESCHREIBUNG
120 Arten. ***Physalis alkekengi* L.**: Ausdauernde, krautige Pflanze. Stängel. 25 – 60 cm hoch, behaart. Blätter gestielt, eiförmig-zugespitzt, paarweise. Blüten einzeln mit grünlich-weißer Krone. Kelch zur Fruchtreife blasig-glockig, orangerot, bis 8 cm lang. Beerenfrucht, ca. 1,5 cm ∅; ***Physalis peruviana* L.** (**Kapstachelbeere**): Kelch zur Fruchtreife ca. 2 cm groß, weißlich-hellbräunlich, trockenhäutig. Beeren fast gleich groß, gelb, fest vom Kelch umschlossen.

BLÜTEZEIT
Mai – August.

VORKOMMEN
Wälder, Kahlschläge, Hügel, Weinberge, Geröllhalden (bis 800 m). Trockene, steinige Standorte. Selten verwildert.

DROGEN
Fructus (*Physalis*-Früchte).

INHALTSSTOFFE
Die Wurzeln einiger Arten enthalten Tropanalkaloide und Alkaloide vom Hygrintyp. *Ph. alkekengi* enthält die schwach giftigen Bitterstoffe Physalin A, B und C.

GESCHICHTE
Nahrungsmittel (hauptsächlich kultivierte Fruchtlieferanten sind ***Physalis pubescens* L.** und *Ph. peruviana*). Von einigen Autoren als das nicht identifizierte, psychoaktive **Halicacabon** gedeutet.

TRADITIONELLE VERWENDUNG
Zierpflanze. Einige Arten sind von ethnomedizinischer Bedeutung (*Ph. peruviana*, *Ph. pubescens*). Die Hüllblätter der *Physalis*-Früchte werden geraucht.

MEDIZINISCHE VERWENDUNG
Der Saft der im nordwestlichen Amazonasgebiet verbreiteten Art ***Physalis angulata* L.** wird in der brasilianischen Volksmedizin zur Behandlung von Ohrenschmerzen eingesetzt.

WIRKUNG
Beim Rauchen psychoaktiv bzw. narkotisch. *Ph. angulata* soll schwach narkotisch wirken. Große Mengen der Früchte von *Physalis minima* sollen berauschende Effekte haben. **Cave!**: Alle Pflanzenteile mit Ausnahme der Beeren sind giftig (die Ungiftigkeit der Beeren wird von einigen Autoren in Frage gestellt)! Einige Arten gelten als giftverdächtig. Blätter und unreife Früchte sollen beim Menschen lokale Reizwirkung haben.

ORGANISATIONSTYP ▸ **Pflanze**
psychoaktiv; narkotisch; giftig

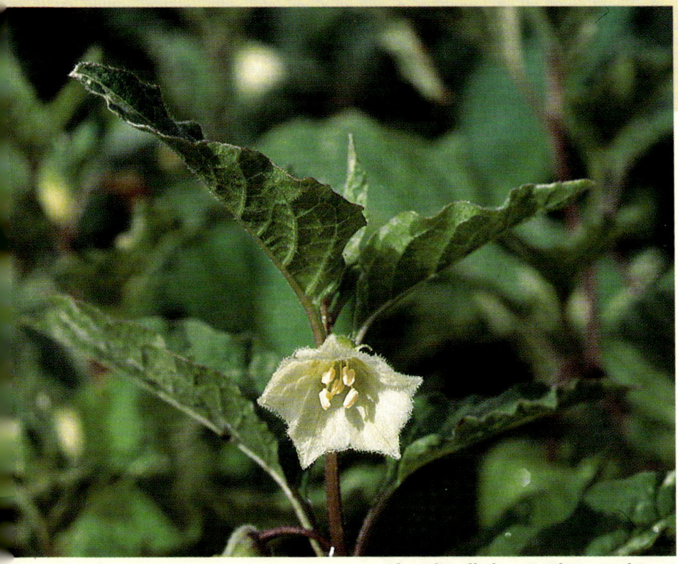

Physalis alkekengi (Blüte, Habitus)

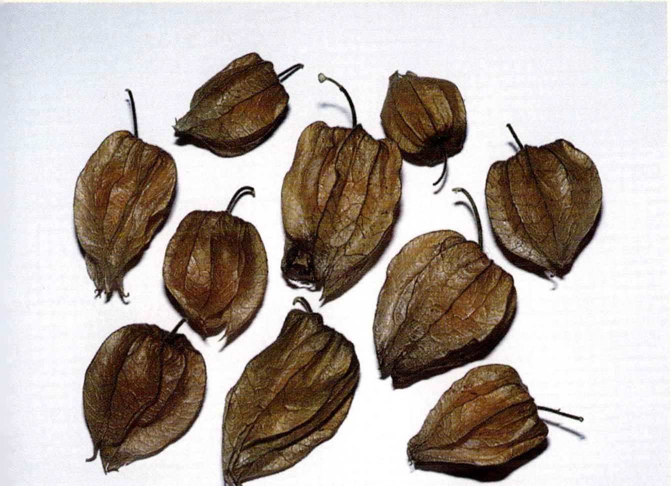

***Physalis*-Früchte** (Trockenpräparat)

Phytolacca acinosa Roxb.

SYNONYM *Phytolacca esculenta* Van Houtte

Essbare Kermesbeere

FAMILIE *Phytolaccaceae* Kermesbeerengewächse

VOLKSTÜMLICHE NAMEN
Kermesbeere, **Kermesbeerspinat**; China: **Shang-lu**; engl.: **Cancer-Root**, **Indian Poke**, **Pokeberry**, **Pokeweed**.

VERBREITUNG
China, Japan, Korea, Indien. Tropische und warme Zonen beider Hemisphären.

BESCHREIBUNG
Pflanze buschig, stark verzweigt, bis 1 m hoch, mit rübenförmiger Wurzelknolle. Stängel hellgrün bis violett. Blätter länglich-eiförmig, spitz, bis zu 26 cm lang. Blüten in endständigen Trauben, weißlich. Beerenfrüchte purpur- bis schwarzviolett.

BLÜTEZEIT
Juni – August.

VORKOMMEN
Kulturpflanze, Zierstrauch. Selten (in Weinbergen) verwildert.

DROGEN
Radix Phytolaccae (Kermesbeerenwurzel). Stamm-Pflanzen: *Ph. acinosa*, *Ph. americana* u. a. Arten.

INHALTSSTOFFE
Triterpensaponine. Die rote Farbe der Früchte geht auf das Vorhandensein von Betanin und Iso-Betanin zurück. Die Wurzeln von *Ph. acinosa* enthalten Saponine, Blätter und Früchte enthalten Triterpene. Wurzeln, Blätter und Samen enthalten Proteine. ***Phytolacca bogotensis* H.B.K.** enthält Cyanoglykoside.

GESCHICHTE
Alte chinesische Nahrungs- und Arzneipflanze. Unter der Bezeichnung **fu** im altchinesischen "Buch der Lieder" (ca. 1 000 – 500 v. Chr.) erwähnt.

TRADITIONELLE VERWENDUNG
Die Wurzel wurde mit **Ginseng** (***Panax ginseng* C. A. Mey**) und Alraune (*Mandragora officinarum*) assoziiert bzw. als Ersatz für die Wurzel der Tollkirsche (*Atropa belladonna*) gebraucht. Es ist nicht bekannt, wie und in welcher Dosis die Wurzel von *Ph. acinosa* für psychoaktive Zwecke zubereitet und eingenommen wurde. Möglicherweise als Zusatz bei der Herstellung von **Sake** (**Reiswein**). ***Phytolacca americana* L.** (**Amerikanische Kermesbeere**) soll von nordamerikanischen Indianern als Narkotikum verwendet worden sein.

MEDIZINISCHE VERWENDUNG
Die Wurzeln werden in der traditionellen chinesischen Medizin zur Behandlung von Tumoren, Ödemen und Bronchitis eingesetzt. In Tibet zur Schmerzbehandlung nach Verletzungen verwendet.

WIRKUNG
Chinesische Quellen berichten von psychoaktiven (halluzinogenen) Wirkungen. Möglicherweise wirkt *Rh. acinosa* wie andere Arten der Gattung betäubend. **Cave!**: Gattung *Phytolacca* mit sowohl essbaren als auch giftigen Arten!

 ORGANISATIONSTYP ▸ **Pflanze**
essbar bis giftig!

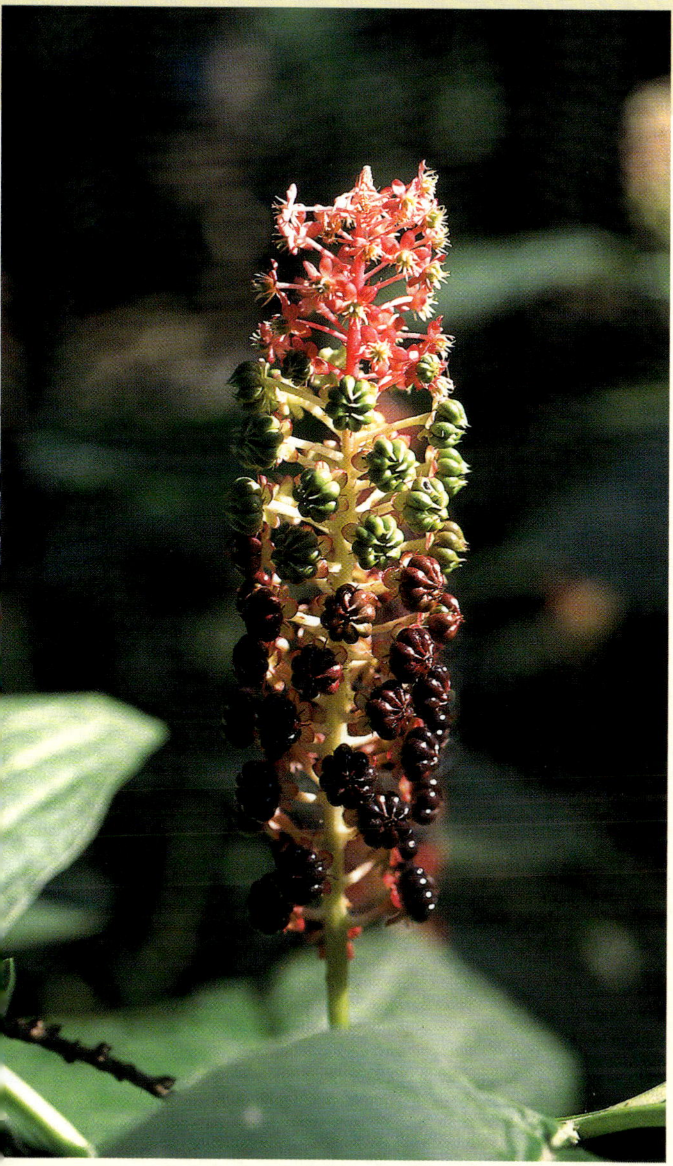

Phytolacca polyandra (Früchte)

Piper betle L.

SYNONYM *Chavica betle* (L.) MIQ.

Betelpfeffer

FAMILIE *Piperaceae* Pfeffergewächse

VOLKSTÜMLICHE NAMEN
Betelpfeffer; **Fu-liu-t´eng** (Altchinesisch); **Nagavalli** (Sanskrit); engl.: **Betel-leaf**, **Betel Pepper**.

VERBREITUNG
Südostasien, Ostafrika, Madagaskar, Karibik.

BESCHREIBUNG
Mehrjährige Kletterpflanze, lang, verzweigt, bis 5 m hoch. Blätter immergrün, schlank, herzförmig, glänzend, dunkelgrün, fleischig, lederig, kahl oder spärlich behaart, 10 – 14 cm lang. Männliche Blütenähren zylindrisch, weibliche Blüten bis 4 cm lang. Steinfrucht, rund.

BLÜTEZEIT
Ganzjährig blühend.

VORKOMMEN
Ausschließlich in tropischen Zonen. Als Genussmittel kultiviert.

DROGEN
Folia Piperis betle, Piperis betle folia (Betelpfefferblätter), frische oder getrocknete Blätter. Geschmack aromatisch scharf. *Radix, Fructus Piperis betle* (Betelpfefferwurzel, -frucht). Gelegentlich auch *Gemma(e)* (Knospen).

INHALTSSTOFFE
Betelpfefferblätter enthalten ätherisches Öl (0,2 – 2,6 %) mit den phenolischen Bestandteilen Eugenol, Isoeugenol, Allylpyrocatechol, Chavicol, Carvacrol und den nichtphenolischen Anteilen Cineol, Cadinen, α-Caryophyllen, außerdem Safrol, Anethol, β- und γ-Sitosterol, Harz, Gerb- und Scharfstoffe, andere Substanzen. Malaiische Ware mit bis zu 69 % Chavicol.

GESCHICHTE
Der Betelpfeffer wird bereits in frühen Sanskrittexten erwähnt. Eines der wichtigsten Handelsgüter in Südostasien.

TRADITIONELLE VERWENDUNG
Genuss-, Heilmittel, Aphrodisiakum. Hauptsächlich zur Herstellung des anregenden **Betelbissens** (zermahlene Betelnüsse, verschiedene Gewürze, gelöschter Kalk, eingerollt in ein frisches Betelblatt), dieser wird über Stunden im Mund ausgekaut und ausgesaugt.

MEDIZINISCHE VERWENDUNG
Volksmedizinisch in Süd- und Südostasien bei Husten, Schleimhautentzündungen, Mittelohrentzündung, Diphterie und Magenbeschwerden. In Indien zur Behandlung von Schlangenbissen.

WIRKUNG
Stark anregend, stimmungsaufhellend, wachmachend, allgemeine Irritation, antibiotische und carminative Eigenschaften, langfristig Zahnverfärbungen durch Betelkauen. Chronischer Betelnusskonsum erhöht die Häufigkeit von Mund- höhlen- und Zungenkrebs. **Cave!**: Schwach giftig.

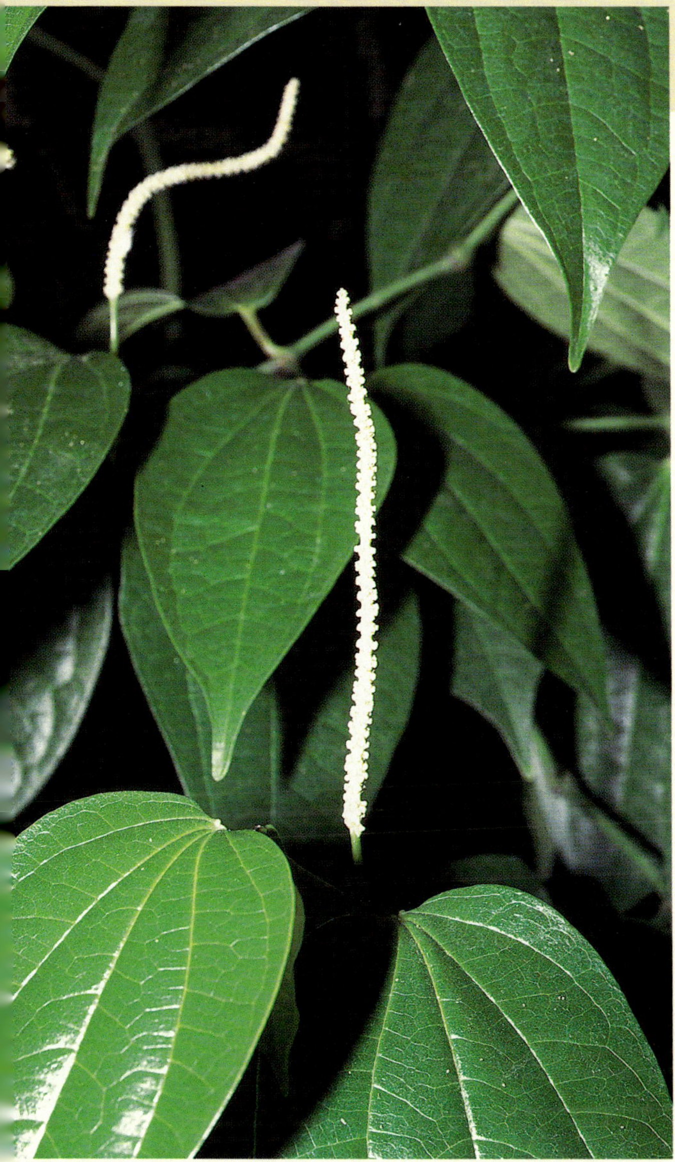

Piper betle (Blüte, Habitus)

Piper nigrum L.

SYNONYM —

Echter oder Schwarzer Pfeffer

FAMILIE *Piperaceae* Pfeffergewächse

VOLKSTÜMLICHE NAMEN
Echter Pfeffer, Schwarzer Pfeffer; engl.: **Common Pepper**.

VERBREITUNG
Südostasien. Angepflanzt besonders in Ostindien, auf den Sundainseln und im tropischen Amerika.

BESCHREIBUNG
Mehrjährige Kletterpflanze, mit Hilfe rankender Wurzeln an Stämmen emporkletternd, bis zu 15 m lang, stark verzweigt, sehr elastisch. Blätter schlank, eiförmig. Blüten in 8 – 10 cm langen Blütenständen, den Blättern gegenüber. Steinfrüchte erbsengroß, rot, in einem langen, hängenden Fruchtstand sitzend.

BLÜTEZEIT
Ganzjährig blühend, ständig reifende Früchte.

VORKOMMEN
Ausschließlich in tropischen Gebieten.

DROGEN
Fructus Piperis nigri, Piperis nigri Fructus (Pfeffer), die unreif gepflückten, getrockneten Früchte (Schwarzer Pfeffer). *Fructus Piperis albi, Piperis albi fructus*, die völlig reifen, vom Fruchtfleisch befreiten Früchte (Weißer Pfeffer). Nach Reifegrad (hart, halbhart, leicht) und Herkunft gehandelt. *Fructus Cubebae* (Kubebenpfeffer von ***Piper cubeba* L.**). *Rhizoma Kava-Kava* (Kava-Kava von ***Piper methysticum* Forst. f.**, Hauptbestandteil des entspannend-sedativen *Kawa-*(-Trankes).

INHALTSSTOFFE
Der scharfe Geschmack ist auf Trans-Piperin zurückzuführen (2 – 5 %), ein aus Piperidin und Piperinsäure zusammengesetztes Säureamid, Begleitstoffe Piperettin, Piperanin und Piperylin, den aromatischen Geschmack bewirken ätherische Öle (1 – 2,5 %). Der Würzwert beruht auf den Scharfstoffen und dem ätherischen Öl.

GESCHICHTE
Pfeffer ist das wahrscheinlich bekannteste Gewürz, mit großem Einfluss auf die Kulturgeschichte.

TRADITIONELLE VERWENDUNG
Gewürz.

MEDIZINISCHE VERWENDUNG
Heilpflanze (Stomachikum, Karminativum). In der europäischen und asiatischen Volksmedizin als Aphrodisiakum.

WIRKUNG
Anregend, Piperidin wirkt antiphlogistisch, schleimhautreizend. In der Droge wurden Säureamide mit lokalanästhetischer Wirkung nachgewiesen. Psychoaktive *Piper*-Arten: ▸ ***Piper angustifolium*** **(Maticopfeffer)**, ***Piper auritum*** **(Goldpfeffer)**, *P. betle, P. cubeba*, ***Piper elongatum***, ***Piper interitum*** **(Tetsipfeffer)**, ***Piper longum*** **(Langer Pfeffer)**, *P. methysticum* u. a.

ORGANISATIONSTYP ▸ **Pflanze**
anregend; einige psychoaktive *Piper*-

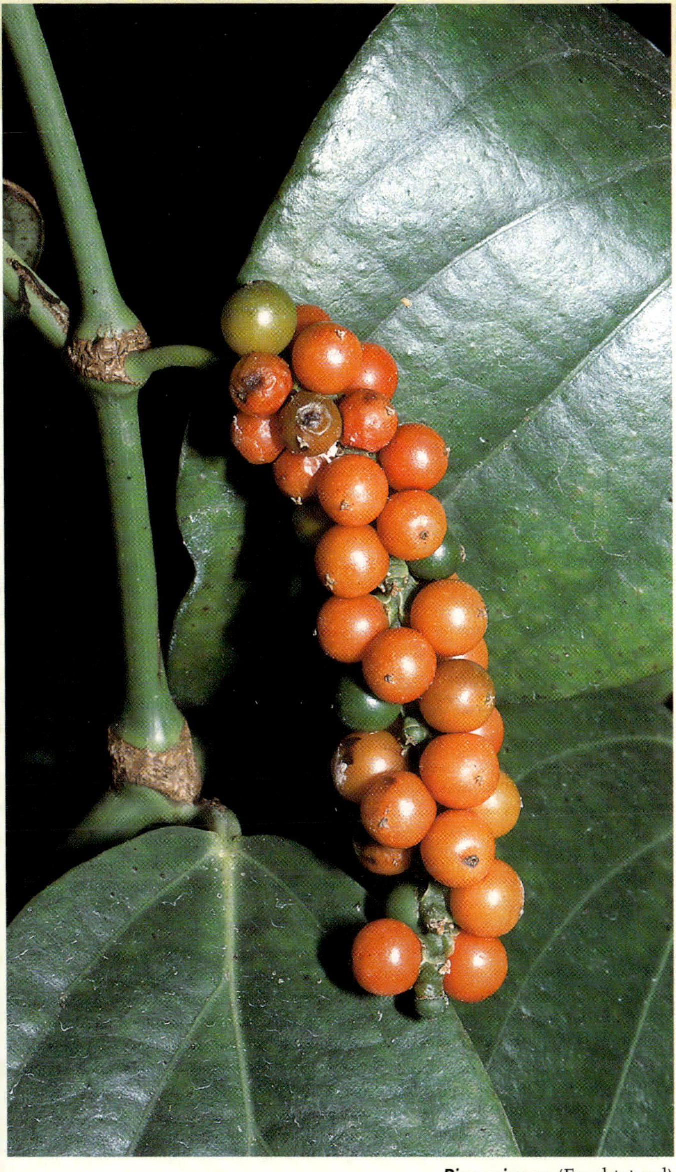

Piper nigrum (Fruchtstand)

Ranunculus acris L.

SYNONYM *Ranunculus acer* L.

Scharfer Hahnenfuß

FAMILIE *Ranunculaceae* Hahnenfußgewächse

VOLKSTÜMLICHE NAMEN
Butterblume; chin.: **Mao-Ken** (*Ranunculus*-Art), **Shui-Lang**; engl.: **Buttercup**.

VERBREITUNG
Gemäßigte Zonen beider Hemisphären, auch in Mitteleuropa.

BESCHREIBUNG
Ausdauernde Pflanze, 30 – 70 cm hoch. Rhizom unverzweigt, nicht kriechend. Stängel rund. Grundblätter handförmig 3- bis 5teilig, Umriss eckig mit schmalen, 3spaltigen, eingeschnitten-gesägten Abschnitten. Blüten ziemlich groß, gelb 2 – 2,5 cm Ø. Blütenkronblätter sind blumenblattartige Nektarblätter und tragen an ihrer Basis eine Nektardrüse. Staubblätter und Stempel zahlreich. Fruchtschnabel kurz, fast gerade, nur wenig gekrümmt. Schließfrüchte, einsamig, flach, rundlich, zu kugelförmigen Köpfchen vereint.

BLÜTEZEIT
Mai – Oktober.

VORKOMMEN
Wiesen, Gebüsch, bis in alpine Regionen.

DROGEN
Keine genauen Angaben (siehe unten), vermutlich das Kraut.

INHALTSSTOFFE
Alle Pflanzenteile (auch die Wurzel) enthalten Saponine Protoanemonin, Anemonin. ***Ranunculus flammula*** **(Brennender Hahnenfuß)** enthält Anemonin und Anemonsäure. In der Gattung wurden Glykoside nachgewiesen.

GESCHICHTE
Nur wenige Angaben (siehe unten).

TRADITIONELLE VERWENDUNG
In der frühen chinesischen Literatur ist eine der Gattung *Ranunculus* zugeordnete Art, vermutlich *R. acris*, mit Vorkommen an Bach- und Flussufern, als gefährliche Giftpflanze erwähnt, die Identität dieses Krautes ist jedoch nicht eindeutig bestimmt. Dosis und Art der Einnahme (für psychoaktive Zwecke) sind nicht bekannt.

MEDIZINISCHE VERWENDUNG
Heilpflanze (keine weiteren Angaben).

WIRKUNG
Nach einigen Angaben angeblich (möglicherweise) psychoaktiv (tatsächliche psychoaktive Wirksamkeit allerdings fraglich). Die oben genannte Pflanze soll Wahnvorstellungen hervorrufen. LI SHIH-CHEN zitierte KOHUNG (ca. 320 n. Chr.): „... unter den Kräutern gibt es Shui-Lang, eine Pflanze mit rundlichen Blättern, die an Bachläufen wächst und von Krabben gefressen wird. Diese ist giftig und stürzt den, der sie versehentlich isst, ins Delirium ... Das Heilmittel ist in Lakritzen zu verwenden.“ **Cave!**: Giftig!

ORGANISATIONSTYP ▸ Pflanze
angeblich psychoaktiv; giftig!

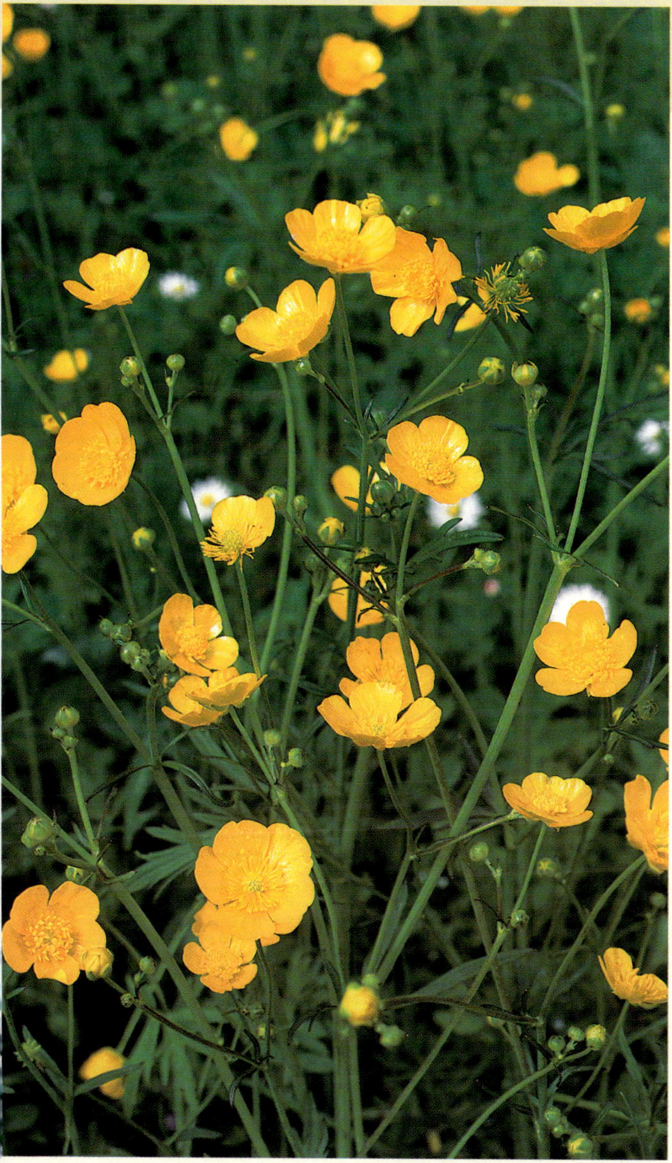

Ranunculus acris (Blüte, Habitus)

Rauvolfia serpentina Benth. ex Kurz

SYNONYM *Rauwolfia* (veraltete Schreibweise)

Schlangenwurz(el)

FAMILIE *Apocynaceae* Hundsgiftgewächse

VOLKSTÜMLICHE NAMEN
Schlangenwurz, **Schlangenwurzel**; engl.: **Common Bistort**, **Snakeweed**, **Snakewood**.

VERBREITUNG
Indien.

BESCHREIBUNG
Mehrjähriger, bis 1 m hoher Strauch, mit charakteristischer Wurzel. Blätter elliptisch, 7 bis 25 cm lang. Blütenröhre rötlich. Steinfrucht kugelig, schwarz. Gattung mit ca. 60 Arten.

BLÜTEZEIT
Sommer.

VORKOMMEN
Die meisten *Rauvolfia*-Arten sind tropisch (weltweit).

DROGEN
Radix Rauvolfiae serpentinae, *Rauvolfiae radix* (Indische Schlangenwurzel). Stamm-Pflanzen: *R. serpentina*, ***Rauvolfia tetraphylla***, ***Rauvolfia vomitoria*** Afzel u. a.

INHALTSSTOFFE
R. serpentina enthält über 30 Alkaloide (Gesamtalkaloidgehalt 0,8 bis 1,5 %). Die Wurzeln der *Rauvolfia*-Arten enthalten Reserpin (Hauptalkaloid) u. a. Alkaloide (Indolalkaloide; auch in den Gattungen ***Aspidiosperma*** (z. B. ***Aspidiosperma quebracho-blanco***; **Quebracho**), *Catharanthus*, ***Tabernanthe*** (z. B. ***Tabernanthe iboga***; **Iboga**) und ***Vinca***), Corynanthin, Isorauhimbin und Yohimbin. Viele *Apocynaceae* führen toxische Inhaltsstoffe und werden zur Durchführung von „Gottesgerichten" gebraucht. *Rauvolfia* ist in Deutschland rezeptpflichtig.

GESCHICHTE
Mahatma Gandhi trank täglich eine Tasse *Rauvolfia*-Tee.

TRADITIONELLE VERWENDUNG
50 – 150 mg der Wurzel werden gekaut und geschluckt, aus der Wurzel kann auch ein Tee zubereitet werden. Die Stängel werden als Gärstoff zur Bierherstellug genutzt.

MEDIZINISCHE VERWENDUNG
Heilpflanze. Die Pflanze wird in Indien schon seit langer Zeit medizinisch genutzt. Indische Heilige setzen *Rauvolfia* zur Förderung der Meditation ein. Homöopathisch (D1 – D2) gegen Bluthochdruck und gegen Angst- und Spannungszustände. Von Ärzten nur selten verordnet. *Rauvolfia*-Alkaloide werden als Arzneimittel verwendet.

WIRKUNG
Blutdrucksenkend, beruhigend, stimmungsaufhellend (verzögert eintretende und mehrere Tage andauernde Wirkung), schlaffördernd, psychoaktiv. Nebenwirkungen allgemein selten und bei zu hoher Dosierung (Durchfall, Kreislaufstörungen u. a.). Dauergebrauch kann Depressionen auslösen. **Cave!**: Stark giftig!

ORGANISATIONSTYP ▸ **Pflanze**
psychoaktiv (beruhigend); stark giftig!

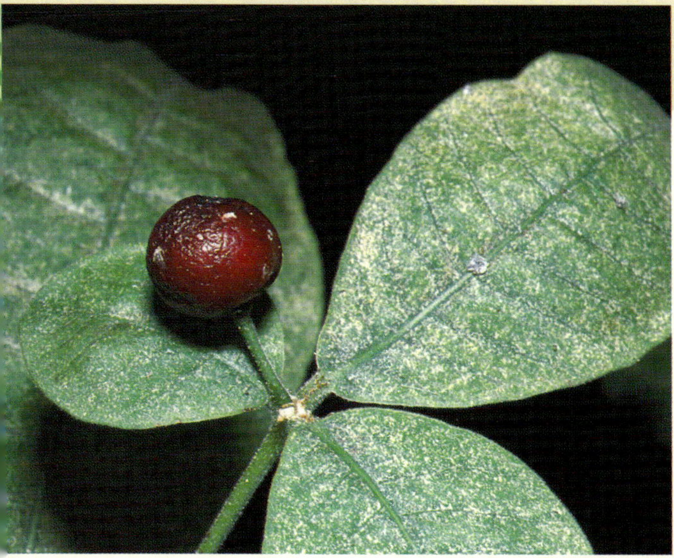

Rauvolfia tetraphylla (Frucht)

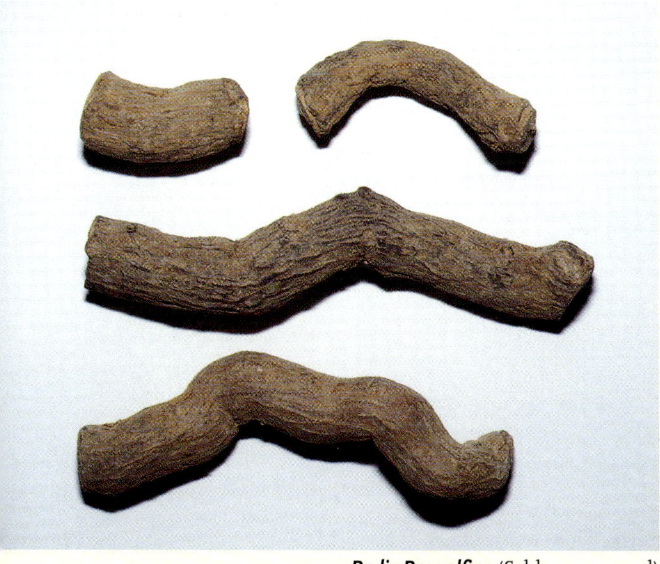

Radix Rauvolfiae (Schlangenwurzel)

Rhododendron spp. L.

SYNONYM —

Rhododendron-Arten

FAMILIE *Ericaceae* Heidekrautgewächse

VOLKSTÜMLICHE NAMEN
Alpenrose, **Almrausch**, **Donnerrose**; engl.: **Rhododendron Scrub (species)**.

VERBREITUNG
Mitteleuropa (Alpen), Asien.

BESCHREIBUNG
Ausdauernde Pflanzen. ***Rhododendron caucasicum* Pallas (Kaukasischer Rhododendron)**: Strauch, bis 1 m hoch. Blätter immergrün. Blüten cremefarben oder blassgelb, manchmal rosa gepunktet. ***Rhododendron ferrugineum* L. (Rostblättrige Alpenrose)**: Buschiger Strauch. Blätter unterseits rostbraun, oberseits dunkelgrün, lederig, kahl, glänzend. Blumenkrone trichterförmig-glockig, dunkelrot., in üppiger Traubendolde.

BLÜTEZEIT
Rh. caucasicum: April – Mai. *Rh. ferrugineum*: Mai – Juli.

VORKOMMEN
Rh. caucasicum: Nordöstliche Türkei, Kaukasus. Selten kultiviert. *Rh. ferrugineum*: Abhänge, Weiden, Schluchten. Zwergstrauchregionen der Ur-Alpen.

DROGEN
Folia, Flores, Cortex Rhododendri. (Blätter, Blüten, Rinde).

INHALTSSTOFFE
Ätherisches Öl. In mongolischen Arten hauptsächlich Limonen, Aromadendren, Caryophyllen, δ-Candinen, β-Selinen und Gurjunen. *Rh. ferrugineum* enthält Ursolsäure.

GESCHICHTE
Garten- bzw. Zierpflanze.

TRADITIONELLE VERWENDUNG
Hexenpflanze (Schadenzauber). *Rh. caucasicum* wurde möglicherweise als psychoaktiver Räucherstoff verwendet. ***Rhododendron lepidotum* Wall. ex Donn** wird in Nepal bis in die Gegenwart als rituelles und schamanisches **Räucherwerk** verbrannt. Der Rauch von ***Rhododendron cinnabarinum* Hook. f.** soll auf Yaks stark berauschend und verhaltensändernd wirken (beim Menschen könnte der Rauch ähnliche Wirkungen hervorrufen). Die Blätter einer *Rhododendron*-Art werden mit Tabak (*Nicotiana tabacum*) vermischt geraucht. Aus der Rinde und Tabakblättern wird ein **Schnupfpulver** hergestellt. *Rh ferrugineum* und ***Rhododendron ponticum* L. (Pontische Alpenrose)** produzieren psychoaktiven **Honig**. Ein Tee aus den Blüten von ***Rhododendron chrysanthemum* Pall.** soll Rauschzustände auslösen.

MEDIZINISCHE VERWENDUNG
Keine (genauen) Angaben.

WIRKUNG
Möglicherweise psychoaktiv, berauschend (nur unzureichende Angaben). **Cave!**: Giftverdächtig (keine Angaben zur möglichen Giftwirkung).

ORGANISATIONSTYP ▸ **Pflanze**
möglicherweise psychoaktiv; berausc

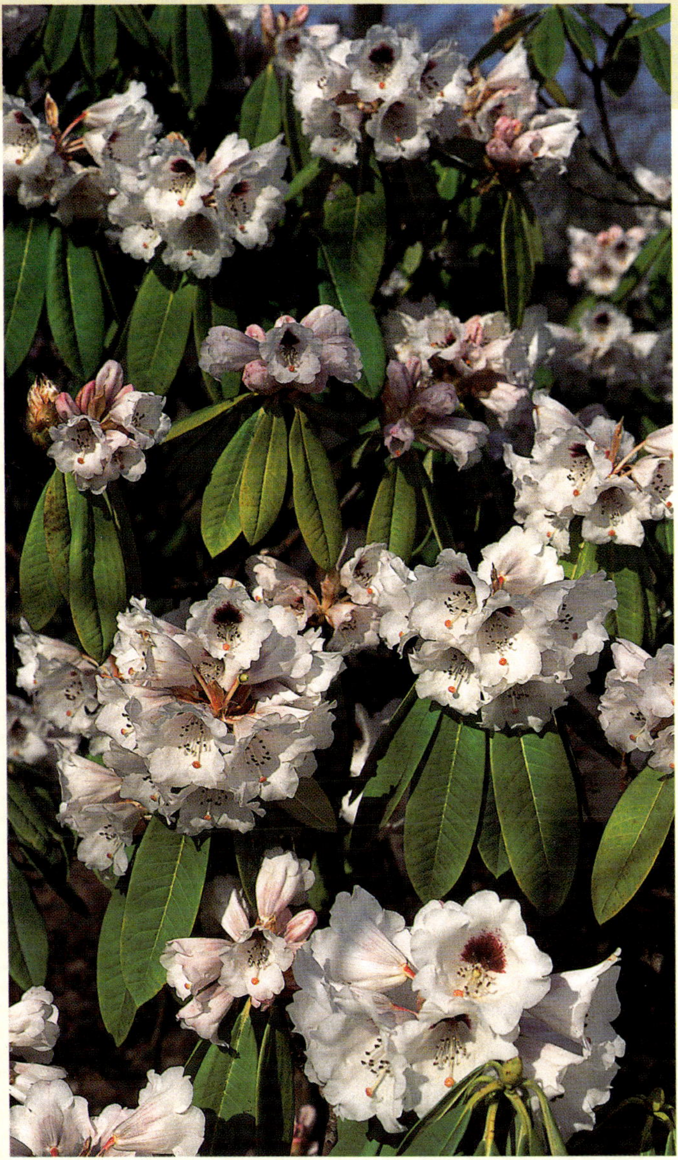

Rhododendron calophytum (Blüte, Habitus)

Salvia divinorum Epl. et Jativa-M.

SYNONYM —

Mexikanischer Wahrsagesalbei

FAMILIE *Lamiaceae* Lippenblütler

VOLKSTÜMLICHE NAMEN
Aztekensalbei, **Mazatekischer Salbei**; mex.: **Hierba de la Pastora**, **Hierba de la Virgen**, **Ska Maria Pastora**; engl.: **Diviner´s Sage**.

VERBREITUNG
Südmexiko (Oaxaca). Selten.

BESCHREIBUNG
Mehrjähriges Kraut, 1 m hoch, manchmal höher. Stängel dick, charakteristisch vierkantig, Kanten oft mit dünnem Saum. Blätter eiförmig, am Rand fein gezähnt. Blüten in endständigen Blütenrispen. Kelch glockig, bläulich oder purpurfarben. Kronblätter stets weiß. Im natürlichen Lebensraum neigt sich die Pflanze zur Erde und bildet dort neue Wurzeln.

BLÜTEZEIT
Oktober – März, meist im Januar (Mexiko). *S. divinorum* blüht in Kultur selten bis nie.

VORKOMMEN
Auf kleinen Äckern und im Wald versteckt angepflanzt. Temperatur gemäßigt, frostempfindlich, halbschattige Standorte, bei relativ hoher Luftfeuchtigkeit.

DROGEN
Folia Salviae div. (Wahrsagesalbeiblätter), die frischen oder getrockneten Blätter.

INHALTSSTOFFE
Salvinorin-A (durchschnittlich 1,5 g/kg getrocknete Blätter). Über das ebenfalls isolierte Salvinorin-B gibt es hinlänglich evtl. psychoaktiver Wirkung keine genauen Literaturangaben, bzw. sind diese nicht nachgewiesen.

GESCHICHTE
Die Azteken verwendeten eine **Pipiltzintzintl(i)** genannte Zauberpflanze (häufig als *S. divinorum* gedeutet) ähnlich wie Pilze der Gattung *Psilocybe.* Der Gebrauch wurde Mitte der 60er Jahre des 20. Jh. von G. Wasson entdeckt.

TRADITIONELLE VERWENDUNG
Mazateken-Indianer im mexikanischen Teilstaat Oaxaca verwenden die Blätter wegen der halluzinogenen Wirkung z. B. bei Wahrsage-Ritualen. Die Blätter (6 – 26) werden gekaut oder zerquetscht, mit wenig Wasser angerührt und zu einem Getränk filtriert.

MEDIZINISCHE VERWENDUNG
Volksmedizinisch bei Kopfschmerzen, Rheumatismus und zur Revitalisierung von Alten, Kranken und Sterbenden.

WIRKUNG
Psychoaktive (halluzinogene) Wahrnehmungsveränderungen, visuelle Wahrnehmungsveränderungen. Geraucht (1 – 2 Blätter) hält die Wirkung ca. 10 – 30 min an, gekaut ca. 1 h. Nebenwirkungen evtl. Übelkeit, Engegefühl im Brustraum, seltener Schweißausbrüche. **Cave!**: Schwach giftig (genaue Angaben fehlen).

ORGANISATIONSTYP ▸ **Pflanze**
evtl. halluzinogen; schwach giftig

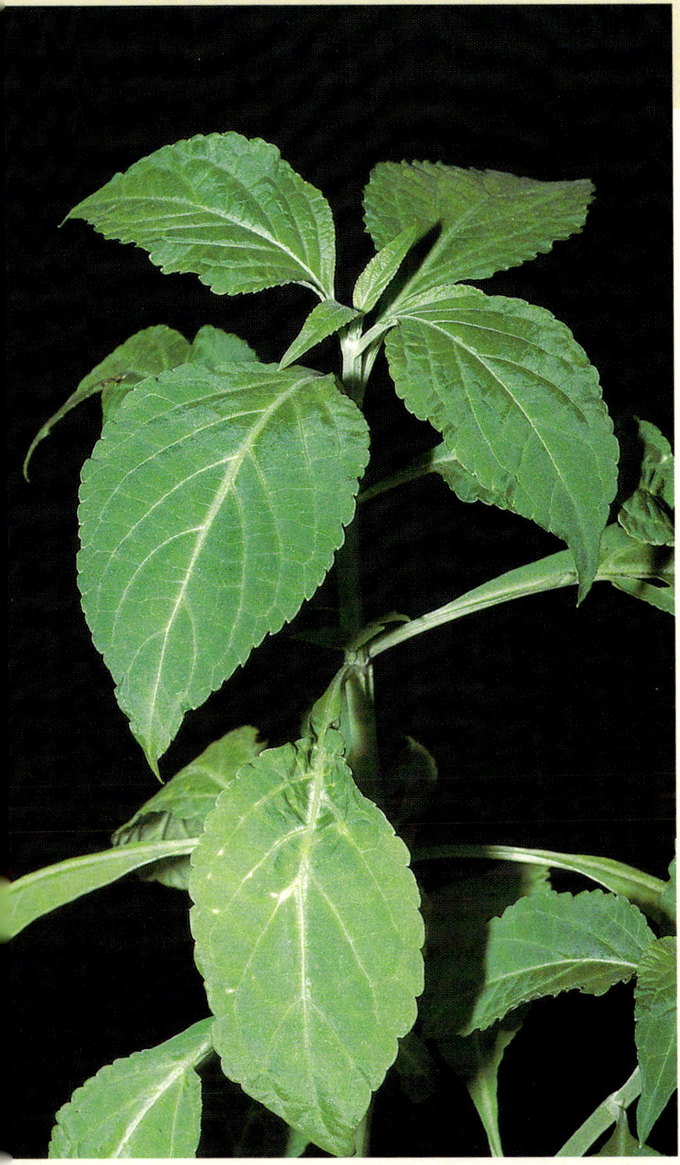

Salvia divinorum (Habitus)

Sassafras albidum (NUTT.) NEES

SYNONYM *Laurus sassafras* L., *Persea sassafras* SPRENG. u. a.

Sassafrasbaum

FAMILIE *Lauraceae* Lorbeergewächse

VOLKSTÜMLICHE NAMEN
Fenchelholzbaum, Nelkenzimtbaum; engl.: **Cinnamon Wood, Sassafras Tree.**

VERBREITUNG
Nordamerika (Atlantikküste von Kanada bis Nordflorida).

BESCHREIBUNG
Sommergrüner Laubbaum, bis 30 m hoch. Rinde tief gefurcht. Blätter eiförmig, hell, gelegentlich rötlich anlaufend. Blüten klein, gelb, in Dolden stehend. Früchte (Steinfrüchte) erbsengroß, blau, glänzend.

BLÜTEZEIT
April – Mai.

VORKOMMEN
Gemäßigtes Klima.

DROGEN
Lignum Sassafras, Sassafras Lignum (Sassafrasholz). *Oleum Sassafras, Sassafras Aetheroleum* (Sassafrasöl). *Cortex* (*e radice*) *Sassafras* (Wurzelrinde, Fenchelholzrinde).

INHALTSSTOFFE
Alle Pflanzenteile enthalten ätherisches Öl, dieses besteht hauptsächlich (bis zu 80 %) aus Safrol, daneben Kampfer (1,1 %), Gerbstoffe, Harz, Wachs, Zucker, Eugenol, Elemicin, Myristicin, Apiol u. a.

GESCHICHTE
Die Wurzelrinde wurde bereits in präkolumbianischer Zeit von nordamerikanischen Indianern verwendet (als stimulierender, tonisierender Tee). In Amerika wurde die Wurzelrinde als Tee-Ersatz (*Camellia sinensis*) getrunken.

TRADITIONELLE VERWENDUNG
Sassafras wurde als Bierzusatz und zum Aromatisieren von Tabak (*Nicotiana tabacum*) verwendet. 30 g der Wurzelrinde werden mit 0,5 l Wasser zu einem Tee aufgebrüht. Bei der Einnahme von Sassafrasöl sollten Dosierungen über 100 mg vermieden werden (nach anderen Angaben als Anfangsdosis 200 mg des getrockneten Öls bzw. 100 – 200 mg des Öls für psychoaktive und aphrodisische Zwecke).

MEDIZINISCHE VERWENDUNG
Sassafrasöl wurde volkmedizinisch bei körperlicher und geistiger Schwäche, Rheumatismus, Menstruationsbeschwerden (auch als Abortivum) und Erkrankungen der Harnwege eingenommen.

WIRKUNG
Der Tee wirkt in großen Dosen anregend und schweißtreibend. Safrol hat antiseptische, diuretische und zentral erregende Wirkungen (anregend, stimmungsaufhellend, antidepressiv). Safrol wirkt leberschädigend und karzinogen. Bei Überdosierung Unruhe, Erbrechen, Schock, Sprachstörungen, evtl. Tod durch zentrale Atemlähmung. **Cave!**: (Schwach) Giftig!

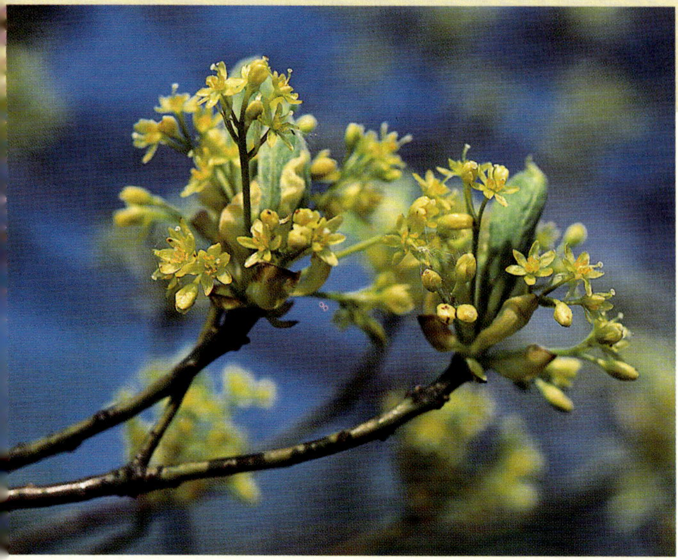

Sassafras albidum (Blüte)

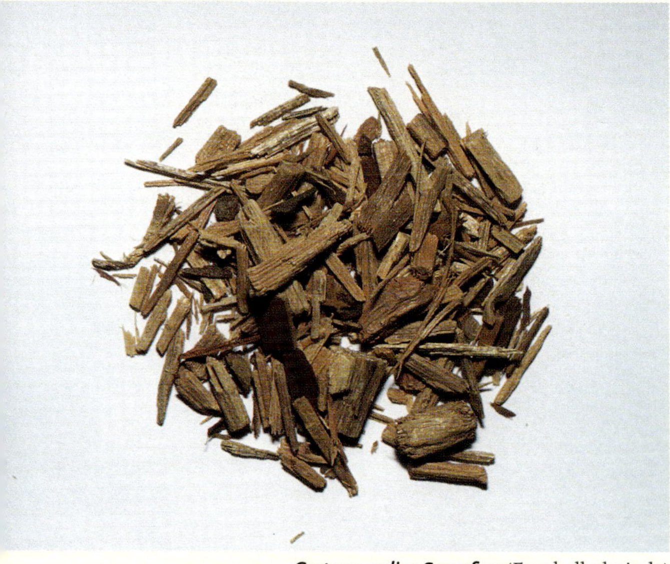

Cortex e radice Sassafras (Fenchelholzrinde)

Scopolia carniolica Jacq.

SYNONYM *Hyoscyamus scopolia* L.

Glockenbilsenkraut

FAMILIE *Solanaceae* Nachtschattengewächse

VOLKSTÜMLICHE NAMEN
Allsitzerkraut, **Krainer Tollkraut**, **Tollrübe**, **Walkenkraut**; engl.: **Nightshade-leaved Henbane**.

VERBREITUNG
Südosteuropa, Karpaten, Ukraine, Kaukasus.

BESCHREIBUNG
Ausdauernde Pflanze mit kräftigem Wurzelstock. Stängel aufrecht, 30 – 60 cm hoch. Blätter gestielt, ganzrandig, verkehrt-eiförmig. Blüten langgestielt, nickend, Blumenkrone verwachsen, glockenförmig, fünfzipflig, etwa 3 cm lang, außen braunrot, innen olivfarben. Frucht mit zweifächriger Deckelkapsel.

BLÜTEZEIT
April – Juni.

VORKOMMEN
Laubwälder, Gebüsche, Gebirgslagen. Zuweilen verwildert.

DROGEN
Rhizoma Scopoliae carniolicae (Glockenbilsenkraut-Wurzel). *Herba et Radix Scopoliae carniolicae* (Kraut und Wurzel). Stamm-Pflanzen: *S. carniolica* u. a. Arten.

INHALTSSTOFFE
Gesamtalkaloidgehalt der Blätter 0,2 – 0,4 %, der Wurzeln bis 0,5 %, als Hauptalkaloide Hyoscyamin (bis zu 1 %), L-Scopolamin, Cuskhygrin, Tropin u. a., außerdem die Cumarine Scopolin und Scopoletin sowie Chlorogensäure.

GESCHICHTE
Nicht sicher ist, ob die Pflanze bereits in der Antike bekannt war. Möglicherweise wurde das Kraut in Slowenien zur Zubereitung von **Hexensalben** verwendet.

TRADITIONELLE VERWENDUNG
Die frische Wurzel wird, weichgekocht und zerrieben, als Brei oder Getränkezusatz eingenommen, auch in **Bier** eingelegt oder mitgebraut. Das getrocknete Kraut wird auch geraucht.

MEDIZINISCHE VERWENDUNG
Volksmedizinisch zur Behandlung von rheumatischen Erkrankungen, Zahnschmerzen, Koliken, als Schlafmitel (für Kinder), Aphrodisiakum u. a. Zur industriellen Darstellung von L-Hyoscyamin bzw. Atropin.

WIRKUNG
Vergiftungserscheinungen mit Erbrechen, Gesichtsrötung, Trockenheit der Schleimhäute, Pulsbeschleunigung, Pupillenerweiterung, in höheren Dosen (ab etwa 3 mg) zentralerregende Symptome mit Halluzinationen, Tobsuchtsanfällen, Krämpfen, Seh- und Sprachstörungen, Schluckbeschwerden, Lähmungserscheinungen, evtl. Tod durch Atemlähmung. Empfindlichkeit bei Erwachsenen unterschiedlich, tödliche Vergiftungen von Kleinkindern bei Alkaloiddosen ab 2 mg. **Cave**!: (Tödlich) giftig!

 ORGANISATIONSTYP ▸ **Pflanze**
halluzinogen; (tödlich) giftig!

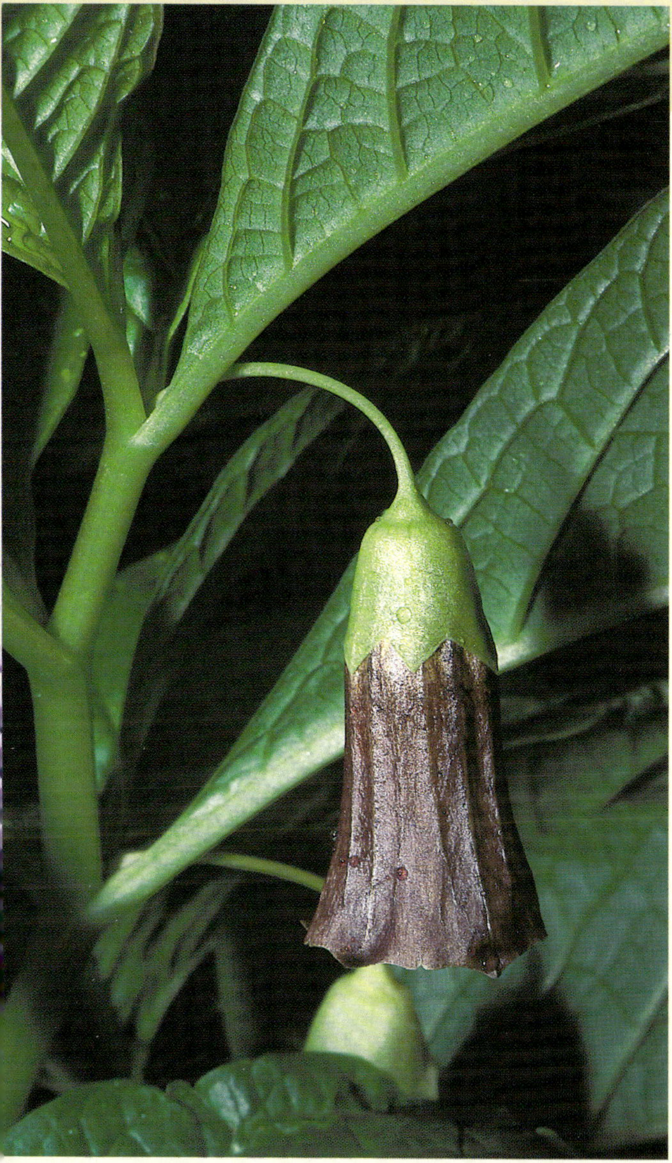

Scopolia carniolica (Blüte, Habitus)

Solandra spp. Sw.

SYNONYM *Datura maxima, Datura sarmentosa, Datura scandens*

Goldkelch-Arten

FAMILIE *Solanaceae* Nachtschattengewächse

VOLKSTÜMLICHE NAMEN
Windbaum; **Kieli**; *S. guerrerensis*: **Hueipatl**, **Tecomaxochitl** (aztek.); engl.: **Chalice Vine**, **Cup of Gold**, **Trumpet Flower**, **Wind Tree**.

VERBREITUNG
Tropische und gemäßigte Zonen. Mittel- und Südamerika.

BESCHREIBUNG
Mehrjährige, kletternde Büsche oder Sträucher mit kräftigem Wurzelstock. Aufrecht wachsend, mehrere holzige Stängel, bis zu 5 m lang. Blätter dick, elliptisch, bis zu 18 cm lang. Blüten fest, gelblichweiß oder gelb, großtrichterig, 17 – 20 cm lang, intensiver Geruch. Frucht fleischig, 7 – 11 cm lang, 5,5 – 6 cm Ø.

BLÜTEZEIT
April – Juni.

VORKOMMEN
Sonnige, warme Standorte.

DROGEN
Folia, Flores, Stipites, Radix Solandrae (Goldkelchblätter, -blüten, -wurzel) sowie der Saft der Triebe.
Stamm-Pflanzen: ***Solandra brevicalyx*** **Standl. (Kieli)**, ***Solandra guerrerensis*** **Martinez (Großer Goldkelch)**, ***Solandra guttata*** **C. Don ex Lindley**, ***Solandra nitida*** **Zucc. (Cutaquatzitziqui)** u. a. Arten.

INHALTSSTOFFE
Tropanalkaloide, Atropin, Noratropin, Hyoscyamin, Norhyoscyamin, Scopolamin, Tropin, Nortropin, Scopin, Cuskhygrin u. a. Der Gesamtalkaloidgehalt einiger Arten liegt bei etwa 0,15 %.

GESCHICHTE
Möglicherweise ist der rituelle Gebrauch der Goldkelch-Arten in Mexiko bereits in prähistorischer Zeit entstanden.

TRADITIONELLE VERWENDUNG
Zier-, Heil-, Drogenpflanzen. Aus dem Saft der Triebe wird ein berauschender Tee zubereitet. Verschiedene *Solandra*-Arten spielen in der Mythologie der mexikanischen Huichol eine wichtige Rolle. Von den Huichol als eine zur Gottheit erhobene Droge verehrt und gefürchtet. Kieli gilt als mächtiger Helfer der Schamanen. Die Lakandonen-Indianer kochen aus Blättern und Blüten einen berauschenden, aphrodisierenden Tee, aus der Wurzel wird ein stark halluzinogener Trank bereitet.

MEDIZINISCHE VERWENDUNG
Aphrodisiakum, Liebestrank.

WIRKUNG
Anregend, berauschend. Die Huichol-Indianer vergleichen die Wirkung von *S. brevicalyx* mit der von *Lophophora williamsii* (Peyote). Die innere Einnahme wird evtl. von heftigen Halluzinationen, Delirien, Wahnvorstellungen usw. begleitet. Die gerauchten Blüten oder Blätter wirken psychoaktiv und aphrodisierend. **Cave!**: Giftig!

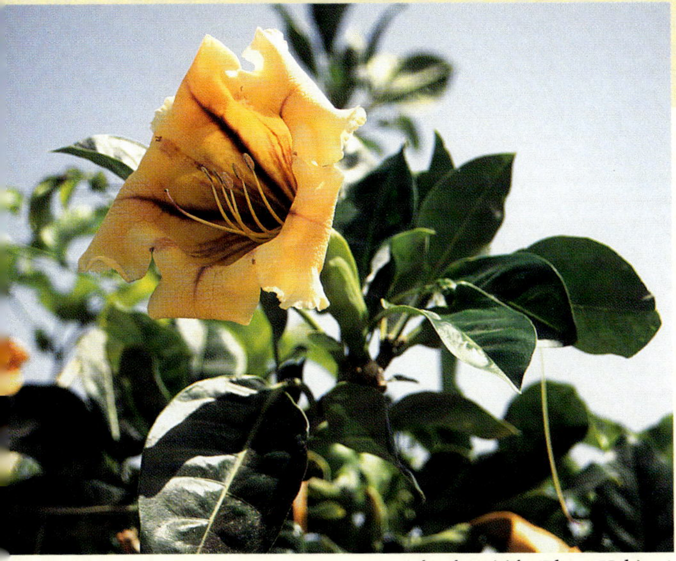

Solandra nitida (Blüte, Habitus)

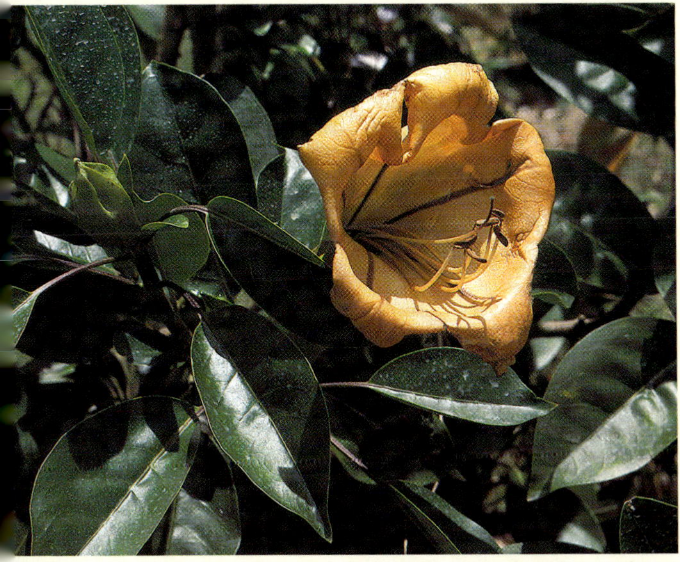

Solandra brevicalyx (Blüte, Habitus)

Solanum dulcamara L.

SYNONYM *Dulcamara flexuosa* MOENCH., *Solanum laxum* ROY

Bittersüßer Nachtschatten

FAMILIE *Solanaceae* Nachtschattengewächse

VOLKSTÜMLICHE NAMEN
Alpranke, **Bittersüß**, **Hundsbeere**, **Stinkteufel**, **Waldnachtschatten**; **jazmincillo** (Mexiko); engl.: **Bittersweet**, **Woody Nightshade**.

VERBREITUNG
Gesamteuropa, Asien, Nordafrika.

BESCHREIBUNG
Ausdauernder Halbstrauch. Stängel unten verholzend, oben meist krautig, entweder niederliegend oder rankend nach oben wachsend, Triebe bis 1,5 m lang. Blätter gestielt, eiförmig-lanzettlich, wechselständig. Blüten langgestielt, fünfzipflig. Blumenkrone dunkelviolett, rispenartig angeordnet. Früchte glänzend rot, erbsengroß, eiförmig hängend, zu mehreren in langstieligen Rispen. Früchte anfangs bitter, dann süßlich. Fruchtungszeit August – Oktober.

BLÜTEZEIT
Juni – September.

VORKOMMEN
Feuchte Wälder, Gebüsche, Weg- und Waldränder. Nährstoffreiche Böden.

DROGEN
Stipites Dulcamarae (Bittersüßstängel).

INHALTSSTOFFE
Glykosidische Alkaloide mit Steroidcharakter. Beeren und Blätter enthalten als Hauptalkaloide Solanin, Soladulcidin, Tomatidenol, Solasodin, außerdem Saponine. Die reifen Früchte sind annähernd alkaloidfrei.

GESCHICHTE
S. dulcamara wurde bereits von den Germanen als Narkotikum genutzt.

TRADITIONELLE VERWENDUNG
Die Beeren wurden im Mittelalter als Amulett oder Talisman auf ein Band gezogen, um den Hals getragen. Als Rachezauber wurden die getrockneten Stängel vor die Tür des Feindes gelegt. (Möglicherweise) Bestandteil der **Hexensalben**.

MEDIZINISCHE VERWENDUNG
Volksmedizinisch als Beruhigungs- und Betäubungsmittel. Früher zur Behandlung von mit Stoffwechselanomalien in Verbindung stehenden Hautleiden, Dyskrasien (fehlerhafte Zusammensetzung des Blutes und der Körpersäfte) und als Antirheumatikum. Verwendung wenig gebräuchlich.

WIRKUNG
Saponin wirkt lokal reizend, hämolytisch, Solanin (Protoplasmagift) zuerst erregend, dann lähmend auf das Zentralnervensystem. Vergiftungen mit Übelkeit, Erbrechen, Durchfällen, erhöhter Pulsfrequenz, Atembeschwerden, Angstzuständen, Krämpfen, Benommenheit, Lähmungen, später unzureichende Atemleistung, Koma, Tod. Therapeutische Dosen ohne Nebenwirkungen. **Cave**!: Giftig!

ORGANISATIONSTYP ▸ Pflanze
evtl. psychoaktiv (Benommenheit); gi

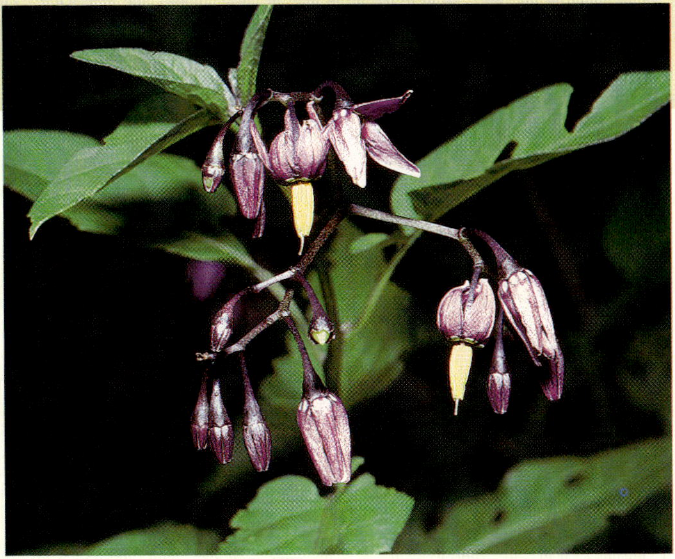

Solanum dulcamara (Blüten)

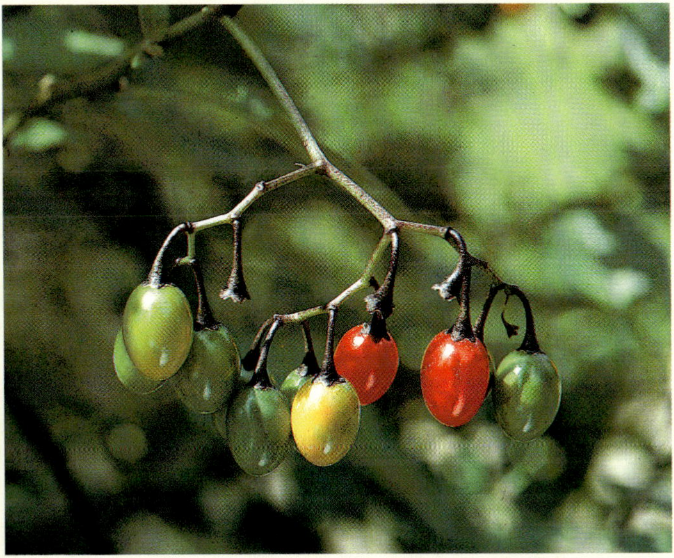

Solanum dulcamara (Früchte)

Solanum nigrum L.

SYNONYM *Solanum americanum* Mill., *Solanum caribaeum* Dun

Schwarzer Nachtschatten

FAMILIE *Solanaceae* Nachtschattengewächse

VOLKSTÜMLICHE NAMEN
Nachtschatten; gr.: **apollinaris minor**, **physalis**, **strychnos halikabos**; fr.: **Morella comune**, **Erba morella**; nl.: **Zwarte nachtshade**; engl.: **Black Nightshade**.

VERBREITUNG
Ursprünglich im Mittelmeergebiet beheimatet, gemäßigte Zonen, Mitteleuropa.

BESCHREIBUNG
Einjährige, krautige Pflanze, selten höher als 60 cm. Stängel aufrecht, verzweigt, kantig, behaart bis kahl. Blätter eiförmig zugespitzt, ganzrandig oder gezähnt. Blüten kurzgestielt, sternförmig, fünfzählig, weiß, in seitenständiger Trugdolde. Beerenfrüchte (August – Oktober) kugelig, erbsengroß, bei völliger Reife schwarz, selten grünlichgelb oder rot, saftig, scharf säuerlich schmeckend, vielsamig.

BLÜTEZEIT
Juni – Oktober.

VORKOMMEN
Wegränder, Äcker und Gärten, Felder, auf Schutt (bis 2 000 m). Häufig.

DROGEN
Fructus (*Baccae*) (Nachtschattenbeeren). Vermutlich auch andere Pflanzenteile (z. B. Kraut).

INHALTSSTOFFE
Alle Pflanzenteile enthalten Solanin, ein Alkaloidgemisch aus 6 Komponenten u. a. Alkaloide (siehe auch *Solanum dulcamara*, S. 194). Das Kraut enthält hauptsächlich Solanin. Die unreifen Früchte enthalten bis zu 1,6 % Alkaloide (die reifen Früchte sind meist alkaloidfrei). Halluzinogen wirksame Inhaltsstoffe wurden bisher nicht entdeckt.

GESCHICHTE
Von den Germanen wurde die als Narkotikum verwendete Pflanze **Nachtschaden** genannt.

TRADITIONELLE VERWENDUNG
Im antiken Griechenland stand die Pflanze in enger Beziehung zum Bilsenkraut und dem Gott Apollon. Von den thessalischen Hexen zu einem Zaubertrank bereitet, der laut Plinius „unzüchtige Begierde, Gestalten und Bilder“ hervorrufe. Im Mittelalter den **Hexensalben** beigemischt. In Afrika von Kriminaltelepathen und Regenzauberern benutzt.

MEDIZINISCHE VERWENDUNG
In Mexiko wird die amerikanische Varietät (**chichiquilitl**) als örtliches Schmerzmittel, Beruhigungsmittel oder Stimulans verwendet. In Chile als Antidot bei Überdosierungen von ***Latua pubiflora*** (**Latúe**).

WIRKUNG
Psychoaktive Wirkung nicht ausreichend bestätigt (aber nicht unwahrscheinlich). Solanin hat Giftwirkung, gefährlich, selten tödlich. **Cave!**: (Selten tödlich) giftig!

ORGANISATIONSTYP ▸ **Pflanze**
evtl. psychoaktiv; (selten tödlich) giftig

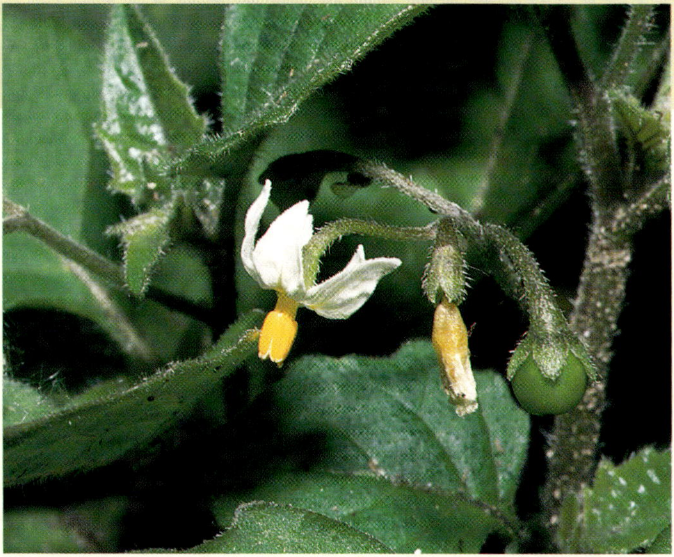
Solanum nigrum (Blüten)

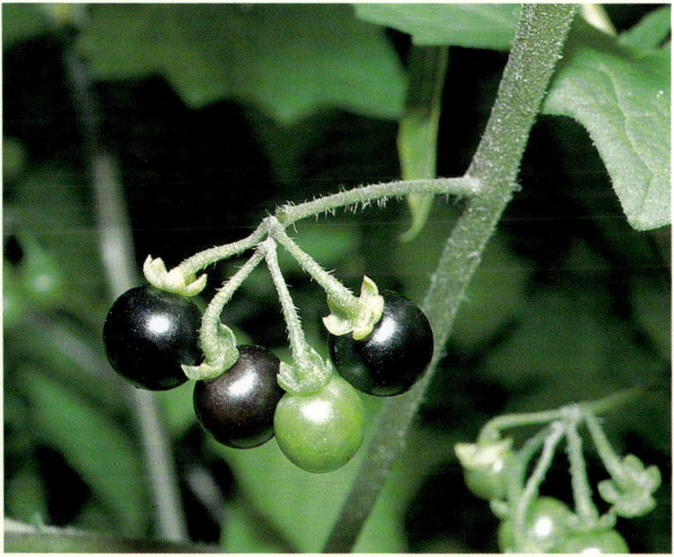
Solanum nigrum (Früchte)

Sorbus aucuparia L.

SYNONYM —

Eberesche

FAMILIE *Rosaceae* Rosengewächse

VOLKSTÜMLICHE NAMEN
Elsbeere, **Mehlbeere**, **Vogelbeere**; engl.: **Mountain Ash**, **Rowan Tree**.

VERBREITUNG
Nahezu ganz Europa, bis zur Waldgrenze aufsteigend.

BESCHREIBUNG
Ausdauernder Baum oder Strauch, 3 – 15 m hoch, mit glatter, glänzender Stammrinde. Blätter zusammengesetzt, unpaarig gefiedert, 9 – 15 länglich-lanzettlich, am Rande scharf gesägte Fiederblättchen. Blüten klein, weiß, in vielblütigen Doldenrispen (Trugdolden), unangenehm riechend, Blütenkronblätter 4 – 5 mm lang, Griffel 2 – 4, meist 3. Frucht kugelig, erbsengroß, zuerst grün, dann leuchtend gelb bis korallenrot, in Büscheln stehend, meist 3 länglich-spitze, rötliche Kerne enthaltend. Fruchtreife August – Oktober. Winterknospen behaart.

BLÜTEZEIT
Mai – Juni (Juli).

VORKOMMEN
In Wäldern und Gebüschen. Sowohl trockene als auch feuchte Böden. Häufig angepflanzt.

DROGEN
Fructus (*Baccae*) *Sorbi aucupariae* (Vogelbeeren). Die Früchte sind in gekochtem Zustand genießbar.

INHALTSSTOFFE
In den Früchten Sorbinsäure und Parasorbinsäure (0,02 – 0,3 %), Spuren von Amygdalin, ein blausäureabspaltendes Glykosid, Fruchtsäuren und Zucker. ***Sorbus aucuparia* var. *edulis* (Süße Eberesche)** ist reich an Sorbitol und Zuckern.

GESCHICHTE
Zur Sorbitgewinnung (veraltet).

TRADITIONELLE VERWENDUNG
Zur Herstellung von Vogelbeer-Marmelade.

MEDIZINISCHE VERWENDUNG
Früchte zur Gewinnung von Sorbit, ein Zuckeralkohol, auch als Zuckerzusatz in Diabetikerpräparaten, Abführmittel, Rohstoff zur Vitamin-C-Synthese.

WIRKUNG
Lokale Reizwirkung, resorptive Wirkung (nach unsicheren Angaben) mit rauschartigem Zustand. Parasorbinsäure wirkt schwach laxierend, in höheren Dosen mit starker Reizwirkung. Durch Kochen der Früchte wird die Parasorbinsäure weitgehend zerstört. Vergiftungen selten (nur nach Aufnahme großer Mengen frischer Beeren), mit Erbrechen, Magen-Darm-Entzündung, Pupillenerweiterung, Scharlach-ähnlichen Hautausschlägen, durch den Harn wird vermehrt Zucker und Eiweiß ausgeschieden. Parasorbinsäure wirkt beim Menschen schwach karzinogen. **Cave!**: Schwach giftig (rohe Früchte).

ORGANISATIONSTYP ▸ **Pflanze**
rauschartig; schwach giftig (rohe Früch

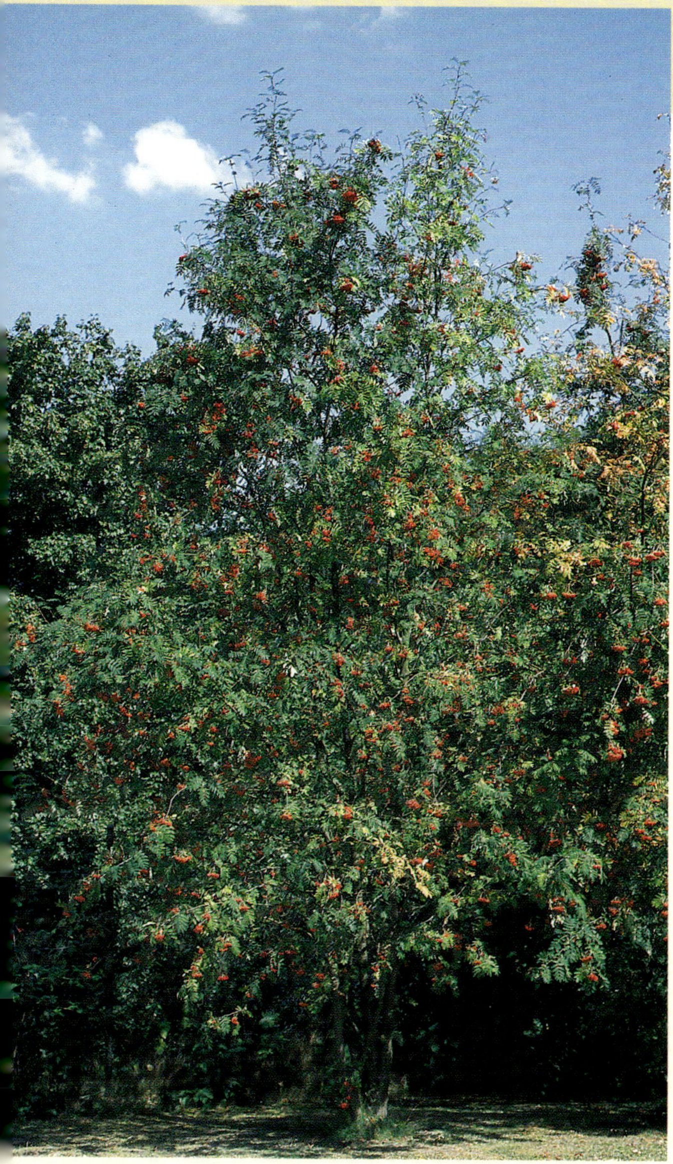

Sorbus aucuparia (Habitus)

Tagetes lucida CAV.

SYNONYM —

Tagetes

FAMILIE *Asteraceae* Korbblütler

VOLKSTÜMLICHE NAMEN
Studentenblume; mex.: **anisillo**, **curucumin**, **Hierba de Santa Maria**, **pericon**, **tzitziqi**, **yerba de nube**; engl.: **Sweet Marigold**.

VERBREITUNG
Heimat Mexiko (dort vor allem in den Teilstaaten Nayarit und Jalisco), warme Zonen Amerikas.

BESCHREIBUNG
Stark aromatische Staude, 20 bis 50 cm hoch. Blätter gegenständig, eiförmig-lanzettlich, gezähnt, mit Öldrüsen versehen. Blütenköpfchen dicht gedrängt in endständigen Büscheln, Blüten gelb.

BLÜTEZEIT
Juni – September (November).

VORKOMMEN
Sonnige Standorte.

DROGEN
Herba (*Lucidae*) (Tageteskraut), das blühende Kraut. (Weitere) Stamm-Pflanzen: ***Tagetes erecta*** **L.**, *T. lucida*, ***Tagetes minuta*** **L.**, ***Tagetes patula***, ***Tagetes pussila***.

INHALTSSTOFFE
Unterschiedliche Angaben zu möglichem Alkaloidgehalt, reich an ätherischen Ölen und Thiophenderivaten, außerdem Inosit, Seifenstoffe, Gerbsäuren, Cumarin-Derivate und Cyanglykoside. *T. erecta* und *T. lucida* enthalten anscheinend Terpene (nach Literaturangaben salvinorinartige Substanzen). Das blühende Kraut von *T. minuta* enthält Mono- und Sesquiterpen sowie Ocimenone.

GESCHICHTE
Bereits in präkolumbianischer Zeit wurden *Tagetes*-Arten in Mexiko kultiviert. Vermutlich mit dem aztekischen **yauthli** identisch, dieses wurde Menschenopfern zur Vorbereitung verabreicht.

TRADITIONELLE VERWENDUNG
Räucherzusatz, Aphrodisiakum, Rauschmittel. Die mexikanischen Huichol gebrauchen *Tagetes* als zeremonielle Droge, zur Herbeiführung von Visionen. Das Kraut wird aufgegossen, ausgekocht oder zu einer Paste zerrieben. Gelegentlich allein oder zusammen mit ***Nicotiana rustica*** (**Bauerntabak**) vermischt geraucht, dazu wird oft **Tesguino** oder **Cai** aus gegorenem Mais getrunken. Auch bei Peyote-Ritualen.

MEDIZINISCHE VERWENDUNG
In Mexiko weit verbreitetes Heilmittel. Aufgüsse der ganzen Pflanze werden bei Leibschmerzen getrunken oder als Badezusatz bei Rheumatismus verwendet.

WIRKUNG
Weder die medizinischen noch die psychoaktiven bzw. halluzinogenen Wirkungen, von denen Indianer berichten (Bilder und Visionen erzeugen), können anhand der Inhaltsstoffe erklärt werden. Der Tee soll stark stimulierend wirken.

ORGANISATIONSTYP ▸ Pflanze
evtl. psychoaktiv oder halluzinogen

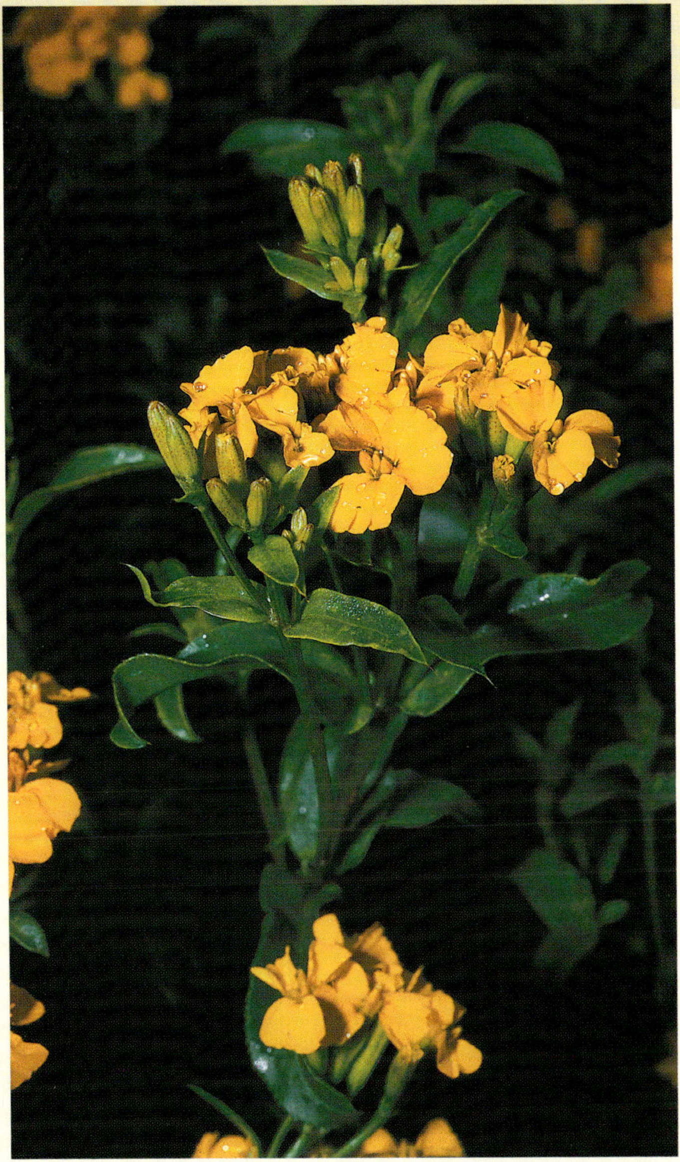

Tagetes lucida (Blüte, Habitus)

Taxus baccata L.

SYNONYM —

Eibe

FAMILIE *Taxaceae* Eibengewächse

VOLKSTÜMLICHE NAMEN
Eibe; **eihwaz**; engl.: **Yew Tree**.

VERBREITUNG
Heimat Europa, außerdem südwestliches Asien.

BESCHREIBUNG
Immergrüner Baum oder Strauch, sehr langsam wachsend, zweihäusig, völlig harzlos, bis 25 m hoch, oft gedrungen, knorrig, Gestalt unregelmäßig. Nadelblätter, bis 3 cm lang, 2 – 2,5 mm breit, zweireihig, symmetrisch geformt, abstehend, unterseits grün, Mittelrippe zur Spitze auslaufend. Männliche Blüte 6 – 15 Staubblätter, weibliche Blütenknospen im Herbst als Kurztriebe in den Blattachsen jüngerer Zweige. 1 Samenanlage, aus der 1 Scheinbeere (Scheinfrucht) hervorgeht. Samen dunkelbraun, giftig, mit fleischigem, grünem, später scharlachrotem Samenmantel (Arillus).

BLÜTEZEIT
März – April.

VORKOMMEN
Als Unterholz in Laub- und Nadelwäldern, Alpen und Vorland. Kalkhaltige Böden. Häufig kultiviert, oft verwildert.

DROGEN
Folia (Nadelblätter).

INHALTSSTOFFE
Alle Pflanzenteile, mit Ausnahme des Fruchtfleisches der Scheinbeeren, enthalten toxische Verbindungen, sog. Taxan-Derivate (Diterpene), Taxin A, B und C, u. a. Stoffe, Baccatine und Taxole, nach einigen Angaben auch Ephedrin. Die Pflanze scheint auch einen psychoaktiven oder giftigen **Honig** zu produzieren.

GESCHICHTE
Im Altertum bedeutende Rolle im Totenkult. Germanischer Zauberbaum.

TRADITIONELLE VERWENDUNG
Giftpflanze. Zum Schutz vor Dämonen und Blitz. Mord- und Suizidgift. Extrakte aus den Nadeln als Pfeilgifte. Bestandteil der **Hexensalben** (**Schlafsalben**).

MEDIZINISCHE VERWENDUNG
Taxol hemmt Mitose und Zellteilung (kanzerostatische und antileukämische Wirkung). Trotz der hohen Toxizität scheint die Verwendung von Taxol A (aus der Rinde von ***Taxus brevifolia*** **Nutt.**) in der Krebstherapie vielversprechend.

WIRKUNG
Zentral erregend und lähmend, starke Herzwirkung, Pulsbeschleunigung, Erbrechen, Schwindel, Pupillenerweiterung, Kreislaufschwäche, Bewusstlosigkeit, Tod durch Atemlähmung. Ein Auszug aus 50 – 100 Nadeln gilt als für den Menschen tödlich. Möglicherweise psychoaktiv. **Cave!**: Stark (tödlich) giftig!

ORGANISATIONSTYP ▸ Pflanze
evtl. psychoaktiv; stark (tödlich) giftig!

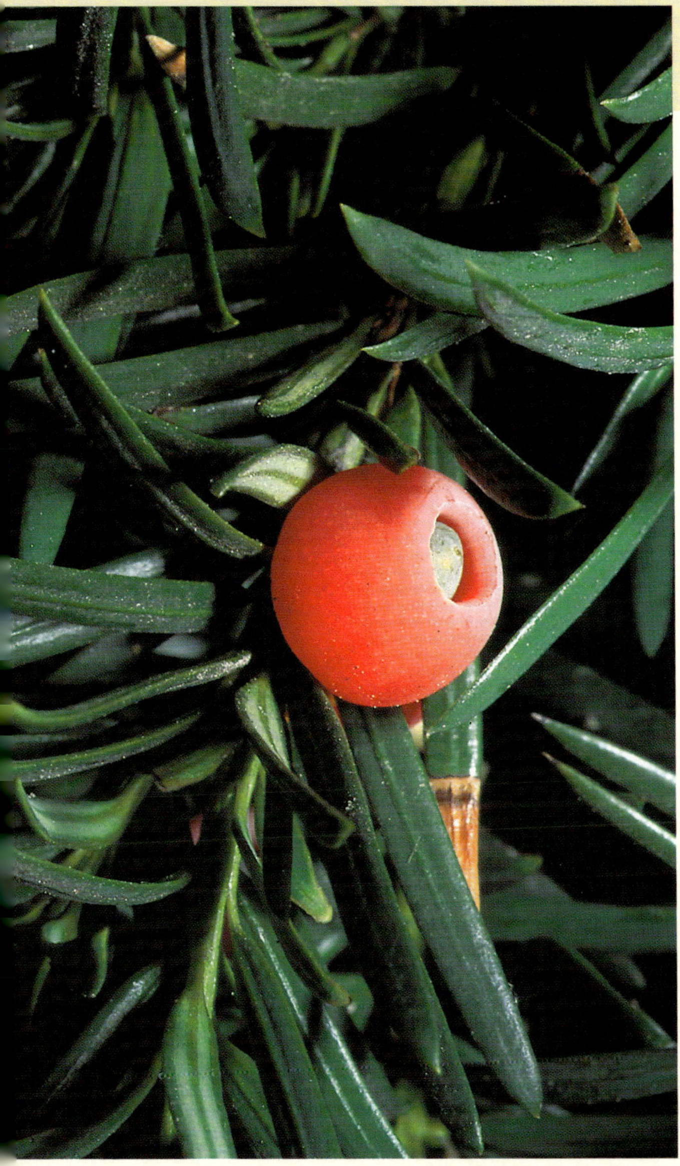

Taxus baccata (Scheinbeeren)

Theobroma cacao L.

SYNONYM *Cacao sativa, Theobroma sativa* u. a.

Kakaobaum

FAMILIE *Stericuliaceae* Kakaogewächse

VOLKSTÜMLICHE NAMEN
Kakao; engl.: **Cacao Tree**.

VERBREITUNG
Mittelamerika und tropisches Südamerika. Kulturen in Westafrika, Südostasien und Brasilien.

BESCHREIBUNG
Immergrüner, 6 – 8 m hoher, in Kultur auf 3 – 4 m Höhe zurückgeschnittener Baum. Stammblüten weiß, rosafarben oder violett. Beerenfrucht, gurkenförmig, bis zu 500 g schwer. Samen etwa 1,5 cm groß, bohnenförmig.

BLÜTEZEIT
Mai – Juni.

VORKOMMEN
Tropen, Regenwaldgebiete.

DROGEN
Semen Cacao tostum (Kakaobohnen). *Testae Cacao* (Samenschale). Kakaomasse (*Massa Cacaotina*). Kakaobutter (*Oleum Cacao*). *Theobrominum*. Stamm-Pflanzen: *Th. cacao* und Hybriden.

INHALTSSTOFFE
Geschälte, fermentierte Kakaosamen enthalten Theobromin (1 bis 2 %), Coffein (0,2 – 0,3 %) und Spuren von Theophyllin, Catechingerbstoffe (etwa 5 %), polymere Procyanide und Fett (50 – 60 %). Eine Tasse Kakaogetränk enthält durchschnittlich 0,1 g Theobromin und 0,01 g Coffein. Über die Hälfte des Glyzeridanteils (ca. 60 %) der Kakaobutter besteht aus Oleopalmitostearin, der Rest enthält u. a. Oleostearin (ca. 22 %) und Oleopalmitin (ca. 5 %).

GESCHICHTE
Seit prähistorischer Zeit (mindestens seit 2 000 v. Chr.) rituelle Verwendung als Opfergabe, Räucherstoff und Rauschmittel in Mesoamerika.

TRADITIONELLE VERWENDUNG
Indianer verwenden für die Kakaoherstellung geröstete, gemahlene Kakaobohnen, Maisteig, **Honig**, Vanille, Piment und Chilischoten. **Kakao** oder Schokolade wurde bei den Azteken zusammen mit anderen psychoaktiven Pflanzen oder Pilzen eingenommen. Zur Schokoladenherstellung wird das nach der Heißpressung gewonnene Kakaopulver mit Zucker, Milchpulver, Lecithin und Kakaobutter versetzt. Aus den Kakaoschalen wird Kakaotee hergestellt (2 – 4 g der Schalen auf eine Tasse Wasser).

MEDIZINISCHE VERWENDUNG
Volksmedizinisch als Tonikum und Aphrodisiakum. Kakaobutter wird pharmazeutisch als Zäpfchengussmasse verwendet.

WIRKUNG
Theobromin ist für die anregende Wirkung verantwortlich. Diuretische und vasodilatatorische (gefäßerweiternde) Wirkung. **Kakao** in Wasser mit antidiarrhöischer Wirkung. Essbar (ungiftig?).

essbar (ungiftig?); anregend

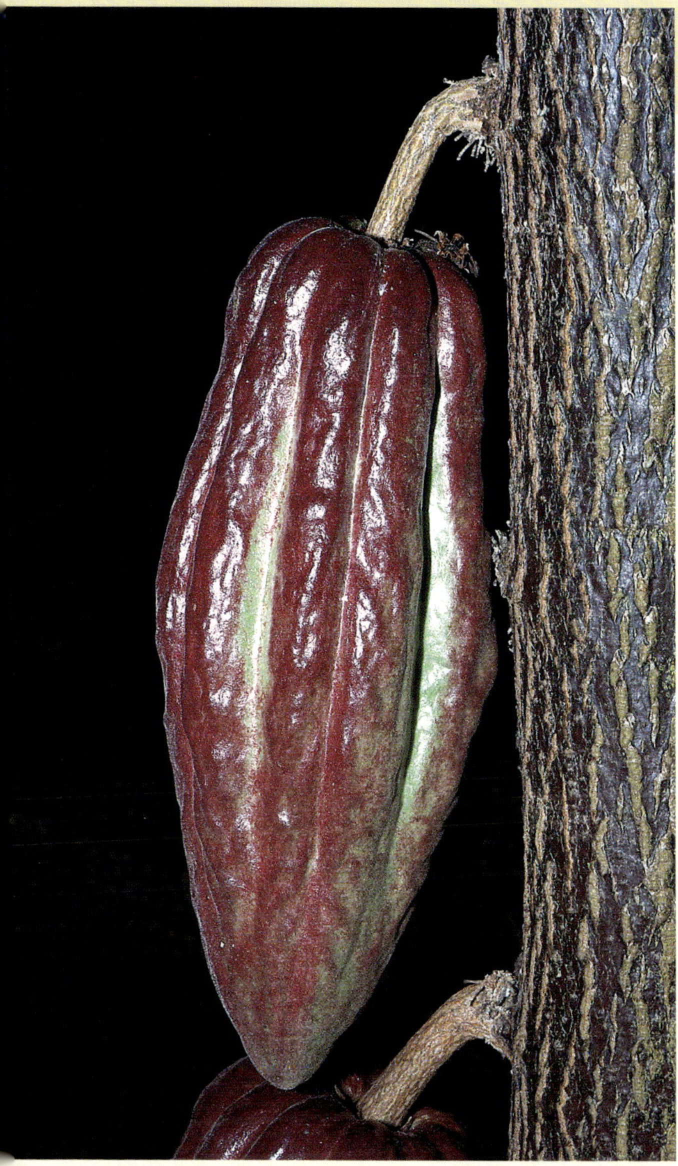

Theobroma cacao (Frucht)

Thuja occidentalis L.

SYNONYM —

Abendländischer Lebensbaum

FAMILIE *Cupressaceae* Zypressengewächse

VOLKSTÜMLICHE NAMEN
Amerikanischer Lebensbaum, **Baum des Todes** (sog. vermutlich wegen der teratogenen, fruchtschädigenden Wirkung), **Westlicher Lebensbaum**; engl.: **American Arbor Vitae**, **White Cedar**.

VERBREITUNG
Heimat (östliches) Nordamerika.

BESCHREIBUNG
Immergrüner Strauch oder Baum, bis 20 m hoch. Zweige ausgebreitet. Blätter gegenständig, schuppenartig, vierreihig, beim Zerreiben stark aromatisch. Zapfen klein, länglich oder eiförmig, 8 bis 12 mm lang, Zapfenschuppen in 4 – 5 Paaren, dachziegelartig.

BLÜTEZEIT
April – Mai.

VORKOMMEN
Zierpflanze. Als Hecken angepflanzt, in Gärten, Anlagen, auf Friedhöfen und an Gräbern.

DROGEN
Lignum Thujae (Lebensbaumzweige), die getrockneten jüngeren Zweige. *Summitates (folium) Thujae* (Lebensbaumzweige bzw. -blätter).

INHALTSSTOFFE
Besonders in den Zweigspitzen Polysaccharide und Glykoproteine, Thujon (Thujon-Isomere), Thujin, Thujugin, ätherisches Öl (0,2 bis 0,6 % Blätter, 1,4 – 4,0 % Zweigspitzen), Bitterstoffe, Gerbstoffe und Harze. Das ätherische Öl enthält neben Fenchon, α-Pinen, Tropolonen und Sesquiterpenen bis zu 60 % Thujon.

GESCHICHTE
Indianische Heilpflanze.

TRADITIONELLE VERWENDUNG
Für rituelle Räucherungen (z. B. im indianischen Schwitzbad). Magisches Schutzmittel.

MEDIZINISCHE VERWENDUNG
Die Indianer verwenden Teezubereitungen aus den Zweigen bei Menstruationsbeschwerden, Prostataproblemen, Erkältungen und fiebrigen Infekten. Äußerlich bei Hautleiden, Verbrennungen und Rheuma. Seit dem 18. Jahrhundert auch in Europa volksmedizinisch genutzt. Zweigspitzen und feine Blätter aufgebrüht als schweißtreibendes, diuretisches und schleimlösendes Mittel, stärkere Dekokte als Abortivum.

WIRKUNG
Thujon ist giftig, äußerlich Hautreizung, innerlich mit krampferzeugender Wirkung, Schädigung von Leber, Nieren und Magenschleimhaut, Lähmung des Zentralnervensystems. Bei Dauergebrauch Degeneration innerer Organe. Vergiftungen mit Übelkeit, Blutungen, Krämpfen, Erbrechen und Durchfall. Das ätherische Öl wirkt psychoaktiv. **Cave!**: Stark (tödlich) giftig (Zweigspitzen Zapfen, Holz)!

ORGANISATIONSTYP ▸ Pflanze
psychoaktiv; stark (tödlich) giftig!

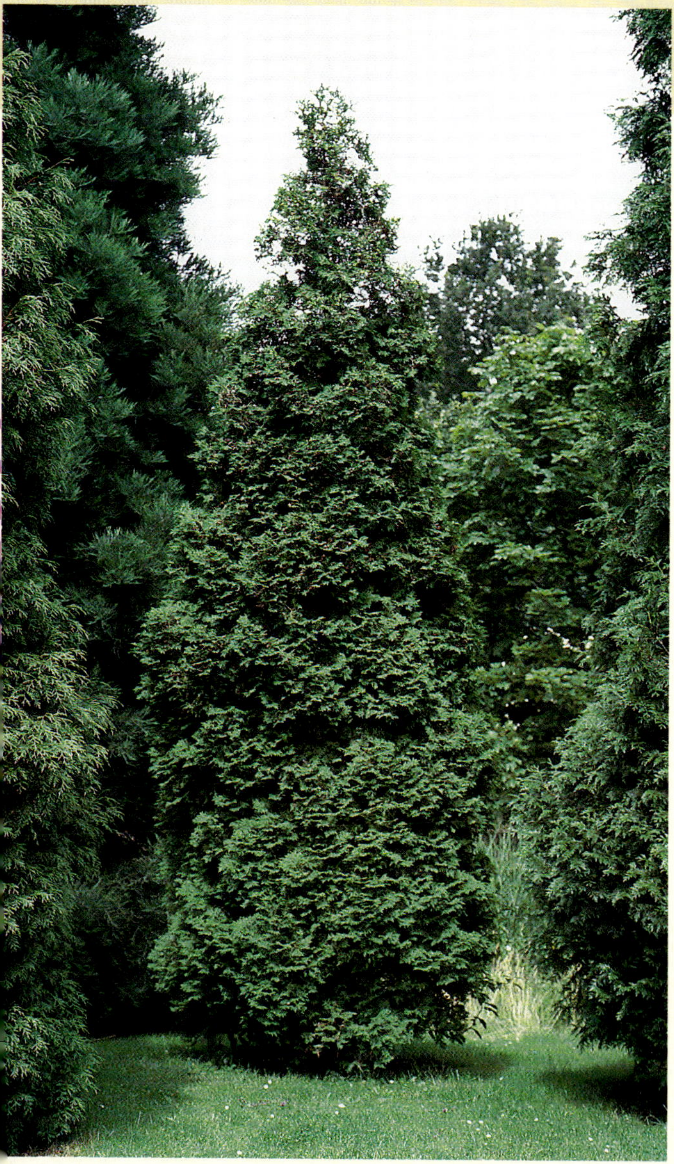

Thuja occidentalis (Habitus)

Trichocereus spp. (Berg.) Ricc.

SYNONYM *Echnopsis* spp., *Helianthocereus pasacana*

Borstencereus-Arten

FAMILIE *Cactaceae* Kakteengewächse

VOLKSTÜMLICHE NAMEN
San Pedro Kaktus (***Trichocereus pachanoi*** **Br. et R.**); boliv.: **achuma** (***Trichocereus bridgesii*** **(SD.) Br. et R.**).

VERBREITUNG
Subtropische oder gemäßigte Andenregionen. Ecuador, Bolivien. Peru, Chile, Argentinien.

BESCHREIBUNG
Kräftig, aufrecht, strauch- oder baumartig, einige niederliegende Arten. Triebe zuweilen blau bereift. Bedornung variiert in Intensität und Färbung, meist kräftig, dunkel bis weißgrau. Blüten groß, langtrichterig, weiß. Fruchtknoten und Blütenröhren reichlich behaart. Früchte kugelig oder länglich, gewöhnlich dickwandig, behaart, meist grün. Samen schwarz, seltener dunkelbraun.

BLÜTEZEIT
(Hauptblütezeit) Juni – Juli.

VORKOMMEN
Sowohl in trockenen als auch in feuchten Zonen.

DROGEN
Die frischen oder getrockneten, geschälten, chlorophyllhaltigen, oberirdischen Pflanzenteile. Rindenpulver. Psychoaktiv verwendete Arten: *T. bridgesii*, ***T. cuscoensi***, ***T. fulvinanus***, ***T. macrogonus***, *T. pachanoi*, ***T. peruvianus***, ***T. taquimbalensis***, ***T. terscheckii***, ***T. validus***, ***T. werdermannianus*** u. a. (vermutlich).

INHALTSSTOFFE
26 von C. Backeberg als *Trichocereus*-Arten identifizierte Exemplare wurden pharmakologisch untersucht. Alle enthielten Alkaloide, bei 10 Proben wurde Mescalin unterschiedlicher Qualität nachgewiesen, außerdem Nebenalkaloide.

GESCHICHTE
In Peru bzw. im zentralen Alpenraum und angrenzenden Wüstenregionen wird *T. pachanoi* seit mindestens 2 000 Jahren rituell genutzt. Sakraldroge.

TRADITIONELLE VERWENDUNG
Heil-, Rauschmittel. Ein Stück von etwa 7,5 cm Ø und 15 – 27 cm Länge (*T. pachanoi*) wird gegessen, das der Schale innen anhaftende Pflanzenmaterial wird abgekratzt und mitgegessen. Die Kaktusstücke werden auch zerschnitten und mehrere Stunden in reichlich Wasser ausgekocht, abgegossen und über Stunden auf die Hälfte eingekocht. 10 g Trockenmaterial wirken eindeutig psychoaktiv. Das Kaktuspulver wird anscheinend auch geraucht.

MEDIZINISCHE VERWENDUNG
In Peru volksmedizinisch als Aphrodisiakum und Tonikum.

WIRKUNG
Halluzinogen. Übelkeit, bei Dosierungen über 1,5 g Mescalin Gefahr von Leberschäden und Atemlähmung. **Cave!**: Schwach giftig.

 ORGANISATIONSTYP ▸ **Pflanze**
halluzinogen; schwach giftig

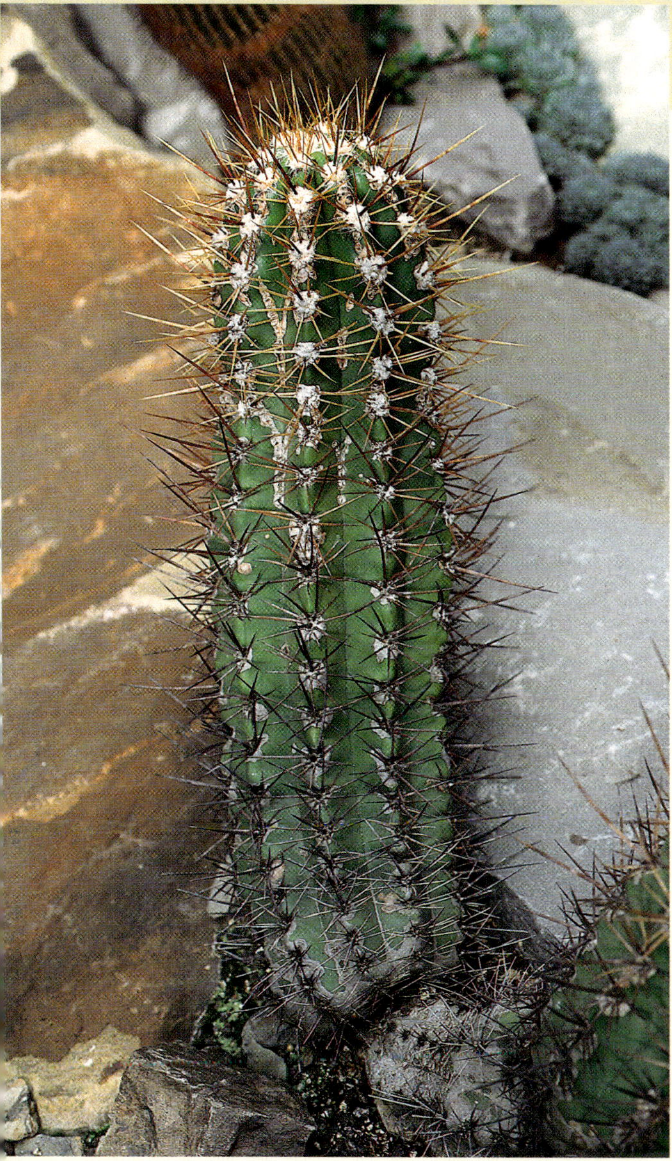

Trichocereus candicans (Habitus)

Turnera diffusa Willd.

SYNONYM *Turnera aphrodisiaca, Turnera pringlei*

Damianastrauch

FAMILIE *Turneraceae* Safranmalvengewächse

VOLKSTÜMLICHE NAMEN
Damiana, Hierba de la pastora; engl.: **Turnera**.

VERBREITUNG
Südkalifornien, Texas, Mexiko, Brasilien, Bolivien, Argentinien.

BESCHREIBUNG
Ausdauernder, 30 – 200 cm hoher Strauch mit knotigem, stark verzweigtem, holzigem Stängel. Zweige hell, rutenförmig. Blätter lanzettlich, gezackt, wechselständig, bis 2 cm lang. Blüten klein (ca. 12 mm lang), gelb, in den oberen Blattachseln. Kapselfrucht, unscheinbar, dreifächrig, 2 – 4 mm groß, mit rauer Schale. Pflanze eigentümlich aromatisch duftend.

BLÜTEZEIT
März (Juli) – September.

VORKOMMEN
Feuchtheiße Zonen, wild wachsend.

DROGEN
Herba Damianae, Damianae herba (Damianakraut; Kraut ohne Wurzeln). Stamm-Pflanzen: ***Turnera diffusa*** **Willd. ex Schultes**, ***Turnera pumilla*** **L.**, ***Turnera ulmifolia*** **L.** u. a. *Turnera*-Arten.

INHALTSSTOFFE
Die Blätter enthalten ätherisches Öl (0,2 – 0,9 %), Bitterstoffe, Gerbstoffe, Arbutin, Harz, Tannin (3,5 %), Stärke (6 %). Das ätherische Öl besteht aus ca. 20 Stoffen (z. B. 1-8-Cineol, α-Pinen, β-Pinen und para-Cymen). Die Blätter von *T. ulmifolia* enthalten Procyanidine.

GESCHICHTE
Wahrscheinlich bereits in prähistorischer Zeit in Nordmexiko und im Mayagebiet als Liebestrank und Medizin verwendet. Der Gebrauch als **Räucherwerk** stammt anscheinend aus neuerer Zeit.

TRADITIONELLE VERWENDUNG
Die Blätter werden geraucht, geräuchert oder als Tee bzw. als alkoholische Auszüge getrunken. Zur Teezubereitung 2 El der Blätter mit 0,5 l Wasser aufkochen, ca. 5 min ziehen lassen.

MEDIZINISCHE VERWENDUNG
In der indianischen Medizin vor allem als Mittel zur Behandlung von Asthma verwendet. Bestandteil von Fertigarzneimitteln (Urologika, Tonika, Aphrodisiaka). Homöopathisch wird die Tinktur aus den getrockneten Blättern als Aphrodisiakum verwendet.

WIRKUNG
Tonisierend, stimulierend, euphorisierend, diuretisch, angeblich halluzinogene Effekte. Dauer der Wirkung etwa 1 – 1,5 Stunden. Regelmäßiger Gebrauch soll die Sexualorgane stärken. Die Wirkung wird von den Konsumenten in unterschiedlicher Intensität empfunden. Einnahme übergroßer Mengen über längere Zeiträume evtl. leberschädigend.

ORGANISATIONSTYP ▸ **Pflanze**
stimulierend; evtl. halluzinogen

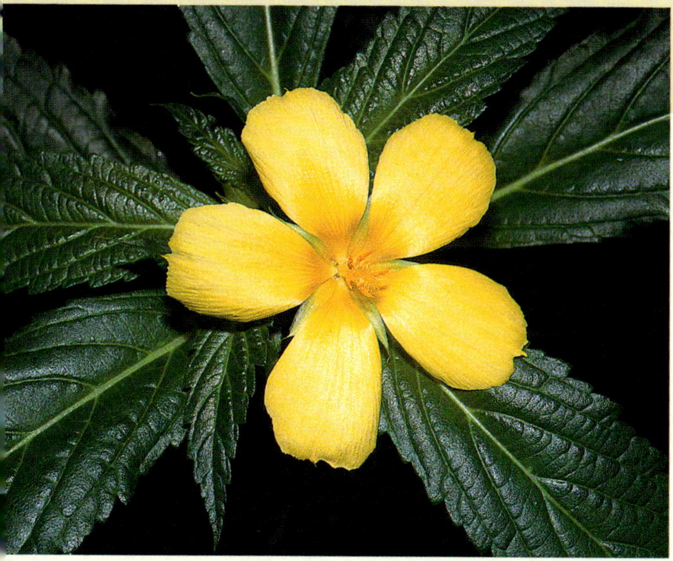

Turnera ulmifolia (Blüte)

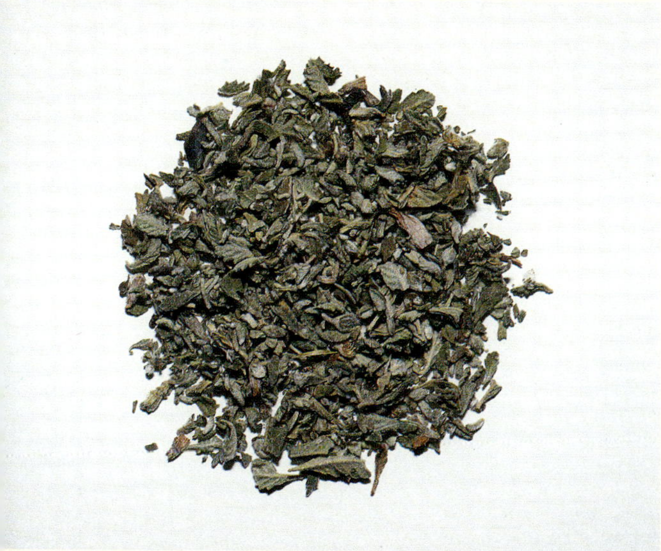

Herba Damianae (Damianakraut; getrocknete Schnittdroge)

Vaccinium uliginosum L.

SYNONYM —

Trunkelbeere

FAMILIE *Ericaceae* Heidekrautgewächse

VOLKSTÜMLICHE NAMEN
Moorbeere, **Rauschbeere**, **Schwindelbeere**, **Tollbeere**; engl.: **Bog Bilberry**, **Bog Whortleberry**.

VERBREITUNG
Mittel- und Nordeuropa, Nordasien, Nordamerika.

BESCHREIBUNG
Ausdauernder, Zwergstrauch, bis 80 cm hoch. Blätter verkehrt-eiförmig, ganzrandig, blaugrün, unterseits mit hervortretender Nervatur. Blüten, zu 1 – 4, 4 – 6 mm lang, hängend, 4- bis 5zählig, weiß oder rötlich. Beerenfrüchte, kugelig, 7 – 10 mm lang, blau bereift, mit farblosem Saft, essbar, fad schmeckend.

BLÜTEZEIT
Mai – Juni.

VORKOMMEN
Moorgebiete, Nadelwälder, alpine Zwergstrauchheiden (bis 2 500 m).

DROGEN
Fructus (*Baccae*) *Uliginosi*, *Uliginosi fructus* (Rauschbeerfrüchte). *Folia Uliginosi*, *Uliginosi folium* (Rauschbeerblätter).

INHALTSSTOFFE
Gerbstoffe, Fruchtsäuren, Vitamine, Mineralien, Arbutin, Flavon-Glykoside. Narkotisierende oder halluzinogene Wirkstoffe wurden bisher nicht nachgewiesen. Nach einer Theorie soll die wirksame Substanz nicht in der Pflanze selbst zu finden sein, sondern in einem auf den Blättern und Früchten schmarotzenden Pilz (***Sclerotinia megalospora*** **Wot.**).

GESCHICHTE
Sibirische Schamanen verwenden die Rauschbeere zusammen mit dem Fliegenpilz (*Amanita muscaria*, s. S. 224). Vermutlich wurde ein aus Rauschbeeren gekelteter **Wein** in altgermanischer Zeit bei bestimmten Trinkritualen eingenommen. In frühchristlicher Zeit als Messwein verwendet.

TRADITIONELLE VERWENDUNG
Die Beeren werden allein oder zusammen mit Fliegenpilzen gegessen. Der Presssaft der frischen Beeren wurde in Sibirien mit getrockneten Fliegenpilzen vermischt getrunken. Die getrockneten Blätter können anscheinend auch geraucht werden.

MEDIZINISCHE VERWENDUNG
Volksmedizinisch wird ein Kaltwasserauszug der Blätter oder Früchte bei Durchfall getrunken.

WIRKUNG
Unzuverlässige Wirkung. Schwindelgefühl, rauschartige Zustände (Erregung), Pupillenerweiterung, Erbrechen, Übelkeit. Die Früchte der in Bolivien beheimateten Art ▸ ***Vaccinium floribundum*** **var.** ***ramosissimum*** (**Macha-Macha**) sollen ebenfalls berauschend wirken. **Cave!**: Schwach giftig. Widersprüchliche Angaben.

 ORGANISATIONSTYP ▸ **Pflanze**
rauschartig; schwach giftig

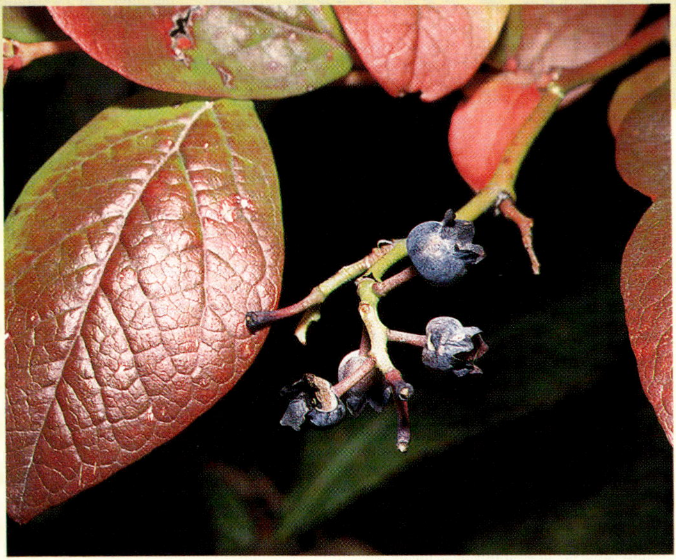

Vaccinium uliginosum (Früchte)

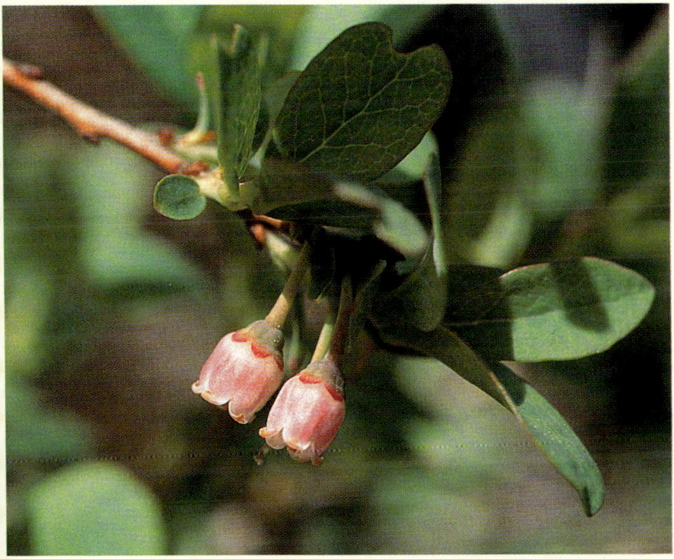

Vaccinium uliginosum (Blüte)

Valeriana officinalis L.

SYNONYM —

Echter Baldrian

FAMILIE *Valerianaceae* Baldriangewächse

VOLKSTÜMLICHE NAMEN
Arznei-Baldrian, Offizineller-Baldrian; engl.: **Common Valerian.**

VERBREITUNG
Europa, Nordamerika. Hauptanbaugebiete in Mittel- und Osteuropa.

BESCHREIBUNG
Mehrjährige, krautige Pflanze, bis 1,8 m hoch. Wurzelstock etwa 5 cm lang und 2 – 3 cm Ø, mit 15 bis 20 cm langen Ausläufern. Stängel aufrecht. Blätter gegenständig, Grundblätter unpaarig gefiedert. Blütenstand doldenartig. Blüten zahlreich, gestielt.

BLÜTEZEIT
Mai – September.

VORKOMMEN
Wiesen, Ufer, Gräben. Sandige und feuchte Humusböden.

DROGEN
Radix (*Rhizoma cum radicibus*) *Valerianae* (Baldrianwurzel), der getrocknete Wurzelstock. Mindestgehalt ätherisches Öl 0,5 %, extrahierbare Stoffen 15 %, Valepotriate 1,0 – 2,0 %. Gelegentlich auch *Herba Valerianae* (Baldriankraut), die jungen, beblätterten Stängel.

INHALTSSTOFFE
Hauptwirkstoffgruppen ätherisches Öl und nicht wasserdampfflüchtige Valepotriate. Ätherisches Öl (0,5 – 1,5 % in der Rhizodermis und vor allem der Hypodermis der Wurzel), Monoterpene (z. B. α- und β-Pinen, (-)-Camphen, (-)-Limonen, Cymol, Ameisensäure, Buttersäure-, Essigsäure- und Isovaleriansäure-Ester des (-)-Borneols, Myrtenols und Cymols) sowie Sesquiterpene (z. B. Caryophyllen und β-Bisabolen), die Alkohole Valerol, Maaliol, das Keton Valeranon, Valerensäure, Acetoxyvalerensäure und Valerenal. In der Gattung wurde das Alkaloid Actinidin nachgewiesen.

GESCHICHTE
Germanische Ritual- und Heilpflanze.

TRADITIONELLE VERWENDUNG
Beruhigungsmittel. Baldrian wurde zum Schutz vor Hexen und Dämonen am Haus aufgehängt.

MEDIZINISCHE VERWENDUNG
Zur Herstellung des ätherischen Öls, als Tinktur und zur Herstellung pharmazeutischer Produkte. Bei nervösen Reizzuständen, Schlaflosigkeit, Magen-Darm-Beschwerden, nervösen Herzleiden u. ä. Bestandteil des **Theriak**. 2 Tl der Wurzel mit kaltem Wasser angesetzt, 10 – 12 h ziehen lassen, 2- bis 3mal täglich 1 Tasse.

WIRKUNG
Senkt die Nervenerregbarkeit, wirkt dämpfend auf das Zentralnervensystem, dadurch beruhigend und schlaffördernd (sedativ), evtl. psychoaktiv. Nebenwirkungen sind anscheinend nicht bekannt.

 ORGANISATIONSTYP ▸ **Pflanze**
beruhigend; schlaffördernd

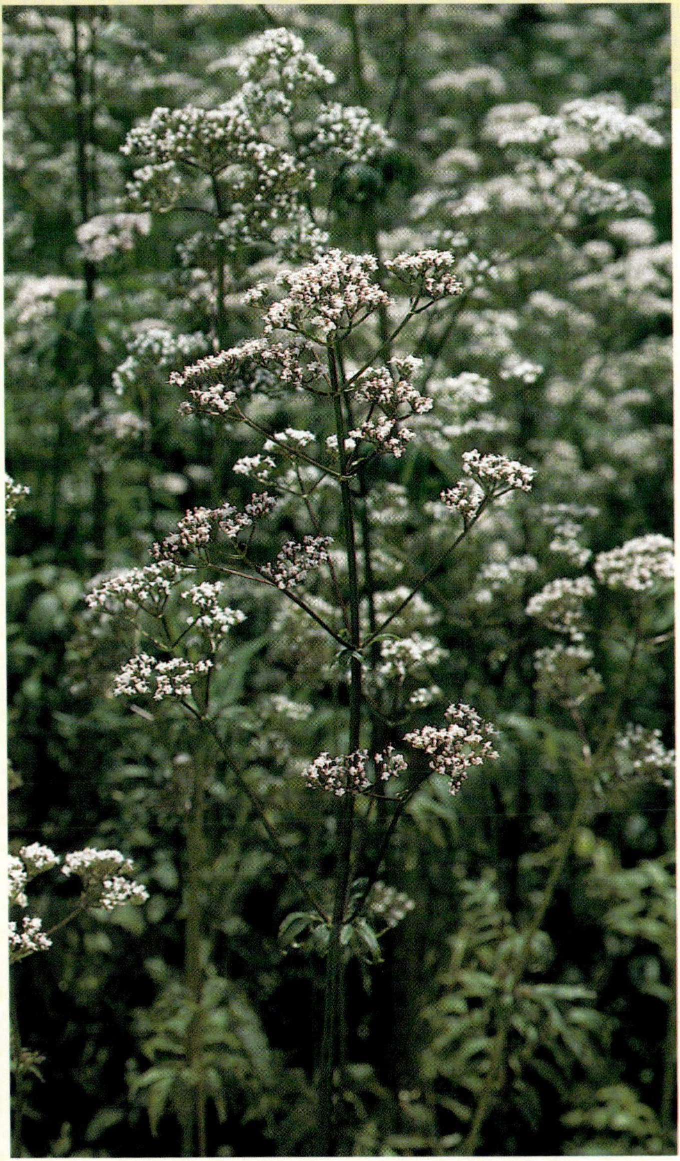

Valeriana officinalis (Blüte, Habitus)

Vanilla planifolia Andr.

SYNONYM *Vanilla fragrans* (Salisb.) Ames

Vanille

FAMILIE *Orchidaceae* Knabenkrautgewächse

VOLKSTÜMLICHE NAMEN
Vanille; engl.: **Vanilla**.

VERBREITUNG
Heimat Mittel- und Zentralamerika. Im Süden Mexikos wild wachsend.

BESCHREIBUNG
Epiphytische Kletterpflanze. Stängel fleischig, kahl, walzenförmig, mehrere Meter lang. Blätter fleischig, lanzettlich. Blüten orangegrünlich, blattachselständig, in reichblütigen Trauben. Die Bestäubung erfolgt im natürlichen Verbreitungsgebiet durch Insekten (eine stachellose Bienenart der Gattung *Melipona*) und Kolibris. Fruchtkapsel 15 – 30 cm lang vielsamig. Samen ca. 3 mm dick.

BLÜTEZEIT
Juli – August.

VORKOMMEN
Neotropisch. In Zentralamerika beheimatet. Kulturen besonders in Asien, Indonesien, Ostafrika und auf Madagaskar (Hauptanbaugebiet mit 80 %).

DROGEN
Fructus Vanillae, Vanillae fructus (Vanilleschote oder Vanillestange), die (ganze) fermentierte Frucht (Farbe und charakteristisches Vanillearoma entstehen während des Fermentationsprozesses). Handelssorten: Mexikanische Vanille und Bourbonvanille, Tahiti-Vanille (von ***Vanilla tahitensis***) u. a.

INHALTSSTOFFE
Vanillin, aus Ferulasäure biosynthetisiert, in den Früchten 1 – 3 % (Bourbonvanille 3,2 – 3,7 %) als Glucosid vorliegend. In vitro aus Eugenol synthetisiert, großtechnisch aus dem im Lignin gebundenen Coniferylalkohol durch Ozonisierung gewonnen, dazu wird Holzmehl verwendet (100 kg Holzmehl liefern 2 kg Vanillin). Vanillinsäure, Vanillylalkohol, Protocatechualdehyd, Protocatechsäure.

GESCHICHTE
Alte Kulturpflanze.

TRADITIONELLE VERWENDUNG
Gewürz, Duftstoff. Im alten Amerika meist in Kombination mit **Kakao** oder Pfeilwurzel (*Maranta arundinacea*). Verwendung u. a. mit *Mandragora officinarum, Nicotiana tabacum* (**Chimó**-Additiv), *Theobroma cacao, Turnera diffusa* und als **Balche´**-Additiv.

MEDIZINISCHE VERWENDUNG
Aromaticum für galenische Präparate. Gewürz. Homöopathisch als Aphrodisiakum und bei Impotenz, als Tinktur eingenommen.

WIRKUNG
Kräftigend, anregend, allergische und irritative Kontaktdermatiden (engl.: vanillism; Hautausschläge, Kopfschmerzen, Schlaflosigkeit). **Cave!**: Nur bei ständigem (berufsbedingtem) Umgang schwach giftig (hautreizend und allergen).

ORGANISATIONSTYP ▸ Pflanze
anregend; hautreizend; schwach giftig

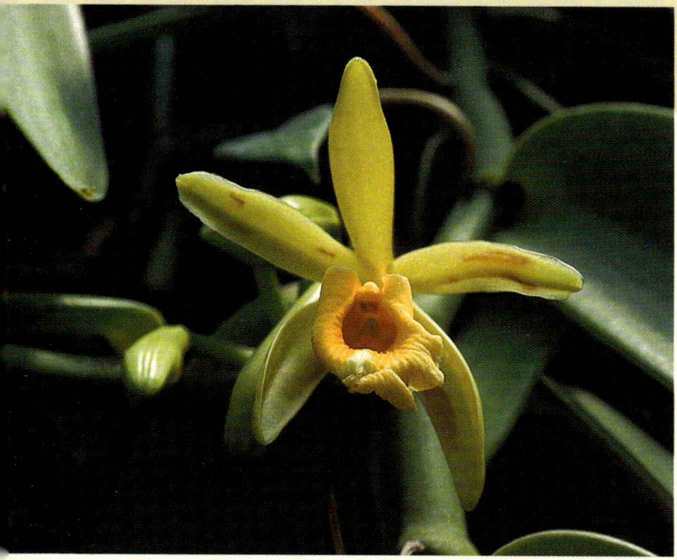

Vanilla planifolia (Blüte)

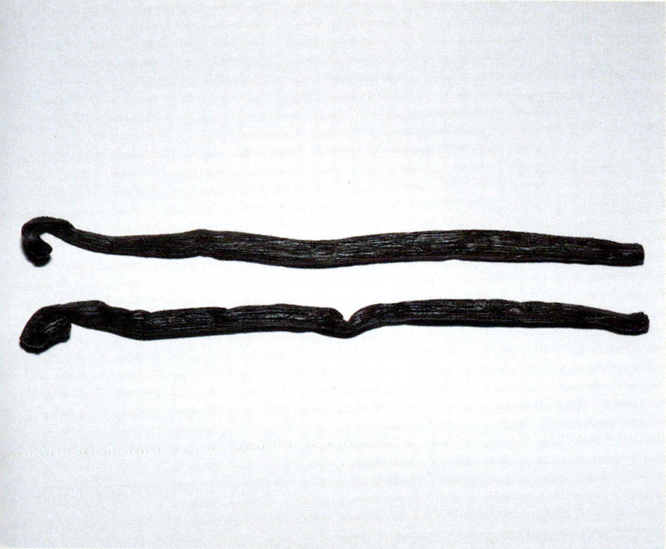

Fructus Vanillae (Vanilleschote oder -stange)

Veratrum album L.

SYNONYM *Helleborus albus*

Weißer Germer

FAMILIE *Liliaceae* Liliengewächse

VOLKSTÜMLICHE NAMEN
Brechwurz, **Läusekraut**, **Nieswurz**; engl.: **White Veratrum**.

VERBREITUNG
Mittel- und Südeuropa.

BESCHREIBUNG
Ausdauernde Pflanze, 50 – 150 cm hoch. Stängel aufrecht, oberwärts behaart. Rhizom knollig. Blätter wechselständig, breit-elliptisch, längsgefaltet, unterseits filzig, oberseits kahl. Blüten in lamger endständiger Rispe, kurzgestielt. Prigonblätter innen weiß, außen grünlich oder beiderseits grünlich, gelbgrün bis schmutziggrün.

BLÜTEZEIT
Juni – August (September)

VORKOMMEN
Matten, alpine Lagerflur (dort häufig), gedüngte Flachmoore, feuchte Wiesen, Auwälder (selten). Zwischen 1 000 und 2 200 m. Stickstoff- und kalkhlatige Böden. Alpen und Vorland, sonst selten. Wild nur in den Alpen.

DROGEN
Rhizoma (*Radix*) *Veratri albi* (Germerwurzel). Tinktur.

INHALTSSTOFFE
Alle Pflanzenteile enthalten Alkaloide. Protoveratrin, Germerin (Hauptalkaloide), außerdem Nebenalkaloide u. a. Substanzen.

GESCHICHTE
Nach THEOPHRAST die wichtigste Heilpflanze im prähistorischen Griechenland. Die Applikation erfolgte hauptsächlich über die Nase (**Schnupfpulver**).

TRADITIONELLE VERWENDUNG
Pfeilgift. Volksmedizinisches Niesmittel. Antikes Mord- und Pfeilgift. Möglicherweise auch als Insektengift. Die Verwendung als Mittel gegen Läuse ist nicht mehr gebräuchlich. Die getrockneten Blätter werden pur oder in **Rauchmischungen** (u. a. zusammen mit *Amanita muscaria*) geraucht. Aus der Wurzel wird ein **Schnaps** gebrannt („Enzianschnaps"). Berauschender **Bier**-Zusatz, evtl. auch in **Met** und **Wein**. Möglicherweise Bestandteil der sog. **Hexensalben**.

MEDIZINISCHE VERWENDUNG
Volksmedizinisch bei Depressionen, Asthma, Rheuma und Fieber. Homöopathisch (ab D3) u. a. bei Depressionen und Migräne.

WIRKUNG
Germer-Alkaloide sind Nervengifte. Protoveratrin und Germerin wirken reizend auf die sensiblen Nervenenden (Haut, Augen, Nase, Mund). Insektizid. Schmerzen im Mund, Durstgefühl, Erbrechen, Durchfall, Angstgefühl, Kollapszustände, Kreislaufschwäche, Erstickungserscheinungen, Tod (3 – 12 h nch Giftaufnahme). **Cave!**: Stark (tödlich) giftig!

▸ *Veratrum nigrum* **L.** (**Schwarzer Germer**) ist ebenfalls stark giftig!

 ORGANISATIONSTYP ▸ **Pflanze**
stark (tödlich) giftig!

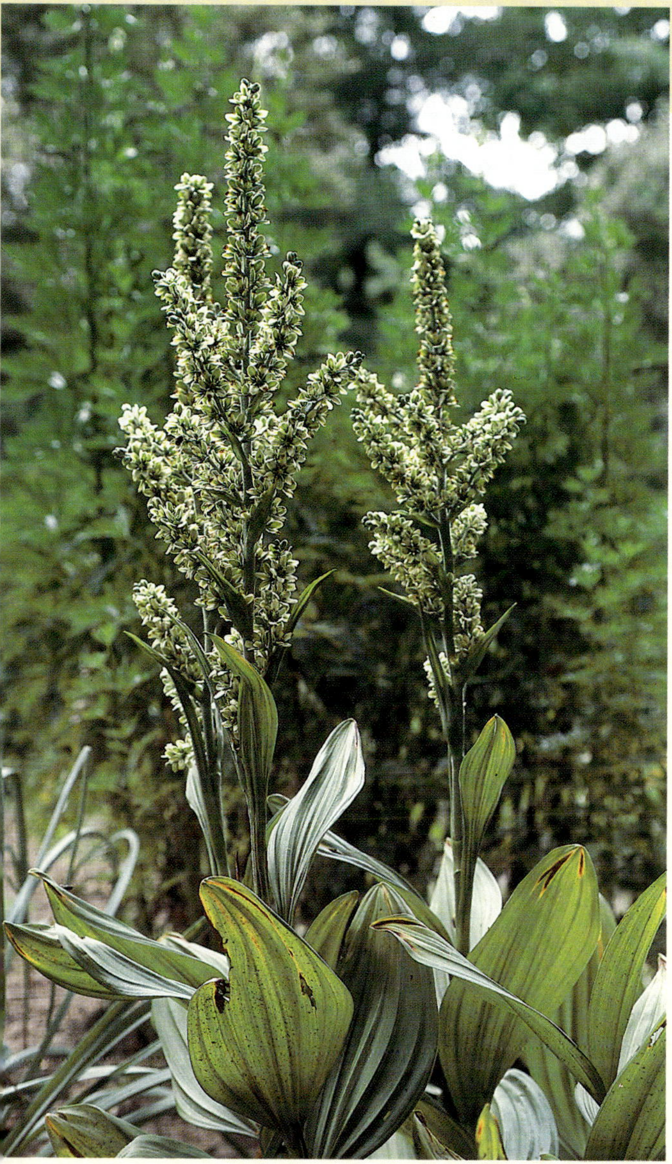

Veratrum album (Habitus)

Vitis vinifera L.

SYNONYM *Vitis sylvestris* C. C. GMEL.

Weinrebe

FAMILIE *Vitaceae* Weinrebengewächse

VOLKSTÜMLICHE NAMEN
Weinrebe; engl.: **Grape Vine**, **Vine**.

VERBREITUNG
Heimat vermutlich östliche Mittelmeerregion, wild in den Wäldern Kleinasiens. Weltweit kultiviert.

BESCHREIBUNG
Ausdauernde Holzpflanze mit Ranken, wild wachsend bis in die Kronen der Bäume emporsteigend. Rankenäste ohne Haftscheiben. Rinde graubraun, sich in Streifen ablösend. Blätter wechselständig, herzförmig, fünflappig, großflächig, zweizeilig, mit Nebenblättern. Blüten radiär, zwittrig, 5 grüne Blumenblätter, 5 Staubblätter. Blütenstand rispig. Beerenfrüchte, grün, gelb, rot oder blau, saftig, in Trauben stehend.

BLÜTEZEIT
Juni – Juli.

VORKOMMEN
In wärmeren Regionen. Sonnige Hanglagen, wärme- und lichtbedürftig. In zahlreichen Sorten kultiviert.

DROGEN
Fructus (*Baccae*) *Vitis viniferi* (Weintrauben). **Wein**. **Alkohol** (destilliert).

INHALTSSTOFFE
Der Traubensaft ist reich an Vitaminen, Mineralstoffen und Gerbstoffen. Gekelteter **Wein** enthält über 250 Wirkstoffe, darunter Vitamine, Traubenzucker, Mineralien (Eisen, Phosphor), Spurenelemente und **Alkohol** (6 – 18 %).

GESCHICHTE
Eine der ältesten Kulturpflanzen. Die ältesten Belege für die Weinkultur werden auf 3 500 – 2 900 v. Chr. datiert. Bereits die Babylonier, Ägypter, Griechen, Römer u. a. pflegten den Weinstock.

TRADITIONELLE VERWENDUNG
Heil-, Rauschmittel, Aphrodisiakum. Als Früchte (Obst) gegessen, zu Rosinen, Sultaninen, Korinthen verarbeitet oder zu **Wein** gekeltert, in der Antike mit alkaloidhaltigen Zusätzen (Alraune, Bilsenkraut, Mohn, Nieswurz, Safran, Tollkirsche, Weihrauch usw.) versetzt.

MEDIZINISCHE VERWENDUNG
Bis in die Gegenwart als Heilmittel und Tonikum verwendet. Medizinalweine wurden aus **Wein** und den entsprechenden Zutaten angesetzt.

WIRKUNG
Die Pflanze ist nicht psychoaktiv. Weintrauben sind essbar. **Wein** wirkt in niedrigeren Dosierungen anregend, stärkend, entspannend, antibakteriell, entzündungshemmend und harntreibend, je nach Dosierung berauschend. Überdosierungen mit sog. Blackouts und Bewusstlosigkeit. Die Wirkung des **Weines** wurde in der Vergangenheit häufig mit der Opiumwirkung verglichen. **Cave!**: Suchtgefahr!

ORGANISATIONSTYP ▸ Pflanze
Früchte essbar; berauschend (Wein)

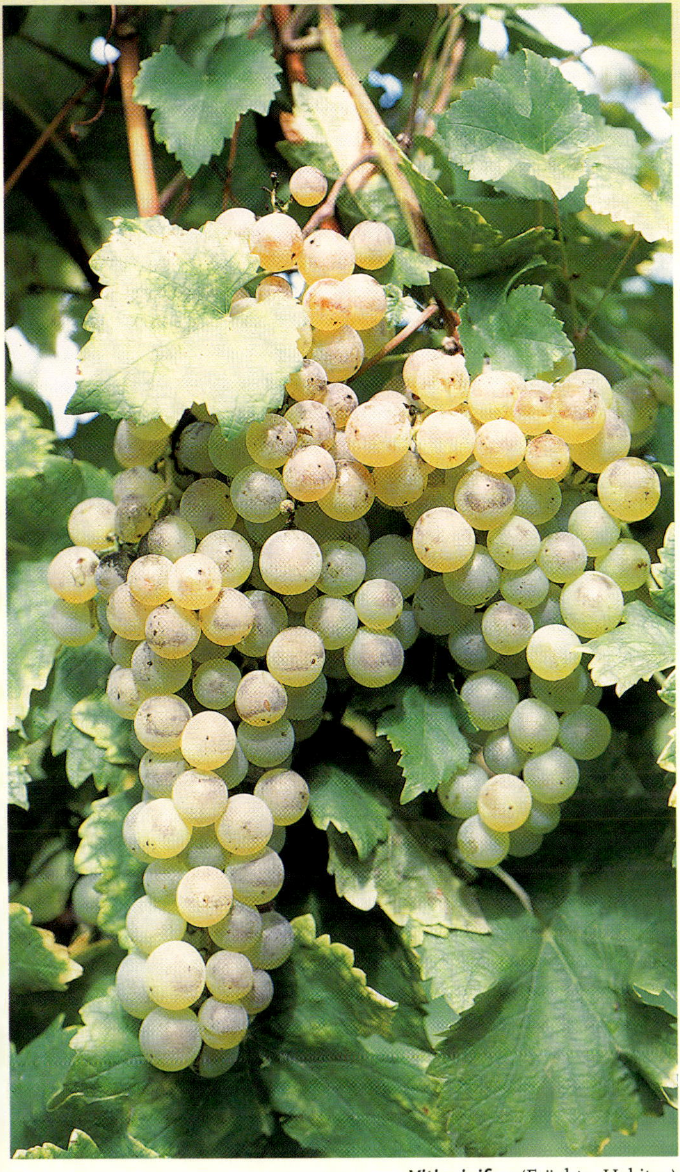

Vitis vinifera (Früchte, Habitus)

Withania somnifera (L.) DUNAL

SYNONYM *Physalis somnifera* L.

Schlafbeere

FAMILIE *Solanaceae* Nachtschattengewächse

VOLKSTÜMLICHE NAMEN
Winterkirsche; ind.: **Ashvagandhara** Pferdewurzel, **Jangida**, **Kuthmithi**; engl.: **Withania.**

VERBREITUNG
Südafrika, tropisches Afrika und Indien.

BESCHREIBUNG
Mehrjähriger, buschiger Strauch, bis 150 cm hoch. Sproß und Blätter wollig behaart. Blätter breit, eiförmig, 4 – 10 cm groß. Blüten klein, trichterförmig glockenförmig. Blütenrand grünlich oder gelb. Frucht beerenartig, rot.

BLÜTEZEIT
Juli – September.

VORKOMMEN
An Zäunen, zwischen Trümmern und Grabungen, Lichtungen, in Gärten, verwildert.

DROGEN
Cortex Withaniae somniferi e radice (Wurzelrinde). *Folia* (*Herba*) *Withaniae* (Withaniakraut). *Fructus Withaniae* (Withaniafrüchte).

INHALTSSTOFFE
Die Wurzel enthält Steroidlactone (sog. Withanolide), Somniferin, Withaferin A, verschiedene Steroide, Eisen und Stärke.

GESCHICHTE
Möglicherweise wurde die Pflanze bereits in Mesopotamien medizinisch und psychoaktiv (narkotisch) genutzt. Im alten Arabisch als **sakrân** (Rauschmittel) bezeichnet. In Europa ist die Pflanze seit dem 16. Jahrhundert bekannt.

TRADITIONELLE VERWENDUNG
Heilpflanze, Amulett, Zaubermittel, Aphrodisiakum. Neben Soma wichtigste vedische Zauberpflanze. Die Wurzeln werden als beruhigendes Narkotikum, Tonikum und Verjüngungsmittel verwendet. Aus den Wurzeln bereitete Liebestränke sollen sexuell stimulieren und gefügig machen.

MEDIZINISCHE VERWENDUNG
Pharmazeutische Pflanze mit Rausch- oder Schlafwirkung. Eine der wichtigsten Pflanzen der ayurvedischen Medizin. In der tantrischen Medizin „Besieger des Bösen". Die getrocknete Wurzel wird so belassen oder zermahlen. Die Wurzelrinde wird zu einem Tee aufgekocht (Einzeldosis in der ayurvedischen Medizin 250 mg bis 100 g). In Assyrien als Räucherung bei Zahnschmerzen, im Jemen bis in die Gegenwart bei Zahnschmerzen angewendet.

WIRKUNG
Beruhigend (Anti-Stress-Wirkung), einschläfernd, tonisierend, stimulierend, antibiotisch, entzündungshemmend. Homöopathisch bei chronischen Entzündungen und Anämie. Ungiftig (giftverdächtig). Angeblich selbst während der Schwangerschaft keine toxischen Nebenwirkungen.

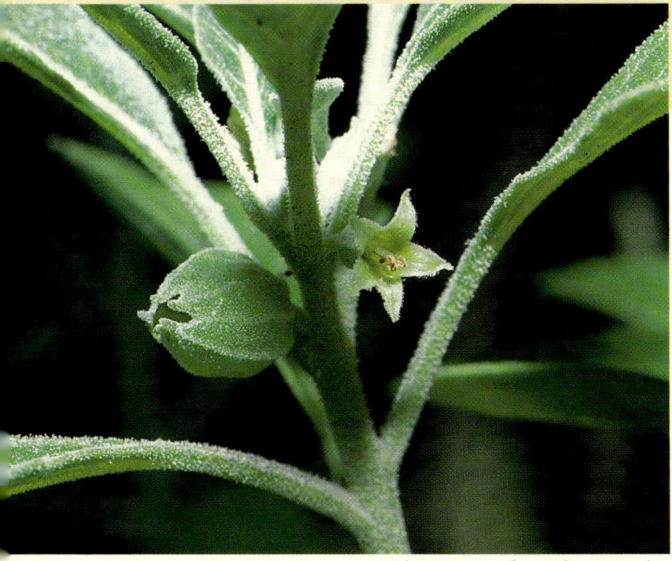

Withania somnifera (Blüte, Frucht)

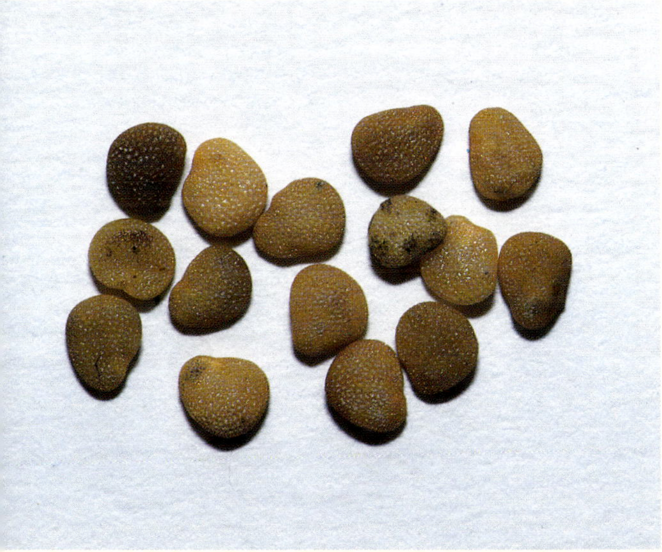

Withania somnifera (Samen)

Amanita muscaria (L. ex Fr.) Pers.

SYNONYM *Agaricus muscarius, Amanita formosa* u. a.

Roter Fliegenpilz

FAMILIE *Amanitaceae* Knollenblätterpilze

VOLKSTÜMLICHE NAMEN
Fliegenteufel, **Krötenstuhl**, **Rabenbrot**; altind. möglicherweise: **Soma**; engl.: **Fly Agaric**, **Toadstool**.

VERBREITUNG
Europa, Asien, Amerika. Nördliche gemäßigte Zonen.

BESCHREIBUNG
Hut 8 – 20 cm breit, anfangs kugelig oder halbkugelig, später flacher, scharlachrot, mit weißen Warzen, Hutoberseite auch glatt. Stiel 80 – 180 × 10 – 20 mm, weiß. Stielring weiß. Fleisch weiß, unter der Huthaut rötlich oder gelb. Lamellen frei, weiß. Sporenbild weiß. Sporen breit oval, nicht amyloid, 9,5 – 10,5 × 7 – 8 µm.

FRUCHTUNGSZEIT
Spätsommer – Spätherbst.

VORKOMMEN
Einzeln oder gruppenbildend, unter Fichten, Birken, Kiefern und Lärchen. Saure Böden. Häufig.

DROGEN
Fungus muscarius (Fruchtkörper).

INHALTSSTOFFE
Cholin, Acetylcholin, Ibotensäure (0,03 – 0,1 %, im frischen Pilz), Muscarin (0,0002 – 0,0003 %, im frischen Pilz), Muscaridin, Muscimol, Muscazon, Butyltrimethylammonium sowie die Spurenelemente Selen und Vanadium.

GESCHICHTE
Vermutlich reicht der Gebrauch des Fliegenpilzes bis in die Steinzeit zurück.

TRADITIONELLE VERWENDUNG
Berauschung in schamanistischem Kontext (bei religösen und Heilzeremonien). Einer oder mehrere Pilze werden gegessen, als Extrakt mit Wasser, Rentiermilch oder dem frisch gepressten Saft von *Vaccinium oliginosum* (s. S. 212) oder *Epilobium angustifolium* (Weidenröschen) verdünnt, getrunken. Gelegentlich wird die getrocknete Huthaut von *A. muscaria* und auch ***Amanita pantherina*** **(DC. ex Fr.) Krombh.** geraucht. In Russland werden frische Fliegenpilze in Wodka eingelegt.

MEDIZINISCHE VERWENDUNG
Rituelle Medizin. In Sibirien bei Erschöpfungszuständen eingenommen. Ein Kaltwasserauszug der getrockneten Fruchtkörper wurde als Antidot bei Schlangenbissen verwendet. Im 19. Jahrhundert innerlich bei Epilepsie. Homöopathisch bei Beschwerden des gesamten Nervensystems, Übererregbarkeit, sowie Blasen- und Darmkrämpfen.

WIRKUNG
Der Verzehr von 10 Pilzen soll tödlich sein, zuverlässige Angaben fehlen. Halluzinogen. Dauer des Rausches etwa 5 – 6 h. Häufig wird die Einnahme von Übelkeit, Erbrechen und Durchfällen begleitet. **Cave**!: (Schwach) giftig!

halluzinogen; (schwach) giftig!

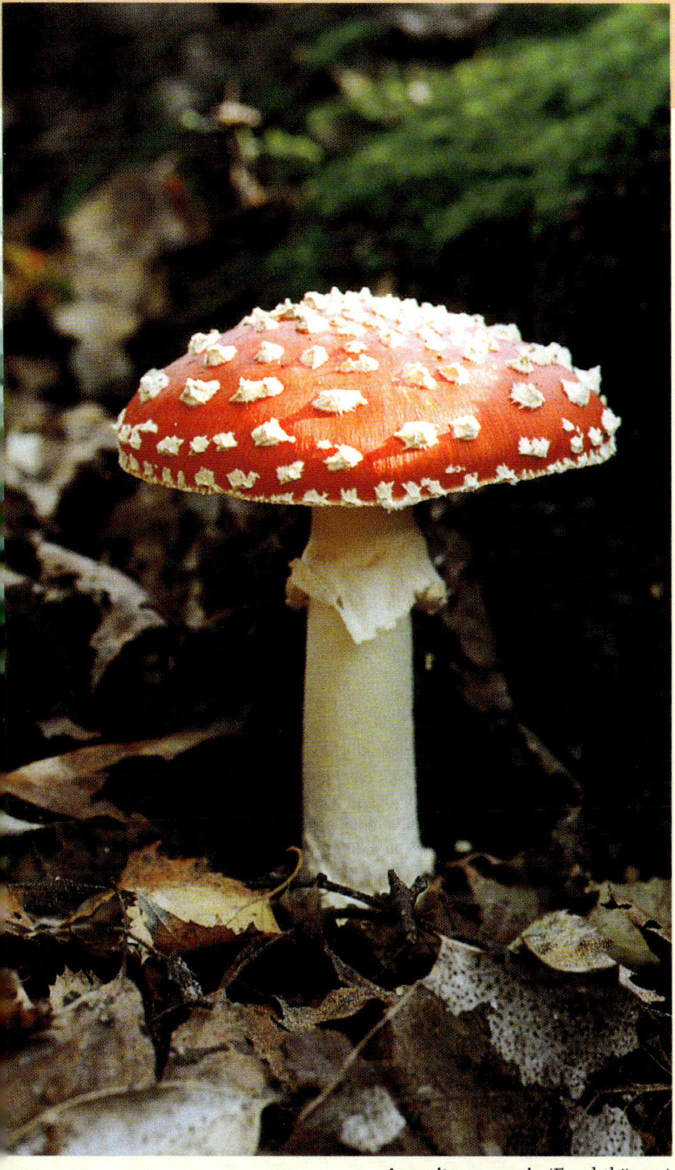

Amanita muscaria (Fruchtkörper)

***Boletus* spp.** DILL. ex FR.

SYNONYM *Tubiporus*

Boletus-Arten

FAMILIE *Boletaceae* Röhrenpilze

VOLKSTÜMLICHE NAMEN
Hexenröhrling (*B. luridus*), **Satanspilz** (*B. satanas*); **Nonda** (einige *Boletus*-Arten, bei den Kuma, Neuginea); engl.: **Boletus (species)**.

VERBREITUNG
Weltweit.

BESCHREIBUNG
225 Arten; ***Boletus manicus*** **HEIM**: Größte und angeblich wirkungsvollste Nonda-Art. ***Boletus flammeus*** **HEIM**, ***Boletus kumaeus*** **HEIM**, ***Boletus nigerimus*** **HEIM**, ***Boletus reayi*** **HEIM**. Hut kräftig, halbkugelförmig, bräunlich-rot, am äußeren Rand blassgelb gefärbt, 2 – 4 cm ∅. Stiele rötlich-gelb am Oberteil, gesprenkelt grün und grau-rosa in der Stielmitte, Basis hellgrün. Fruchtfleisch zitronengelb. Sporen leicht länglich, elliptisch, mit gelber Haut, im Inneren olivgrün. ***Boletus luridus*** **(SCHAEFF.: FR.)**: Hut 6 – 15 (20) cm, hell- bis dunkelbraun. Stiel gelb. Fleisch gelblich, stark bläuend.

FRUCHTUNGSZEIT
Mai – Dezember.

VORKOMMEN
Laub- und Nadelwälder.

DROGEN
Fungus (getrocknete Fruchtkörper).

INHALTSSTOFFE
In *B. manicus* wurden Spuren von Indolalkaloiden nachgewiesen. In einer **namanama** genannten *Boletus*-Art wurden Aminosäuren und Steroide ohne psychoaktive Wirkung nachgewiesen. *B. luridus* steht im Verdacht Unverträglichkeitsreaktionen im Zusammenhang mit Alkoholgenuss hervorzurufen (die Substanz, die zur Alkoholunverträglichkeit führt, ist unbekannt).

GESCHICHTE
Die Kuma nutzten früher die Wirkung, um sich vor kriegerischen Aktionen in wilde, hemmungslose Aggressivität zu steigern.

TRADITIONELLE VERWENDUNG
Einige essbare Arten (z. B. ***Boletus edulis***). In Papua-Neuguinea werden vom Stamm der Kuma angeblich (Nonda genannte) Pilze (der Gattungen *Boletus*, ***Heimiella*** und ***Russula***) verzehrt. Erwähnung im Zusammenhang mit der sog. „Pilz-Verrücktheit".

MEDIZINISCHE VERWENDUNG
Keine Angaben (bzw. unbekannt).

WIRKUNG
Die pulverisierten getrockneten Fruchtkörper sollen farbige Visionen („schrecklicher oder angenehm-lustiger Art") hervorrufen. **Cave!**: Einige giftige Arten (z. B. ***Boletus satanas*** **LENZ.**)! *B. manicus* ist schwach giftig. *B. luridus* wird in der Literatur häufig als essbar angesehen. Unverträglichkeitsreaktionen im Zusammenhang mit Alkoholgenuss sind bekannt (siehe oben).

ORGANISATIONSTYP ▸ Pilz
einige giftige Arten!

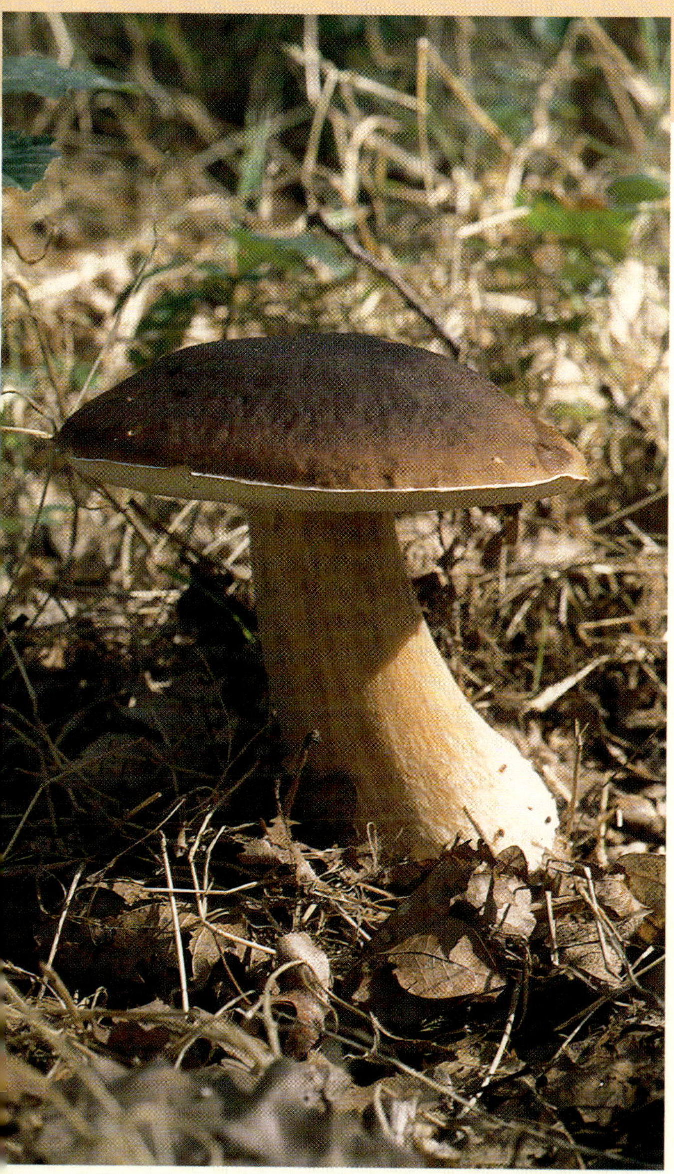

Boletus edulis (Steinpilz)

Claviceps purpurea (FR.) TULASNE

SYNONYM *Secale cornutum* nom. nud. u. a.

Mutterkorn

FAMILIE *Clavicipitaceae* Mutterkornpilze

VOLKSTÜMLICHE NAMEN
Afterkorn, **Bockshorn**, **Brandkorn**, **Kornmutter**, **Rockenmutter**, **Tollkorn**; engl.: **Rye Ergot**.

VERBREITUNG
Europa, Asien, Nordamerika.

BESCHREIBUNG
Charakterisiert durch zwei deutlich verschiedene Perioden (aktiv und ruhend) und mehrere Stadien. Schwarz-violett, 1 – 6 cm lang, keulenförmig gebogen. Das Sklerotium des schmarotzenden Schlauchpilzes wird Mutterkorn genannt.

FRUCHTUNGSZEIT
Mai – Juli.

VORKOMMEN
Auf Getreide und Gräsern (*Poa pratensis, Dactylis glomerata, Alopecurus pratensis*), besonders Roggen (*Secale cereale*) aber auch Gerste und Weizen.

DROGEN
Secale cornutum (*Fungus secalis*; Mutterkorn, Ergot; siehe oben).

INHALTSSTOFFE
Die therapeutisch relevanten Alkaloide sind Abkömmlinge der Lysergsäure. Unterschieden werden Säureamid- und Peptid-Alkaloide, zu den ersteren zählen Alkaloide der Ergometrin (Ergobasin)-, zu den letzteren der Ergotamin- und Ergotoxingruppe, daneben biogene Amine (Histamin, Tyramin), fettes Öl, Aminosäuren, Zucker u. a.

GESCHICHTE
Einige *Claviceps*-Species oder *Claviceps*-Extrakte dienten möglicherweise zur Zubereitung des als **kykeon** bezeichneten, halluzinogenen Trunkes, welcher eine fundamentale Rolle in den eleusinischen Mysterien im antiken Griechenland einnahm. Ursache großer Epidemien durch mit Mutterkorn kontaminiertes Getreide, welches (in Brot gebacken) in den menschlichen Nahrungsmittelkreislauf gelangt ist.

TRADITIONELLE VERWENDUNG
Möglicherweise wurden verschiedene *Claviceps*-Arten bereits in prähistorischer Zeit rituell als psychoaktive Substanzen benutzt.

MEDIZINISCHE VERWENDUNG
Mutterkorn wird seit dem Mittelalter in der volkstümlichen Gynäkologie u. a. als Wehenmittel und zur Geburtshilfe verwendet. Präparate werden nur noch homöopathisch verwendet (z. B. bei Gebärmutterkrämpfen, Krampfleiden oder Migräne).

WIRKUNG
Einige natürlich vorkommende Mutterkorn-Alkaloide besitzen psychotomimetische Aktivität, abortiv Mutterkornvergiftungen (sog. Ergotismus; „Antoniusfeuer") mit Halluzinationen, Krämpfen, Gangränen, Gliedmaßenverlust, Wahnsinn, evtl. Tod. **Cave!**: Stark (tödlich) giftig!

ORGANISATIONSTYP ▸ **Pilz**
halluzinogen; stark (tödlich) giftig!

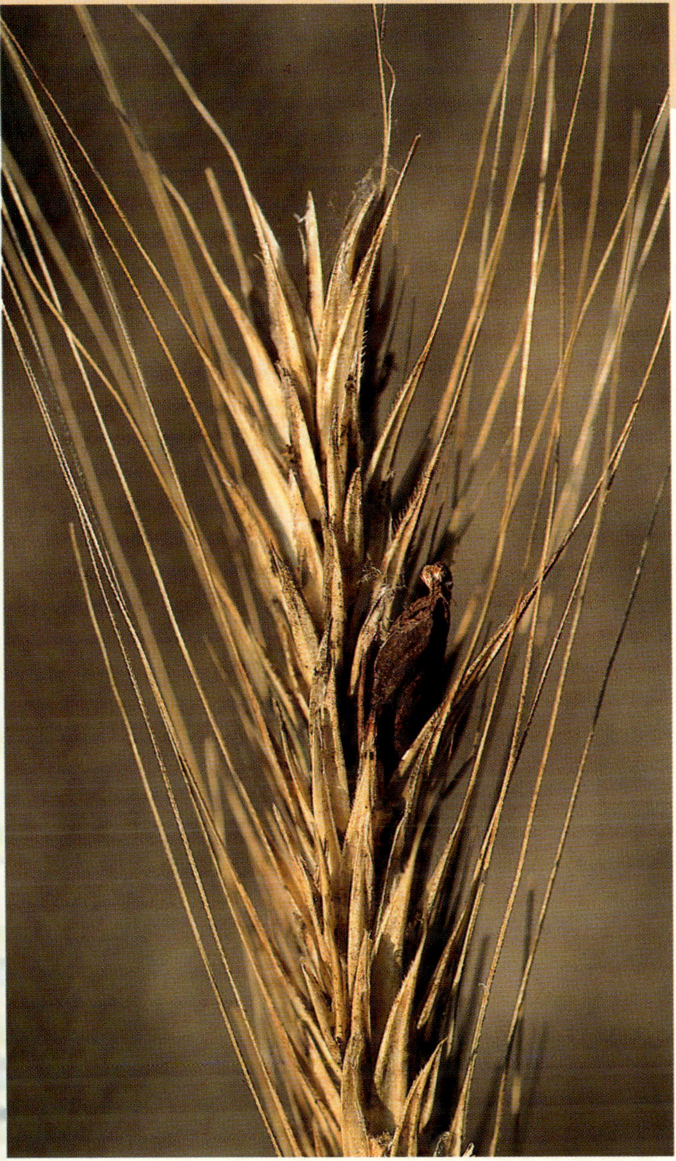

Claviceps purpurea (Sklerotium auf Roggenähre)

Lycoperdon spp. L.

SYNONYM *Vasellum*

Stäublinge

FAMILIE *Lycoperdaceae* Staubpilze

VOLKSTÜMLICHE NAMEN
gi´-i-wa, **gi´-i-sa-wa**; sp.: **bolita**, **pedo del diablo**; engl.: **Blindball**.

VERBREITUNG
Europa, Amerika. *L. mixtecorum* scheint nur im mexikanischen Teilstaat Oaxaca vorzukommen.

BESCHREIBUNG
L. mixtecorum: Kleiner Pilz, 2 bis 3 cm Ø. Sporen kugelförmig, bräunlich-lohfarben, schwach violett getönt.

FRUCHTUNGSZEIT
Juli – November (Europa).

VORKOMMEN
L. mixtecorum (Erdpilz): In lichten Wäldern und auf Weiden.

DROGEN
Fungus (Fruchtkörper). 2 Arten sollen psychoaktiv wirksam sein: ***Lycoperdon marginatum* VITT. ex MORRIS et DE NOT**, ***Lycoperdon mixtecorum* HEIM** (**Mixtekischer Stäubling**). Verschiedene nordamerikanische Stäublinge sollen ebenfalls psychoaktiv sein: ***Lycoperdon pedicelatum* PECK**, ***Scleroderma verrucosum***, ***Vascellum pratense***.

INHALTSSTOFFE
Mehrere Arten (auch aus den Gattungen ***Astraeus***, *Scleroderma*, *Vascellum*) wurden auf deren Wirksamkeit hin untersucht, dabei wurden weder psychoaktive Wirkungen beobachtet noch ein psychoaktiver Wirkstoff nachgewiesen. ***Lycoperdon perlatum* PERS. ex PERS.** (**Flaschenstäubling**) enthält lycoperdische Säure.

GESCHICHTE
Buddha verspeiste **putika** genannte Pilze (möglicherweise *Scleroderma* sp. oder ***Lycoperdon pusillum***), bevor er seinen Körper verließ.

TRADITIONELLE VERWENDUNG
Die angeblich psychoaktiven Arten werden von den Mixteken für divinatorische Zwecke verwendet. Priesterschamanen der kolumbianischen Kogi sollen psychoaktive Pilze, darunter einen **Bluish Puffball** (**Bläulicher Stäubling**), rituell verwenden. *Lycoperdon*-Arten wurden als magisches **Räucherwerk** verbrannt. Möglicherweise wurden Stäublings-Arten auch geraucht.

MEDIZINISCHE VERWENDUNG
Sporen wurden bei Nasenbluten geschnupft. Die Cherokee verwenden *L. perlatum* als Heilmittel bei wunden Stellen.

WIRKUNG
Die Pilze sollen narkotische oder trauminduzierende Eigenschaften haben (halbschlafähnliche Zustände). Unter Pilzeinfluss sollen Stimmen zu hören sein. Die meisten Stäublinge sind (jung) essbar. ▸ ***Lycoperdon pyriforme* SCHAEFF. ex PERS.** (**Birnenstäubling**) soll einschläfernd wirken. ▸ ***Lycoperdon umbrium* PERS.** wird als Speisepilz verwendet, ältere Exemplare wirken möglicherweise psychoaktiv.

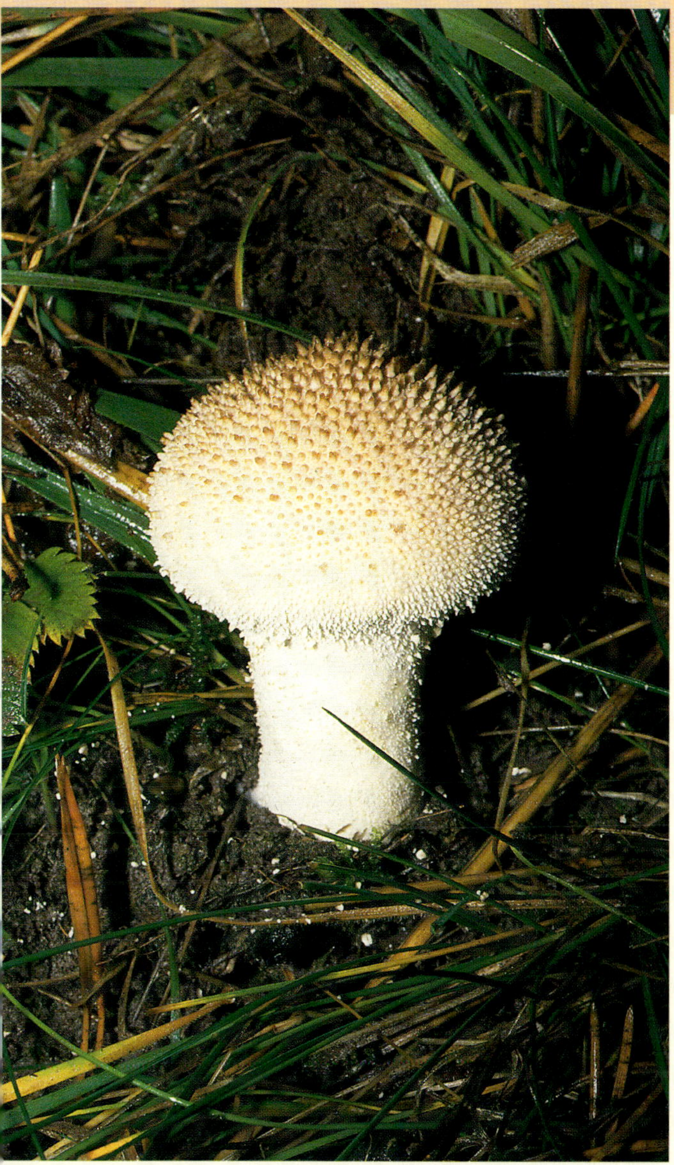

Lycoperdon perlatum (Fruchtkörper)

Panaeolus foenisecii (Fr.) Kuehn.

SYNONYM *Panaeolina foenisecii*

Heudüngerling

FAMILIE *Coprinaceae* Tintlinge

VOLKSTÜMLICHE NAMEN
Heudüngerling, **Heuschnittpilz**; engl.: **Haymakers´ Toadstool**.

VERBREITUNG
Gemäßigte Zonen in Nord- und Südamerika, Europa. Häufig.

BESCHREIBUNG
Hut halbkugelig bis glockig, 1 bis 3 cm Ø, feucht dunkel purpurbraun, trocken tonfarben, Rand dunkel gefärbt. Lamellen erst braun mit weißer, flockiger Scheide, später schwarzbraun und fleckig. Stiel blass fleischbraun, seidig glänzend, mit weißbereifter Spitze, 40 – 80 × 2 – 3 mm. Sporenpulver purpur- bis violettbraun. Sporen hellbraun, 13 – 15 × 8 – 10 mm, fast mandelförmig, Sporenoberfläche ornamentiert, warzig. Gattung *Panaeolus* mit mehr als 20 Arten.

FRUCHTUNGSZEIT
Mai – Oktober (in Mitteleuropa).

VORKOMMEN
Graslandschaften, an Wald- und Wegrändern, auch auf Kuhdung.

DROGEN
Fungus (die frischen oder getrockneten Fruchtkörper).

INHALTSSTOFFE
Alle Düngerlings-Arten bilden 5-substituierte Indolverbindungen wie Serotonin und 5-Hydroxy-Tryptophan. Beide Substanzen sind oral verabreicht wirkungslos. ***Panaeolus subbalteatus*** (**Dunkelrandiger Düngerling**) enthält 0,07 – 0,7 % Psilocybin, 0,05 – 0,46 % Baeocystin, 0,08 – 0,3 % Serotonin, 1,8 – 2,3 % Harnstoff. ***Panaeolus ater*** (**Schwarzer Düngerling**) enthält 0,55 – 0,6 % Psilocybin (% der Trockenmasse).

GESCHICHTE
Panaeolus cyanescens (**Bläuender Düngerling**) hat auf Java evtl. eine alte Tradition als Ritualdroge.

TRADITIONELLE VERWENDUNG
Keine Angaben. Nur gelegentlich gesammelt. *P. cyanescens* wird auf Bali kultiviert und angeblich bei Festen der einheimischen Bevölkerung sowie zum Verkauf an Touristen angeboten. In Samoa werden die Hüte in Wasser gekocht, bis ein schwarzer Saft entsteht, der mit **Kaffee** (*Coffea arabica*) getrunken wird. Manchmal werden die Hüte auch roh gegessen oder auch getrocknet und geraucht. Möglicherweise wurde *P. subbalteatus* von den Germanen als **Bier**- oder **Met**-Zusatz verwendet. *P. subbalteatus* wirkt ab etwa 1,5 g (Trockengewicht) psychoaktiv.

MEDIZINISCHE VERWENDUNG
Keine Angaben (bzw. unbekannt).

WIRKUNG
Differierende Angaben bezüglich evtl. Psychoaktivität. Berichte von Vergiftungsfällen bei Kindern aus Großbritannien und Australien. **Cave!**: Schwach giftig.

 ORGANISATIONSTYP ▸ **Pilz**
einige psychoaktive Arten; schwach gi

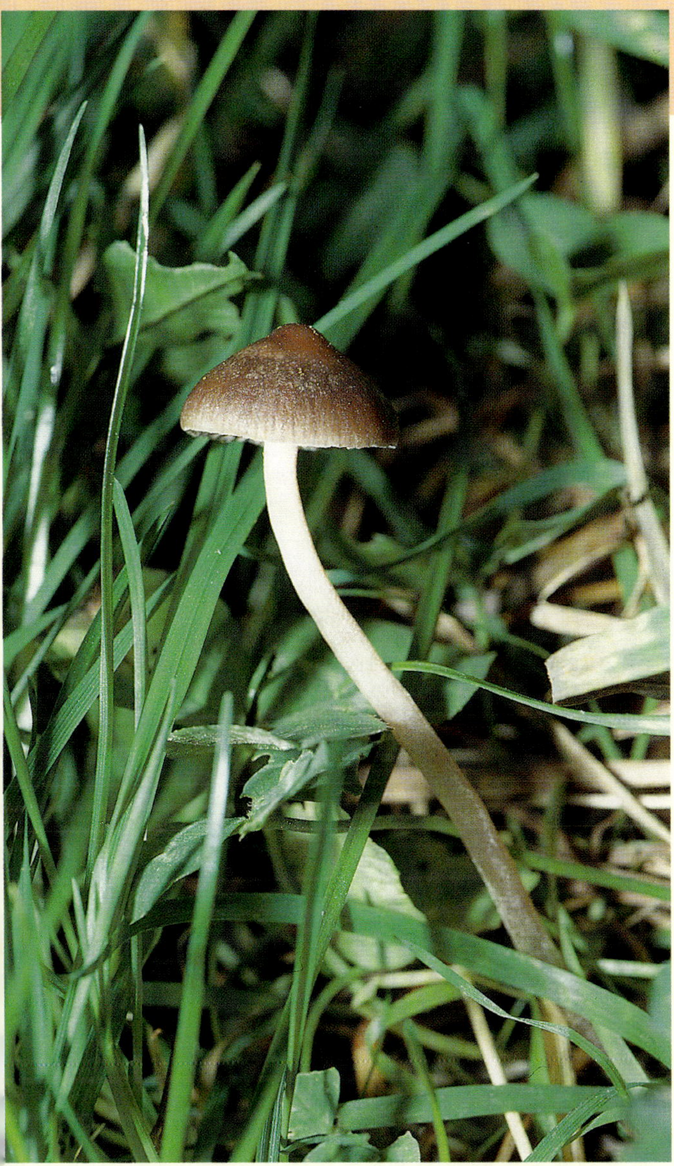

Panaeolus foenisecii (Fruchtkörper)

Piptoporus betulinus P. KARST.

SYNONYM *Polyporus betulinus* KARST.

Birkenporling

FAMILIE *Polyporaceae* Porlinge

VOLKSTÜMLICHE NAMEN
Birkenporling, **Geisterbrote**; engl.: **Birch Polypore**.

VERBREITUNG
Europa.

BESCHREIBUNG
Einjährig. Hut 3 – 20 cm breit, halbkreisförmig, mit dem schmalen Hutrand angewachsen, dick, gewölbt; die Oberfläche ist mit einer glatten, papierartigen, aber festen Haut überzogen, im Alter aufplatzend, hellocker oder graubraun, später weiß. Röhren 2 bis 8 mm lang, weißlich, Röhrenmündungen sehr klein, rundlich, weiß, graugetönt, allmählich ocker verfärbend. Fruchtfleisch anfangs weich, später fest, trocken, weiß. Geruch und Geschmack säuerlich. Sporenstaub weiß. Sporen 5 bis 6,5 × 1,5 – 2 mm, zylindrisch, glatt, farblos.

FRUCHTUNGSZEIT
Juni – September.

VORKOMMEN
Ausschließlich auf den Stämmen von Birken. Häufig.

DROGEN
Fungus (die getrockneten Fruchtkörper).

INHALTSSTOFFE
Laetiporus sulphureus **(BULL. ex FR.) MURR.** (**Schwefelporling**) enthält Alkaloide, die denen in einigen als psychoaktiv bekannten Pflanzen wie z. B. ***Piper methysticum*** oder *Lonchocarpus violaceus* ähnlich sind. In ***Polyporus berkeleyi*** wurde das β-Phenethylamin Hordenin nachgewiesen. ***Inonotus*** (***Polyporus***) ***hispidus*** (**Japanischer Pelzporling**) enthält Hispidin.

GESCHICHTE
Die 5 000 Jahre alte Gletschermumie „Ötzi" trug zwei getrocknete Porlingsarten auf eine Schnur gezogen bei sich (wahrscheinlich *Laetiporus*-Art oder *P. betulinus*).

TRADITIONELLE VERWENDUNG
Wie viele andere verwandte Arten als Zunder, zum Feuer zünden. Indianer im pazifischen Nordwesten verwenden Porlings-Arten als **Schnupfpulver** bei Heilritualen. ***Fomes igniarius*** und ***Fomes fomentarius*** (**Zunderschwamm**) werden in Alaska angeblich wegen möglicher narkotischer Eigenschaften in Kombination mit *Nicotiana*-Arten geraucht oder geschnupft.

MEDIZINISCHE VERWENDUNG
Zur Behandlung von Wunden. Durch Kochen der Pilze wird ein gehaltvoller Tee mit belebenden, immunstimulierenden und beruhigenden Eigenschaften bereitet.

WIRKUNG
Belebende, immunstimulierende, beruhigende Eigenschaften (siehe oben). *L. sulphureus* hat nach Literaturangaben in mindestend einem klinischen Fall Tryptamin-artige Halluzinationen ausgelöst.

ORGANISATIONSTYP ▸ **Pilz**
evtl. psychoaktiv; beruhigend

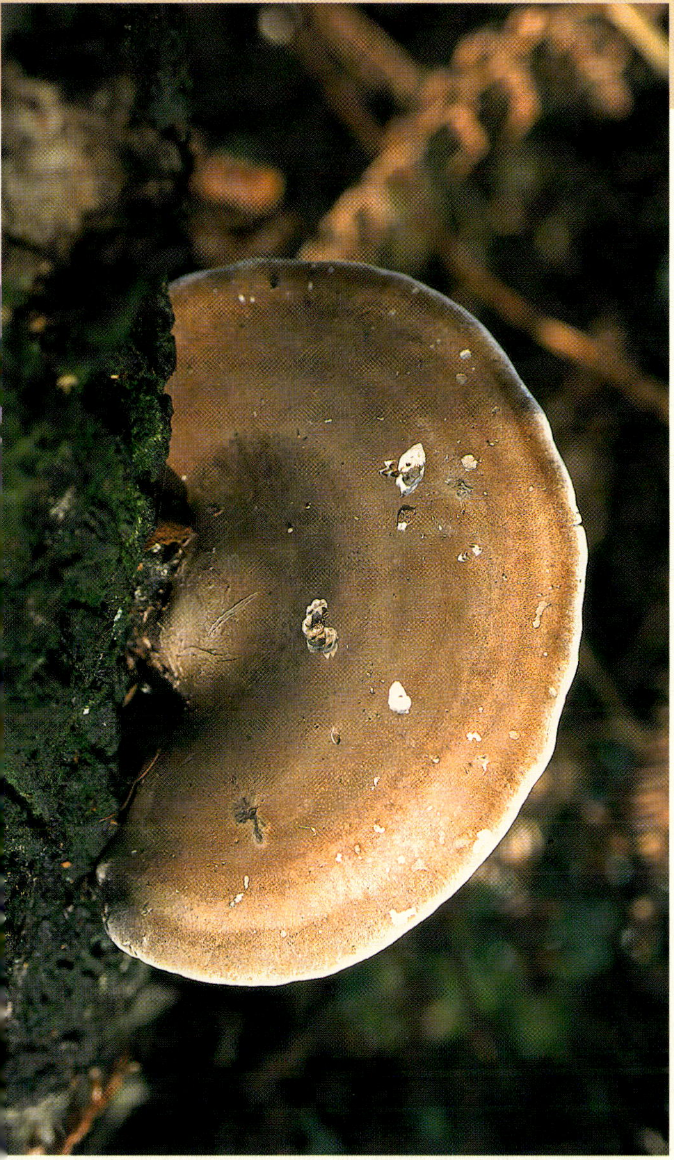

Piptoporus betulinus (Fruchtköper)

Psilocybe cubensis (Earle) Sing.

SYNONYM *Stropharia cubensis* Earle

Zuchtkahlkopf

FAMILIE *Strophariaceae* Blätterpilze

VOLKSTÜMLICHE NAMEN
Zauberpilze; **Nanacatl**, **Teonanacatl** Fleisch der Götter; **Hongo de San Isidoro** (Oaxaca, Mexiko); **Di-shi-tjo-le-rra-ja** Göttlicher Dungpilz (mazatek.); **hongos kentesh**; engl.: **Cubies**, **Golden Tops**,**Magic Mushrooms**, **Shrooms**.

VERBREITUNG
Durch die Viehzucht nahezu weltweit verbreitet.

BESCHREIBUNG
4 – 8 cm hoch, seltenen bis 15 cm. Hut konisch-glockenförmig, anfangs spitzförmig, später konvex oder flach, schokoladenbraun, schwach gelbbraun, zum Rand weißlich, im Alter oder nach Verletzungen kann sich der Hut dunkelblau verfärben. Stiel hohl, weiß, länglich gestreift, am Grund meist etwas verdickt, mit der Zeit gelb oder schmutzig rot verfärbend. Lamellen farblich variierend von Weißlich über Dunkelgrauviolett bis Purpurbraun. Sporen dunkel purpurn bis violettbraun.

FRUCHTUNGSZEIT
Frühjahr – Herbst.

VORKOMMEN
Auf Rinder-, Pferde- oder Elefantendung.

DROGEN
Fungus (die frischen oder getrockneten Fruchtkörper).

INHALTSSTOFFE
Die Alkaloide Psilocybin (15 bis 63 %), Psilocin (11 – 50 %), außerdem Baeocystin. Gesamtalkaloidgehalt in Trockenpilzen 0,2 – 1 %.

GESCHICHTE
Verschiedene Arten der Gattung *Psilocybe* wurden bereits im vorspanischen Mexiko bei religiösen Anlässen rituell verspeist.

TRADITIONELLE VERWENDUNG
Heil-, Zauber-, Rauschmittel, wichtiges Halluzinogen. Verwendung in kultischem Kontext (um Visionen zu erlangen, zur Krankenheilung und Kontaktaufnahme mit Göttern und Ahnen, in niedriger Dosierung als Aphrodisiakum). Die frischen oder getrockneten Pilze werden gegessen (etwa 2 – 3 (5) g getrocknete Pilze auf leeren Magen). In den Niederlanden sind verschiedene *Psilocybe*-Arten in sog. Smart-Shops erhältlich.

MEDIZINISCHE VERWENDUNG
Psilocybe mexicana **Heim** (**Mexikanischer Zauberpilz**) wird volksmedizinisch u. a. bei Fieber, Magen-Darm-Beschwerden, Migräne, Kopfschmerzen, Schwellungen, Knochenbrüchen und epiletischen Anfällen angewendet.

WIRKUNG
Stark halluzinogen. Halluzinationen, erotische Visionen und Empfindungen, Priapismus. Psychoaktivität schwankend, mitunter hoch. Typische Psilocybin-Wirkung. **Cave!**: Schwach giftig.

 ORGANISATIONSTYP ▸ **Pilz**
halluzinogen; schwach giftig

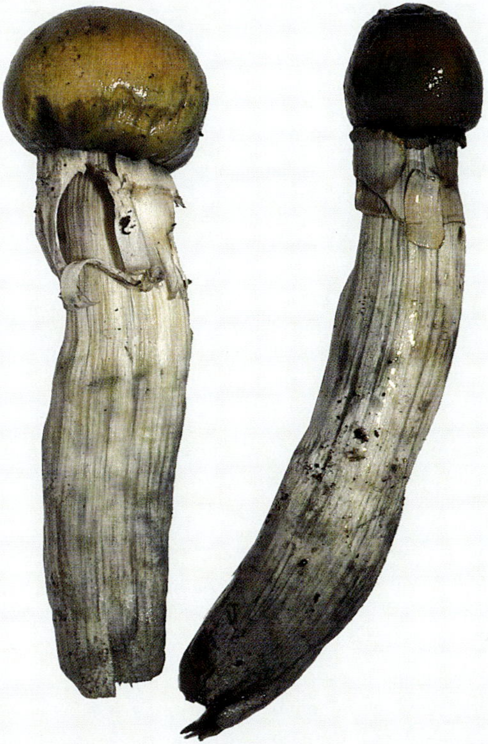

Psilocybe cubensis (Fruchtkörper)

Psilocybe semilanceata (FR.) QUÉL.

SYNONYM *Agaricus semilanceatus, Panaeolus semilanceatus* u. a.

Spitzkegeliger Kahlkopf

FAMILIE *Strophariaceae* Blätterpilze

VOLKSTÜMLICHE NAMEN
Kleines Zwergenmützchen, **Spitzkegeliger Kahlkopf**; engl.: **Liberty Cap**, **Witch Cap**.

VERBREITUNG
Europa, Nord- und Südamerika, Südafrika, Australien, Neuseeland.

BESCHREIBUNG
Hut 1,5 – 2 × 0,5 – 1,5 cm, spitzkegelig (Zwergenmützchen) mit deutlichem, knopfigem bis spitzem Buckel, am Rande leicht gefaltet, hygrophan, blass gelbbraun bis leicht olivbraun oder -grau, trocken ockerlederfarben, mit schmierig- klebrigem Belag, glatt. Stiel 25 – 80 × 1 – 2 mm, zäh, gebogen, weiß bis cremefarben, hellbräunlich, glänzend, manchmal am Stielgrund blaugrünlich oder bläulich verfärbend (***Psilocybe semilanceata* var. *caerulescens* Cooke**), bisweilen verdreht. Fruchtfleisch bleich bis cremefarben. Lamellen breit angewachsen, zunächst olivgrau bis lehmbraun, zuletzt rost- bis schwärzlichbraun, mit weißer Schneide. Sporenbild dunkel purpurbraun. Sporen 11,5 – 16 × 6 – 9 mm, elliptisch, braun, Zystiden mit schlankem, manchmal gegabeltem Hals.

FRUCHTUNGSZEIT
August – Oktober (Januar).

VORKOMMEN
Im Gras, auf Weiden, Waldwiesen, gedüngten Rasenflächen, an Wegrändern, in Mooren, auf mit Schafen und Kühen beweideten Grasflächen, auf abgestorbenen Gräsern, oft in den Büscheln von *Nardus stricta* L. (Borstgras). Häufig.

DROGEN
Fungus (die frischen oder getrockneten Fruchtkörper).

INHALTSSTOFFE
Psilocybin (ca. 1 % in getrocknetem Pilzmaterial), Psilocin und Baeocystin (0,1 – 0,3 %).

GESCHICHTE
Auf spätneolithischen Felsbildern in Norditalien sind Pilze (vermutlich in schamanischen Zusammenhängen) dargestellt. Vermutlich wurde der Spitzkegelige Kahlkopf im ausgehenden Mittelalter in Spanien von als Hexen angeklagten Frauen als Rauschmittel verwendet.

TRADITIONELLE VERWENDUNG
Die frischen oder getrockneten Pilze werden gegessen. Nach ungenauen Angaben sollen Alpennomaden *P. semilanceata* als **Traumpilz** bezeichnet und traditionell als psychoaktive Substanz verwendet haben.

MEDIZINISCHE VERWENDUNG
Keine Angaben (bzw. unbekannt).

WIRKUNG
Halluzinogen (Aktivität: mäßig bis hoch potent), Wahrnehmungsveränderungen, Halluzinationen.
Cave!: Schwach giftig.

 ORGANISATIONSTYP ▸ **Pilz**
halluzinogen; schwach giftig

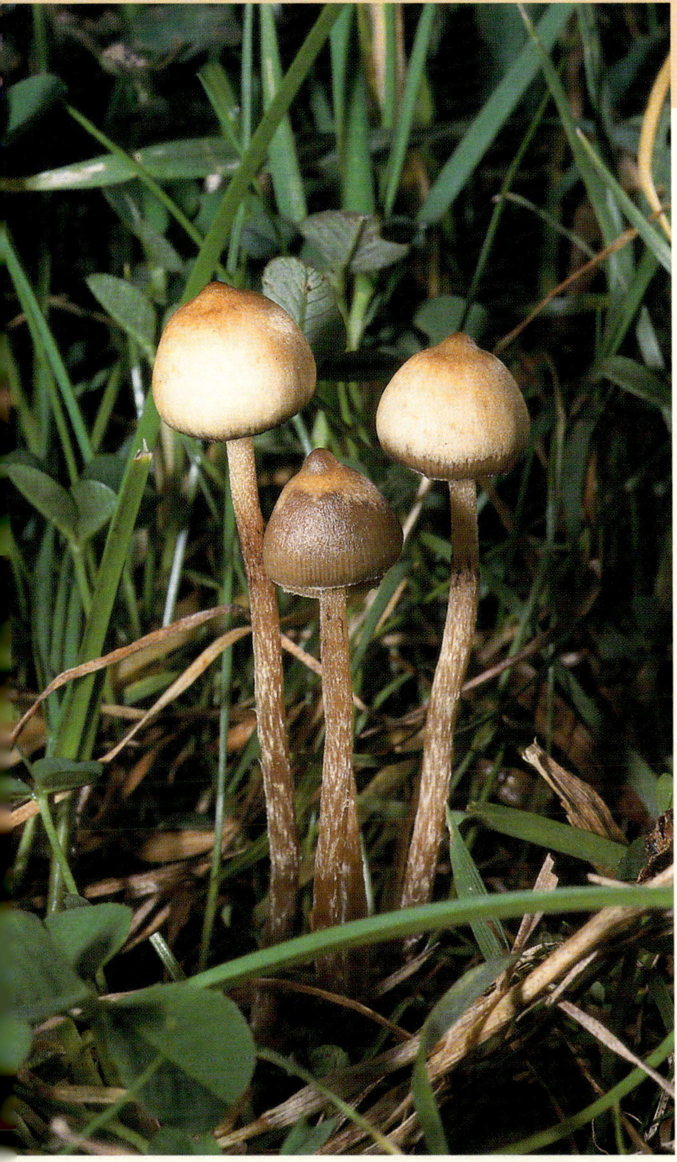

Psilocybe semilanceata (Fruchtkörper)

Apis mellifera L.

SYNONYM *Apis mellifica*

Honigbiene

FAMILIE *Apidae* Bienen

VOLKSTÜMLICHE NAMEN
Honigbiene; engl.: **Honey Bee**.

VERBREITUNG
Weltweit verbreitet, ursprünglich aus Südostasien stammend.

BESCHREIBUNG
Die Honigbiene ist eine soziale Art und lebt in Dauerstaaten mit maximal 50 000 Tieren. Neben den Arbeiterinnen, die den Hauptteil des Bienenstaates ausmachen, sind die etwas plumper gestalteten männlichen Drohnen vor allem im Sommer anzutreffen. Jeder Staat hat eine Königin, die nur während der Paarung außerhalb des Nestes angetroffen wird. Je nach Vorkommen unterschiedlich gezeichnet. Zur Gruppe der Bienen gehören mehrere tausend Arten. Eine eindeutige Bestimmung ist nur anhand der Untersuchung der Flügeläderung und der Geschlechtsorgane möglich.

LEBENSRAUM
Überall in warmen Zonen, in welchen es nicht zu kalt wird, um überwintern zu können.

DROGEN
Honig (in den Waben der Bienen als Speicherstoff aufbewahrt) von *A. mellifera* u. a. Wildbienenarten (***Melipona*-Arten**, ***Trigona*-Arten**). Pflanzen, die psychoaktiven bzw. giftigen **Honig** produzieren: *Aconitum*-Arten, *Atropa*-Arten, ***Euphorbia*-Arten**, *Ipomoea*-Arten, *Ledum*-Arten, ***Paspalum*-Arten**, *Rhododendron*-Arten, ***Senecio*-Arten**, *Taxus baccata*, ***Turbina corymbosa*** u. a.

INHALTSSTOFFE
Ob das Gift der Giftdrüsen mit der psychoaktiven Wirkung des **Honigs** in Verbindung steht ist nicht bekannt. In bestimmten Honigsorten wurden Spuren von Acetylcholin festgestellt. Der giftige, sog. Tollhonig enthält das Gift Andromedotoxin. Anscheinend gehen einige charakteristische Pflanzenwirkstoffe in den Nektar der Blüten über und werden bei der Honigproduktion durch die Bienen nicht oder nur wenig metabolisiert (verstoffwechselt).

GESCHICHTE
Honig wird seit über 15 000 Jahren als Nahrungsmittel verwendet. Bis zum Jahre 1747, der Einführung der Zuckerrübe, war **Honig** das wichtigste Süßungsmittel. Der Tollhonig wurde schon im 4. Jahrhundert v. Chr. von XENOPHON beschrieben.

TRADITIONELLE VERWENDUNG
Nahrungsmittel. Zur Herstellung von **Met** (**Honigwein**) genutzt.

MEDIZINISCHE VERWENDUNG
In der hippokratischen Medizin als Heilmittel gegen Depressionen, Melancholie und als Geriatrikum.

WIRKUNG
(Möglicherweise) psychoaktiv (**Honig**). **Cave!**: Giftig (Gifthonig)!

 ORGANISATIONSTYP ▸ **Tier**
psychoaktiv (Gifthonig); giftig (Giftho

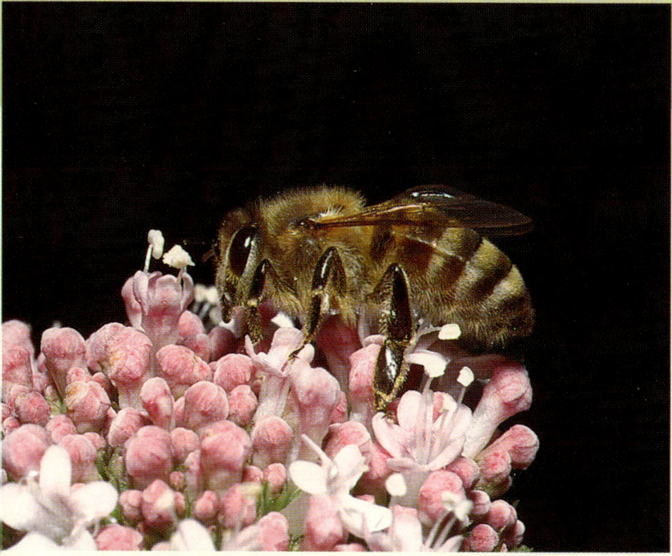

Apis mellifera (Honigbiene)

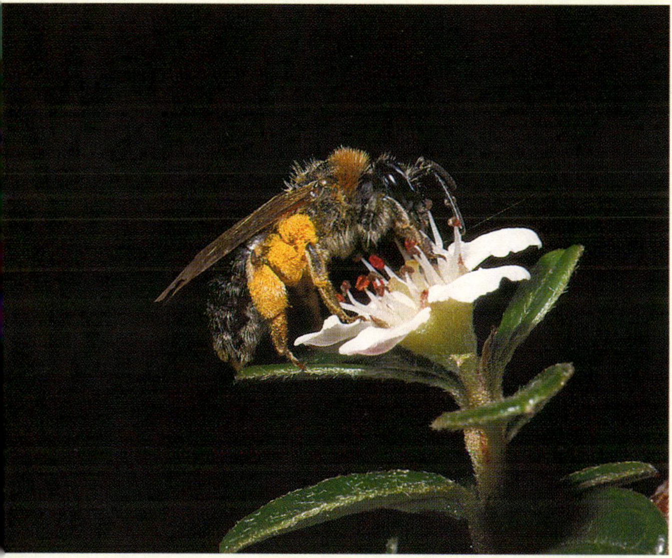

Wildbienen-Art

Bufo bufo L.

SYNONYM —

Erdkröte

FAMILIE *Bufonidae* Echte Kröten

VOLKSTÜMLICHE NAMEN
Kröte; engl.: **Common Toad**.

VERBREITUNG
Mittel- und Nordeuropa (außer Irland, einigen Mittelmeerinseln und dem nordöstlichen Skandinavien), im Süden durch andere Unterarten vertreten.

BESCHREIBUNG
Körperform gedrungen. Kopf breit, abgerundet. Oberseite grau-, rot- oder schwarzbraun, auch schmutziggrün, zuweilen dunkelbraun oder schwärzlich gefleckt, mit dicht stehenden Warzen bedeckt. Unterseite einfarbig hellgrau, über der Ohrenregion befinden sich beiderseits große, halbmondförmige Drüsen. Iris dunkelgelb bis rötlich. Schallblasen fehlen. Männchen bis 9 cm, Weibchen bis 15 cm lang. Laichzeit Februar – April. Häufigste europäische Krötenart. Neben der Nominatform sind in Europa 3 weitere Unterarten vertreten: ***B. b. gredosicola***, ***B. b. spinosus***, ***B. b. verrucosissimus***.

LEBENSRAUM
Waldungen, Gebüsche, Höhlen, Wiesen, zur Eiablage in Seen und Tümpeln. Überwinterung in Erdhöhlen unter Baumwurzeln und Steinen. Sehr anpassungsfähig.

DROGEN
Gelegentlich gelangt die Haut von ***Bufo alvarius*** (**Sonorische Wüstenkröte**) in den Handel.

INHALTSSTOFFE
Bufotoxin, Bufotalin, Bufotenin (5-Hydroxydimethyltryptamin, bis zu 4,7 % im Sekret und isomer zu Psilocin). Alle sind Derivate des Neurotransmitters Serotonin.

GESCHICHTE
Krötenhautsekrete waren früher oft Bestandteil von Hexenrezepten, wie z.B. in SHAKESPEARES Macbeth erwähnt.

TRADITIONELLE VERWENDUNG
Quellen berichten vom Rauchen des Giftes von *Bufo alvarius*.

MEDIZINISCHE VERWENDUNG
Bufodienolide werden gegen Karzinome im Nasen-Rachen-Raum therapeutisch eingesetzt.

WIRKUNG
Das Drüsensekret wirkt ätzend, reizt Mund- und Nasenschleimhäute. Bufotenin hat halluzinogene Eigenschaften und wirkt blutdrucksteigernd. Schon 0,05 mg/kg Körpergewicht zeigen halluzinogene Wirkung. Bufotoxin wirkt stark lokalanästethisch (1,07 % der Gesamtgiftmenge des Sekrets; LD Maus 0,4 mg/kg); schwach giftig. Im Gehirn kommt es bei manchen Menschen zu einer Umwandlung von dem natürlichen Serotonin in Bufotenin durch ein bestimmtes Enzym. Bei an Schizophrenie erkrankten Menschen wird Bufotenin im Gehirn angereichert. **Cave!**: Schwach giftig.

 ORGANISATIONSTYP ▸ Tier
reizend; halluzinogen; schwach giftig

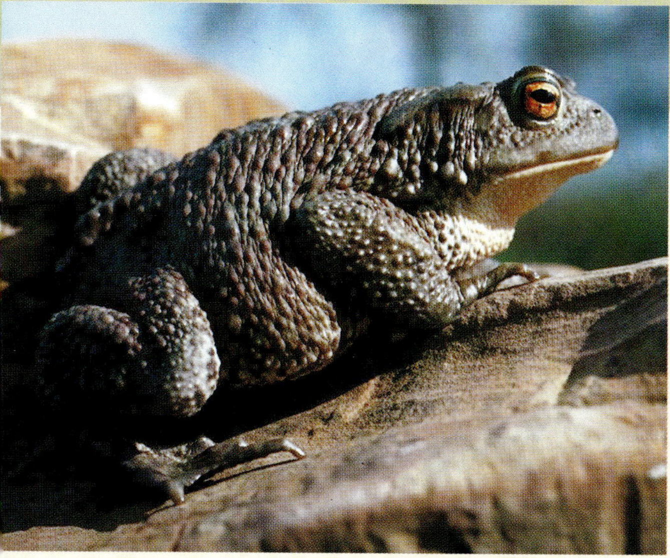

Bufo bufo* ssp. *bufo (Weibchen)

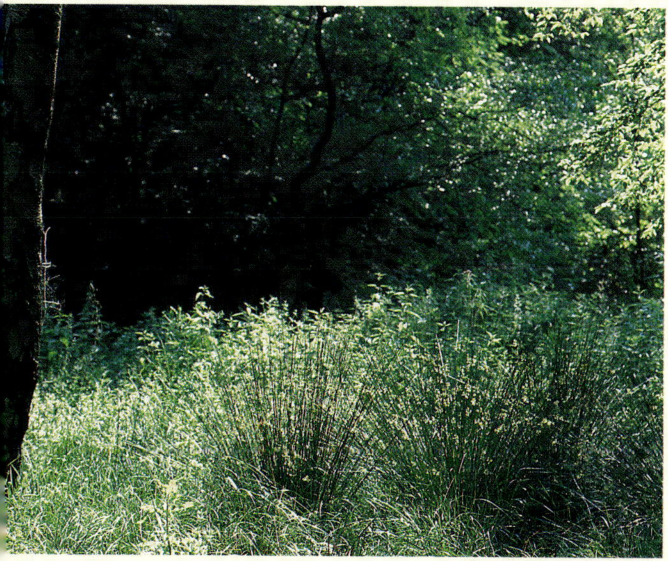

Erdkrötenhabitat

Fugu spp. Abe

SYNONYM —

Kugel- und Igelfische

FAMILIE *Tetraodontidae* Kugelfische

VOLKSTÜMLICHE NAMEN
Tetraodontidae: **Kugelfische**; engl.: **Balloonfish**, **Globefish**, **Puffers**, **Swellfish**. *Diodontidae*: **Igelfische**; engl.: **Porcupinefish**.

VERBREITUNG
Weltweit in tropischen und warmen Meeren in einem Gürtel von ca. 47 Grad nördlicher bis 47 Grad südlicher Breite.

BESCHREIBUNG
Zur Ordnung der *Tetraodontiformes* gehören ca. 300 Arten. Die Vertreter der Familien *Tetraodontidae* (Kugelfische) und *Diodontidae* (Igelfische) enthalten beide das Nervengift Tetrodotoxin. Beide können sich bei Gefahr mit Wasser zu einer runden Kugel aufpumpen, um vor dem Angreifer größer zu wirken. Igelfische sind zusätzlich mit Stacheln ausgestattet (Namensgebung).

LEBENSRAUM
Bewohner küstennaher Zonen, vor allem in der Nähe von Korallenriffen. Manche Arten (z.B. ***Sphaeroides*-Arten**) auch im Süßwasser.

DROGEN
Fugu-Fleisch. Das nur leicht von Tetrodotoxin durchtränkte Fleisch von *Fugu*- und *Sphaeroides*-Arten wird gegessen.

INHALTSSTOFFE
Besonders in Haut und Leber befindet sich das von ***Pseudomonas*-Bakterien** synthetisierte Nervengift Tetrodotoxin. Es ist eines der stärksten nicht proteinartigen Gifte überhaupt (LD etwa 10 µg/kg Körpergewicht).

GESCHICHTE
Bereits im ältesten chinesischen Kräuterbuch (dem Pen tsao chin) wird der *Fugu* erwähnt.

TRADITIONELLE VERWENDUNG
Nahrungsmittel, Rauschmittel. In Japan gilt das Fleisch von *Sphaeroides*-Arten und *Fugu*-Arten als Delikatesse. Es wird in speziellen Restaurants, die einen Koch mit einer Lizenz zum Zubereiten von *Fugu* besitzen, in dünne Scheiben geschnitten und roh verzehrt oder es wird die sog. *Fugu*-Suppe zubereitet. In Japan gegessene *Fugu*-Arten: ***Fugu pardalis***, ***Fugu rubripes rubripes***, ***Fugu vermicularis vermicularis***, ***Fugu vermicularis prophyreus***. Anscheinend handelt es sich bei dem Hauptwirkstoff des im Voodoo-Kult verwendeten **Zombiegiftes** um Tetrodotoxin (von ***Diodon*-Arten** und *Sphaeroides*-Arten).

MEDIZINISCHE VERWENDUNG
Keine Angaben.

WIRKUNG
Tetrodotoxin hemmt die Na^+-Kanäle in den Nervenmembranen, so dass keine Aktionspotentiale (Reizweiterleitung) entstehen können. *Fugu*-Suppe wirkt anregend, berauschend und aphrodisierend. **Cave!**: Stark (tödlich) giftig!

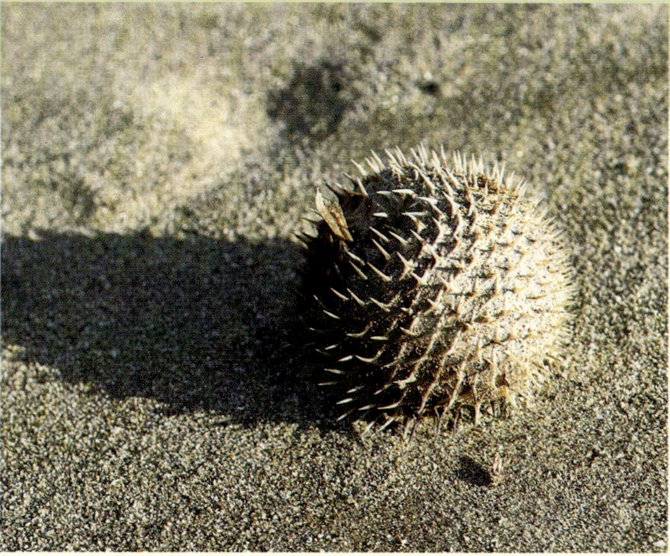

***Diodon*-Art** (Igelfisch)

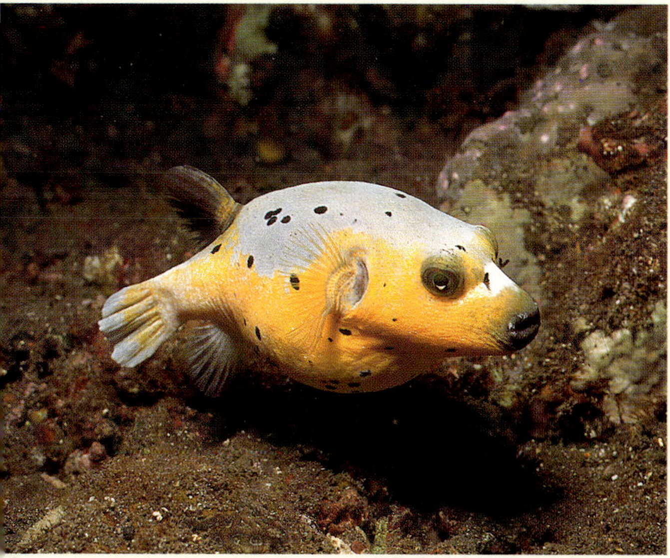

Arothron nigropunctatus (Kugelfisch)

Lytta vesicatoria L.

SYNONYM *Cantharis vesicatoria*

Spanische Fliege

FAMILIE *Meloidae* Ölkäfer

VOLKSTÜMLICHE NAMEN
Spanische Fliege; engl.: **Blister Beetle**, **Spanish Fly**.

VERBREITUNG
Gattung *Lytta* in Mitteleuropa mit nur einem Vertreter. Die Art ist besonders in Südeuropa verbreitet und häufig, in Mitteleuropa nur zeitweise und vereinzelt.

BESCHREIBUNG
Käfer mit metallisch-grün schimmernden Flügeldecken, 9 – 21 mm lang. Die Nahrung besteht vorwiegend aus Blättern, Pollen oder Nektar. Bei Beunruhigung scheidet der Käfer an den Kniegelenken eine Cantharidin-haltige Flüssigkeit aus.

LEBENSRAUM
Vor allem auf Esche, Flieder und Liguster und Blumenwiesen, bevorzugt trockene, warme Standorte, wie z.B. südlich exponierte Hänge.

DROGEN
Von Pharmazeuten lange Zeit unter der Bezeichnung *Cantharis* (ganz oder pulverisiert) geführt. Die getrockneten Käfer werden während des Sommers in der Morgenstarre von den Bäumen geschüttelt oder geschlagen, mit Essig getötet und getrocknet.

INHALTSSTOFFE
Hauptwirkstoff ist das Cantharidin (0,5 – 1 %). Die Körperflüssigkeit der *Meloidae* (in Mitteleuropa 12 Gattungen mit 33 Arten), *Cantharidae* (Weichkäfer) und einiger weiterer Käferfamilien ist stark Cantharidin-haltig.

GESCHICHTE
Cantharidin wurde im Altertum als Heilmittel verwendet. Im Mittelalter wurden die Käfer getrocknet und pulverisiert eingenommen. Nach einer Quelle aus dem Jahre 1870 wurden frisch gefangene Spanische Fliegen auf dem Stuttgarter Wochenmarkt kiloweise gehandelt.

TRADITIONELLE VERWENDUNG
Aphrodisiakum (in Liebestränken).

MEDIZINISCHE VERWENDUNG
Mit Bilsenkraut als Schmerzmittel. Die medizinische Verwendung ist nicht mehr gebräuchlich. Innerlich als Diuretikum, äußerlich bei rheumatischen Erkrankungen und Neuralgien. Homöopathisch wurden die Käfer bei Erkrankungen der Harnorgane angewendet.

WIRKUNG
Cantharidin verursacht starke Entzündungen der Haut, Schleimhäute oder nach oraler Einnahme im gesamten Urogenitaltrakt. Bei verschiedenen Tieren kommt es vielfach zu heftigen Giftwirkungen. Beim Menschen liegt der LD-Wert bei 0,03 g. Demgegenüber verzehren Igel, Fledermäuse, Frösche und manche Vögel Cantharidin-haltige Käfer. **Cave**!: Giftig!

 ORGANISATIONSTYP ▸ **Tier**
evtl. aphrodisierend; giftig!

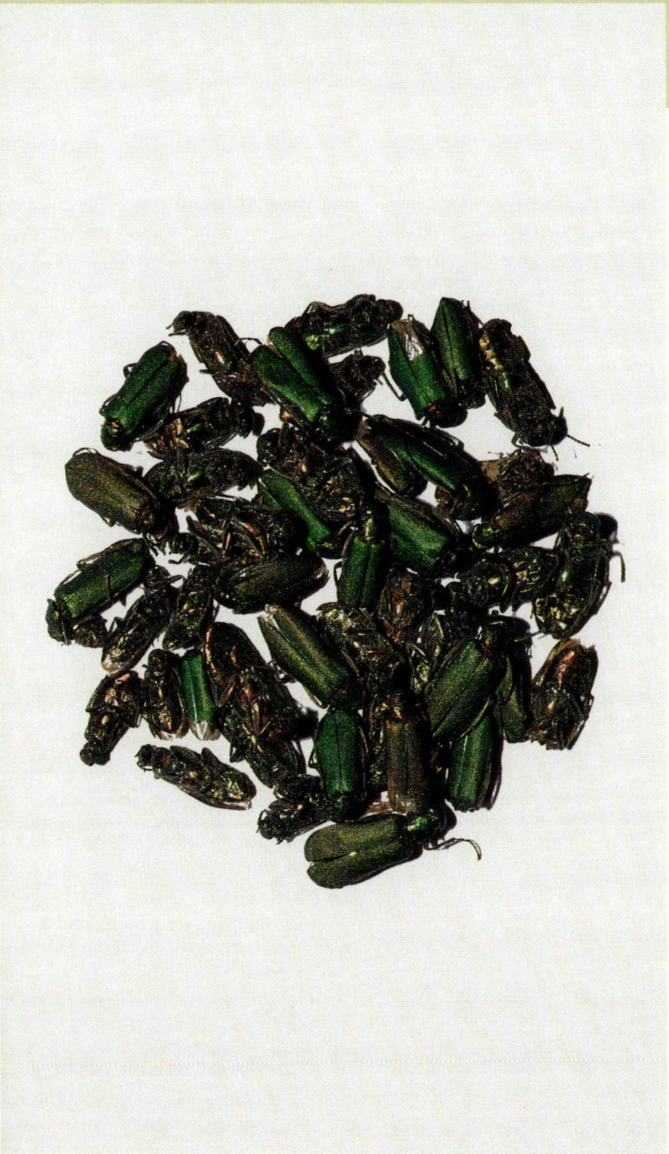

Lytta vesicatoria (getrocknete Käfer)

Salamandra salamandra L.

SYNONYM —

Feuersalamander

FAMILIE *Salamandridae* Salamander

VOLKSTÜMLICHE NAMEN

Feuersalamander (früher wurde angenommen, man könne Feuer durch Hineinwerfen der Tiere löschen); engl.: **Spotted Salamander**.

VERBREITUNG

Der Feuersalamander kommt von Europa, Nordwestafrika bis nach Kleinasien vor (teilweise jedoch in anderen Unterarten).

BESCHREIBUNG

Bis 20 cm lang (in Südeuropa bis 28 cm). An der Körperoberseite mit mehr oder weniger stark gezeichneten gelben Flecken oder Streifen auf schwarzem Grund. Selten kommen auch gänzlich schwarze Exemplare vor. Haut glatt, glänzend, mit Drüsenporen ausgestattet. Der Feuersalamander ist in über 10 verschiedenen Unterarten vertreten, welche sich durch die verschieden starke gelbe Zeichnung unterscheiden.

LEBENSRAUM

Bergige und feuchte Waldgebiete mit Wasserläufen. In den Alpen bis etwa 1 000 m Höhe. Charakteristisch für die europäischen Mittelgebirge. Die Weibchen legen ihre Eier nur in sehr sauberen Fließgewässern meist in der Nähe der Quellregion ab.

DROGEN

Salamander-Fleisch (Aphrodisiakum). Salamander-Brandy.

INHALTSSTOFFE

Im Hautsekret wurden mehrere Alkaloide nachgewiesen, als Hauptalkaloid Samandarin (Steroidalkaloid), außerdem Samandaron und Samandaridin. In ***Taricha torosa*** **(Kalifornischer Salamander)** wurde das Salamander-Alkaloid Tarichatoxin nachgewiesen, welches identisch mit Tetrodotoxin (siehe Kugelfisch, S. 244) ist.

GESCHICHTE

Wichtige Rolle in der Magie und Alchemie.

TRADITIONELLE VERWENDUNG

Die lebenden Tiere werden in einen hochprozentigen **Alkohol** eingelegt. In Slowenien wird bis in die Gegenwart ein psychoaktiver (halluzinogener) **Schnaps** nach alten (alchemistischen) Rezepten destilliert (lebende Feuersalamander werden nach dem Destillieren einer Obstmaische in den Destillierkolben gegeben und langsam, aber stark erhitzt).

MEDIZINISCHE VERWENDUNG

Keine Angaben.

WIRKUNG

Das Krampfgift Samandarin wirkt auf das Zentralnervensystem, mit blutdrucksteigernder und lokalanästhetischer Wirkung. Äußerlich stark Schleimhaut-reizende Wirkung, bei Augenkontakt mehr oder weniger starke Entzündungen. **Cave!**: Giftig!

ORGANISATIONSTYP ▸ **Tier**
psychoaktiv (Brandy); giftig!

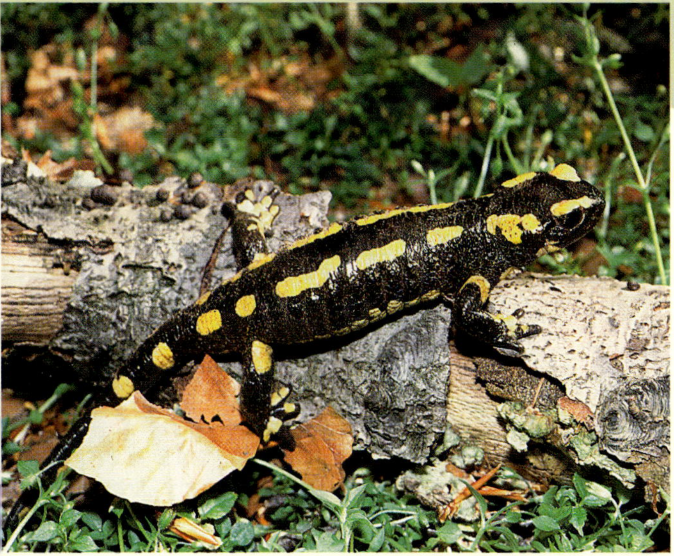

Salamandra salamandra (Feuersalamander)

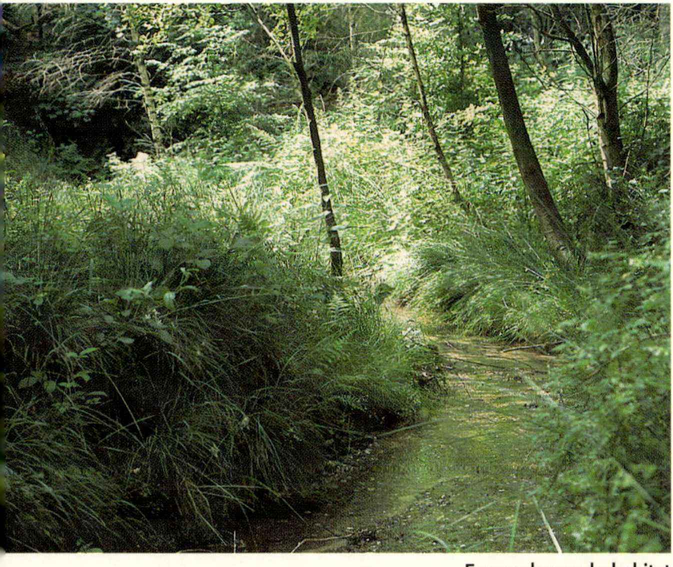

Feuersalamanderhabitat

Chemischer Aufbau und Wirkungen psychoaktiver Substanzen

Nahezu alle natürlich vorkommenden Halluzinogene enthalten das Element Stickstoff und gehören damit zur Stoffklasse der Alkaloide. Unter der Sammelbezeichnung Alkaloide werden organische Stickstoffverbindungen basischen Charakters zusammengefasst (Namensgebung: **Alkali-ähnlich**, nach MEISNER 1819), deren einzelne Vertreter in ihrem chemischen Aufbau erhebliche Unterschiede aufweisen. Bei vielen Pflanzengruppen vorkommend, ist ihr Vorhandensein für manche Familien (z. B. *Solanaceae*) charakteristisch. Vereinzelt sind Alkaloide auch im Tierreich anzutreffen, z. B. Bufotenin, ein Halluzinogen aus der Erdkröte (*Bufo bufo*). **Bufotenin** ein Isomer des Psilocins mit halluzinogenen Eigenschaften und blutdrucksteigernder Wirkung, wurde 1920 erstmals von H. HANDOVSKY isoliert. Chinolizidin-Alkaloide sind im Wehrsekret von Feuersalamander (*Salamandra salamandra*; **Samandarin**) und Tausendfüßern (*Myriapoda*) enthalten. Auf Grund spezifischer physiologischer Wirkungen finden Alkaloide Anwendung in der Medizin. Die wichtigsten Halluzinogene zeigen strukturelle Verwandtschaft mit Hirnhormonen, physiologischen Wirkstoffen, die bei mit psychischen Funktionen verbundenen biochemischen Vorgängen von Bedeutung sind.

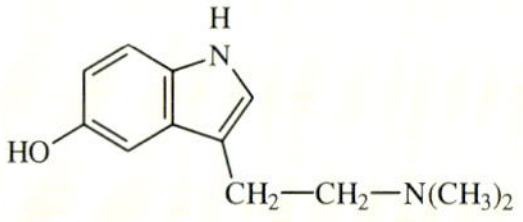

Bufotenin

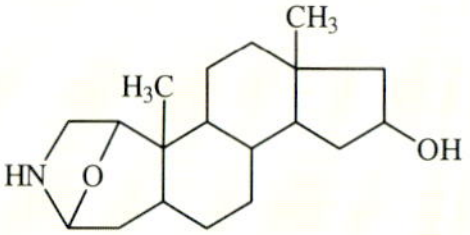

Samandarin

Nikotin und Tabak-Alkaloide

Die wichtigsten Alkaloide in *Nicotiana tabacum* sind **Nikotin** und **Nornikotin**. Hauptalkaloid von *Nicotiana glauca* ist das **Anabasin**. Das Molekülgerüst dieser Verbindungen ist mit einem Pyridinring (Nikotinsäure; daher auch **Pyridin-Alkaloide**) und einem seitlich angefügten Heterocyclus versehen (Pyrolidin bei Nikotin und Nornikotin, Piperidin bei Anabasin).

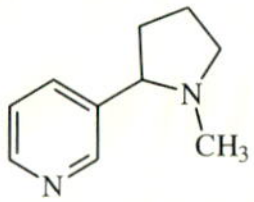

Nikotin

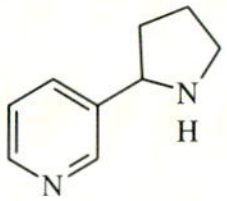

Nornikotin

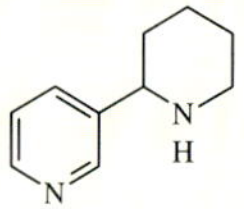

Anabasin

Tropan-Alkaloide

Ester-Alkaloide, **L-Hyoscyamin** und dessen Epoxid, **L-Scopolamin** sind Hauptalkaloide einiger Gattungen der *Solanaceae* (*Datura, Atropa, Hyoscyamus*). Strukturell verwandt sind die Tropan-Alkaloide der *Erythroxylaceae*, bekanntester Vertreter ist das Cocain. L-Hyoscyamin ist stark giftig. Bei der Extraktion entsteht das Racemat **Atropin** (**D, L-Hyoscyamin**). Atropin wirkt stark pupillenerweiternd und wird daher in der Augenheilkunde verwendet. Atropin-haltige Belladonna-Präparate werden als Beruhigungsmittel und dgl. auch bei Krämpfen, Neuralgien, Seekrankheit, bei Vergiftungen mit *Amanita muscaria, Digitalis*-Arten, Blausäure, Morphin und Pilocarpin eingesetzt. Die höchste zulässige Einzeldosis ist 0,5 – 1 mg. L-Scopolamin dient als Beruhigungsmittel und einleitendes Narkotikum. **Kokain**, das Hauptalkaloid von *Erythroxylum coca*, wurde ursprünglich als Lokalanästhetikum verwendet, Rauschwirkung, Rauschmittel mit hohem Suchtpotential. Anstelle von Cocain werden heute synthetische Anästhetica (z. B. **Novokain**) verwendet.

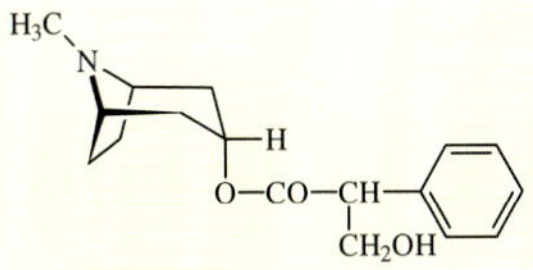

L-Hyoscyamin

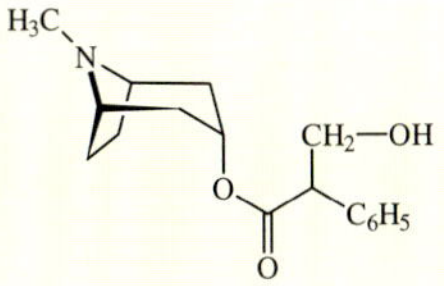

Atropin

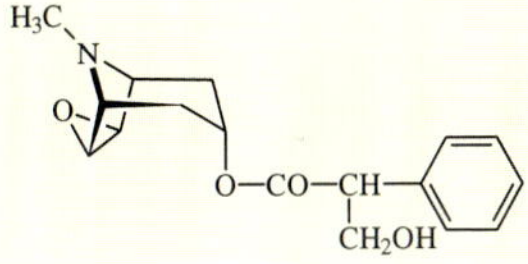

L-Scopolamin

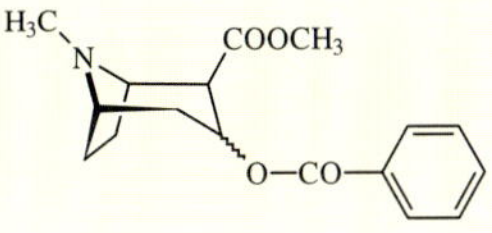

Kokain

Chinolizidin-Alkaloide (Piperidin-Alkaloide, Lupinen-Alkaloide)

Vor allem bei den *Fabaceae* und hier besonders in der Gattung *Lupinus* vorliegend. Ihren Molekülen liegt das bicyclische Chinolizidin-Ringsystem zugrunde, welches sich im **Lupinin** wiederfindet. Häufiger sind komplexer gebaute tetracyclische Alkaloide wie Spartein oder **Lupanin** zu finden. Von Lupanin leiten sich auch tricyclische Alkaloide ab, z. B. das in ***Laburnum anagyroides*** (**Goldregen**) vorkommende, stark giftige

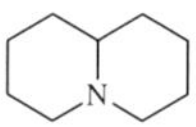

Chinolizidin

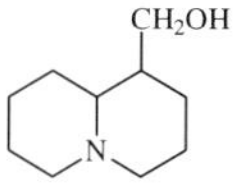

Lupinin

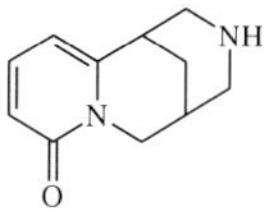

Cytisin

Cytisin. Spartein gehört zu den herzwirksamen Alkaloiden. Es hemmt die Reizbildung und -leitung am Herzen bzw. hat erweiternde Wirkung auf die Herzkranzgefäße, außerdem löst Spartein Erregung der glatten Muskulatur von Uterus und Darm aus.

Alkaloide der *Amaryllidaceae*

Etwa 100 bekannte Alkaloide, die Schlüsselverbindung Norbelladin und einige ihrer Derivate (Belladin, Galanthamin) tragen den Stickstoff nicht in einem Heterocyclus.

Isochinolin- und Benzylisochinolin-Alkaloide; Phenanthren-, Benzophenanthridin- und Berberin-Alkaloide

Gruppe der **Tetrahydroisochinolin-Alkaloide** mit Isochinolin als Grundgerüst, z. B. **Salsolin**, **Anhalinin** (in *Cactaceae*). Wichtiger sind die übrigen Gruppen, deren Vertreter Haupt- und Nebenalkaloide in verschiedenen Pflanzenfamilien repräsentieren (z. B. bei den *Berberidaceae* und *Papaveraceae*). Die Opium-Alkaloide **Papaverin** und **Noscapin** (**Narkotin**) gehören zu den **Benzyl(tetrahydro)isochinolin-Alkaloiden**. Ebenfalls zu den Opium-Alkaloiden zählen einige Phenanthren-Alkaloide (Morphinan-Typ): **Morphin** (Hauptalkaloid), **Codein**, **Thebain**. Hauptalkaloide im Milchsaft von ***Chelidonium majus*** (**Schöllkraut**) sind **Chelidonin** (Benzophenanthren-Typ) und **Berberin** ((Proto-)Berberin-Typ). Von den ca. 30 im **Opium** enthaltenen Alkaloiden sind besonders die Vertreter vom Phenanthren- und Benzylisochinolin-Typ pharmakologisch wichtig. Morphin ist ein wirsames Analgetikum, intravenös verabreicht wirkt es hypnotisch bis narkotisch, bei Missbrauch Suchtgefahr (Morphinismus). Der Gehalt im Handelsopium liegt bei 12 %. Codein wirkt schwach narkotisch, hat verringerte analgetische Wirkung, dämpfende Wirkung auf das Hustenzentrum und wird partialsynthetisch aus Morphin durch Methylierung mit Diazomethan oder aus Thebain hergestellt. Thebain wirkt nicht narkotisch, dient vorwiegend als Ausgangssubstrat für die chemische Synthese von Morphin-Derivaten. Noscapin besitzt ebenfalls anal

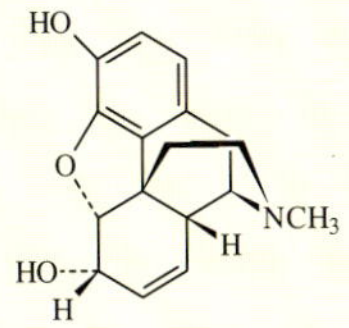

Morphin

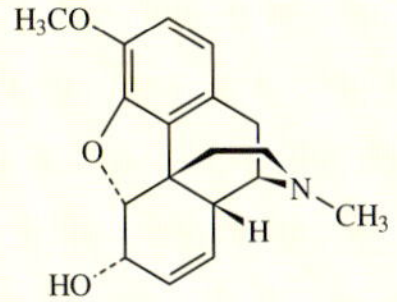

Codein

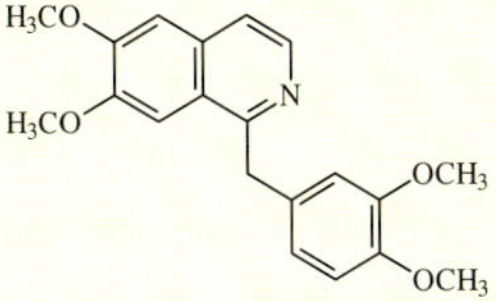

Papaverin

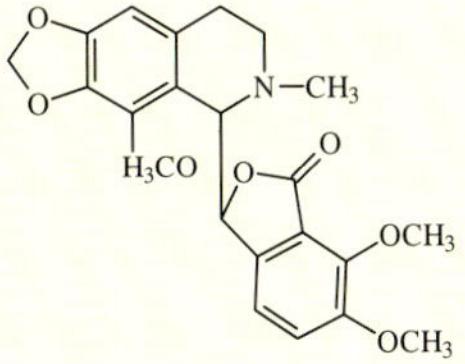

Noscapin (Narkotin)

getische und hustenreizdämpfende Eigenschaften, wirkt physiologisch wesentlich schwächer als Morphin. Die schmerzstillende Wirkung des Mohns wurde offenbar von ägyptischen Ärzten entdeckt (7. Jh.). **Opium** und Morphin unterliegen weltweit den Betäubungsmittelgesetzen.

Phenethylisochinolin-Alkaloide

Auf Grund ihrer Molekülstruktur als modifizierte Isochinolin-Alkaloide anzusehen, z B. **Colchicin**, nichtbasisches (Haupt)alkaloid aus *Colchicum autumnale*. Dieses ist besonders in Knollen und Samen nachzuweisen. **Colchicin** ist ein starkes Mitosegift, es blockiert die Mitose (Zellteilung) in der Metaphase, und wird daher zur Erzeugung polyploider Zellen verwendet. Als Cytostatikum kann bereits in therapeutischen Dosen Gastroenteritis auftreten, höhere Dosen führen zum Tod durch Atemlähmung (LD bei Erwachsenen ca. 20 mg).

Indol-Alkaloide (und verwandte Verbindungen)

Größte Gruppe der pflanzlichen Alkaloide, meist aus dem Indolalkylamin Tryptamin (Ableitung von der Aminosäure Tryptophan) und einem C10- bzw. C9-Molekülfragment bestehend. Die Verbindungsreihen dieser Alkaloid-Gruppe lassen sich auf mehrere Grundtypen zurückführen:

Harman-Alkaloide

Alkaloide der *Rubiaceae*, aber auch im Tabakrauch und getrockneten Zichorienwurzeln (***Cichoria*-Arten**) enthalten. Nach älteren Angaben enthält *Passiflora incarnata* (bzw. *Passifloraceae*) **Harman**, **Harmin**, **Harmalol**, **Harmalin** u. a. **β-Carboline**, neuere Untersuchungen konnten diese Ergebnisse jedoch nicht bestätigen (siehe dazu auch S. 162). ***Banisteriopsis caapi*** (**Ayahuascaliane**) und *Peganum harmala* enthalten Harmalin und Harmin. Beide Substanzen sind starke MAO-Hemmer (s. S. 260).

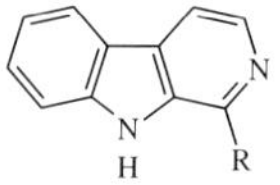

β-Carbolin-Alkaloide (R = CH3: Harman)

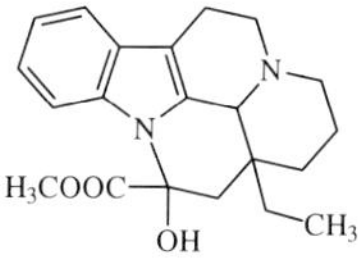

Vincamin (Aspidiosperma-Typ)

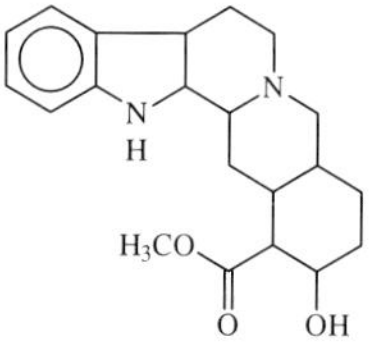

Yohimbin (Yohimbin-Typ)

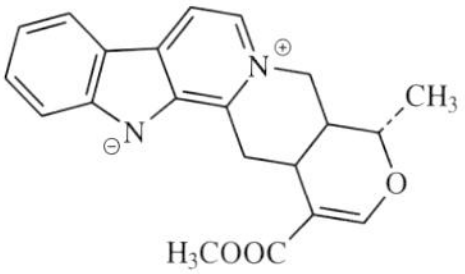

Serpentin (Corynanthe-Typ)

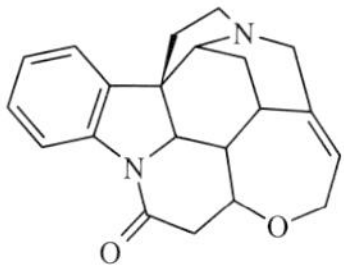

Strychnin (Strychnos-Typ)

Bisal-Alkaloide oder dimere Indol-Indolin-Alkaloide

Relativ kleine Gruppe, Beispiele sind **C-Toxiferin I** in ***Strychnos*-Arten**, wirksamstes und stärkstes Toxin im **Curare**-Pfeilgift sowie **Vincaleucoblastin** (**Vinblastin**) in *Catharanthus roseus*, ein Mitosehemmstoff, findet Verwendung als Cytostatikum. *C. roseus* produziert zahlreiche weitere

Indol-Alkaloide, ca. 60 Verbindungen wurden isoliert. *Rauvolfia*-Arten (Schlangenwurz) produzieren ebenfalls Indol-Alkaloide (über 50 Verbindungen wurden aus der Wurzelrinde isoliert). Typische Verbindungen mit ausgeprägten pharmakologischen Wirkungen (sedierend, blutdrucksenkend) sind **Reserpin**, **Serpentin** und **Ajmalin**. **Strychnin** ist das Hauptalkaloid aus den Samen von ***Strychnos nux vomica*** (**Brechnuss**). Es ist stark giftig, höhere Dosen (60 – 90 mg) erzeugen beim Menschen Muskelkrämpfe und tödlicher Atemlähmung, geringe Dosen werden auch therapeutisch angewendet.

Mutterkorn-Alkaloide

Indol-Alkaloide von großer therapeutischer Bedeutung, ca. 30 Verbindungen, welche nach Infektion des Fruchtknotens von *Claviceps purpurea* im entstehenden Sclerotium (Dauermycel), gebildet werden. Ihnen gemeinsam ist der Ergolin-Grundkörper (daher auch **Ergolin-Alkaloide**).

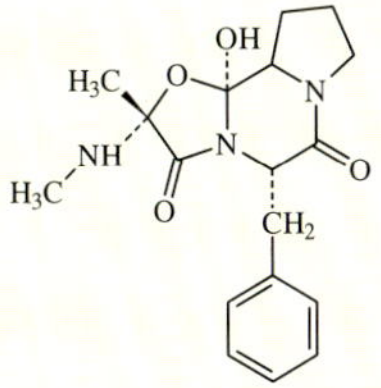

Ergotamin

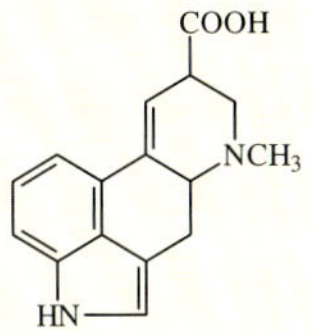

Lysergsäure

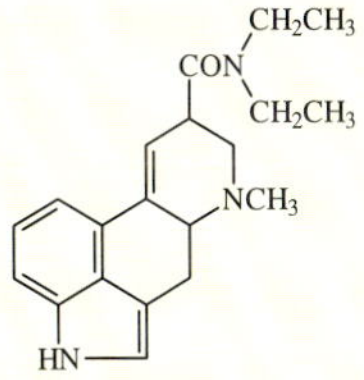

Lysergsäure-diethylamid (LSD)

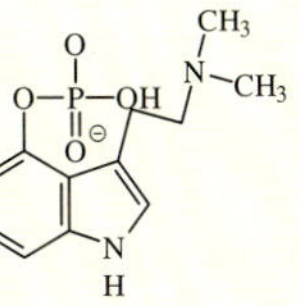

Psilocybin

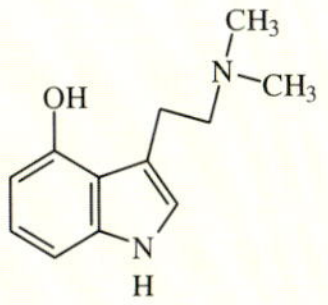

Psilocin

Die Gruppe mit der **Lysergsäure** als Molekülbaustein zeigt pharmakologische Aktivität. Viele Verbindungen werden wegen der Uterus kontrahierenden Wirkung in der Gynäkologie verwendet (z. B. **Ergotamin**). **Lysergsäure-diethylamid** (**LSD**) ist ein starkes Halluzinogen, welches partialsynthetisch aus Lysergsäure hergestellt wird. Bereits Mengen im µg-Bereich bewirken beim Menschen Wahrnehmungsveränderungen und Halluzinationen. **Psilocybin** und **Psilocin** sind Indolalkylamin-Derivate aus Pilzen (*Psilocybe*-Arten u. a.). Diese besitzen psychotrope Wirkungen und sind halluzinogen. Oft werden sie zu den Protoalkaloiden (Einteilungsprinzip nach HEGNAUER) gezählt. Beide sind strukturell verwandt mit dem **Serotonin**. Psilocybin und Psilocin finden Verwendung als Psychopharmaka und sind traditionelle Rauschmittel, besonders in Mexiko.

Chinolin-Alkaloide (China-Alkaloide)

Etwa 30 Verbindungen sind in der Rinde von *Cinochona*-Arten (Chinarindenbaum) zu finden, wo sie größtenteils an Chinasäure gebunden sind. Hauptalkaloide sind Chinin und dessen Stereoisomer Chinidin. Chinonin bzw. Cinchonidin, Chinin und Chinidin haben fiebersenkende und schmerzlindernde Eigenschaften. Chinin war lange das einzige Chemotherapeutikum gegen Malaria.

Purin-Alkaloide

Koffein aus *Coffea*-Arten, typischer Inhaltsstoff des Endosperm der Kaffeebohne (1 – 1,5 %). In getrocknetem schwarzem Tee finden sich bis zu 5 % Koffein (Tee-Koffein wurde auch als **Thein** bezeichnet), im Mate- oder Paraguay-Tee 0,3 – 1,5 %, in Kola ca. 1,5 %, in Guarana-Paste (Produkt aus ***Paullinia cupana***) bis 6,5 %, in Kakao-Kernen ca. 0,2 %. Mäßige Koffein-Mengen regen Herztätigkeit, Stoffwechsel und Atmung an und erweitern die Blutgefäße im Gehirn, während sich die der inneren Organe verengen. Weiter harntreibend (Diuretikum), anregend und stimmungsaufhellend. Chronischer Gebrauch ruft evtl. leichte Formen von Abhängigkeit hervor, Entzugserscheinungen sind z. B. Kopfschmerz. Bei höheren Dosen (≥ 300 mg) kommt es zu Händezittern sowie Druck in der Herzgegend, der LD-Wert beim Menschen liegt bei etwa 10 g. Rein-Koffein wurde 1819 von RUNGE aus Kaffeebohnen gewonnen. 1895 wurde die Koffein-Synthese durch E. FISCHER entwickelt. **Theobromin** ist das Hauptalkaloid des Kakaos (*Theobroma cacao*, 1,5 – 3 Gewichts-%). Es ist vor allem in den fettreichen Keimblättern der Kakaobohne zu finden. Das 1842 von WOSKRESENSKY isolierte Theobromin wirkt diuretisch, gefäßerweiternd sowie anregend auf den Herzmuskel. Die Wirkung ist schwächer als die des strukturverwandten Koffeins. **Theophyllin** (**Theocin**) stammt aus *Camellia sinensis* (Teestrauch). Die therapeutische Anwendung der Reinalkaloide beruht auf der anregenden Wirkung. Für die Wirkung in Genussmitteln ist die kombinierte Wirkung von Purin-Alkaloiden ausschlaggebend: Koffein und Theophyllin in der Kakaobohne; Koffein mit Theobromin und Theophyllin im Teeblatt.

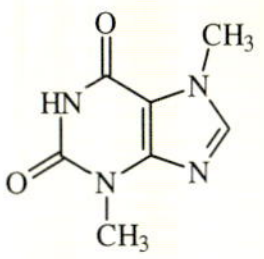

Theobromin

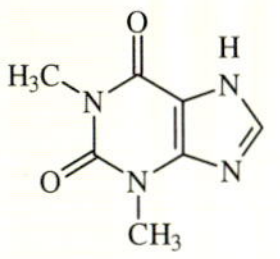

Theophyllin

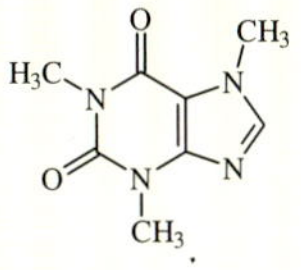

Koffein

Pseudoalkaloide

Oft handelt es sich um Isoprenoide, daher auch **Terpen-Alkaloide**. Deren Einteilung basiert auf der biogenetischen Ableitung der einzelnen Terpen-Verbindungsgruppen:

- **MONOTERPEN-ALKALOIDE** Vorkommen: *Apocynaceae, Cannabaceae, Gentianaceae, Dipsacaceae, Loganiaceae*; z. B.: **Δ9,10-Tetrahydrocannabinol**, Hauptwirkstoff aus *Cannabis sativa*; **Gentianin**.

- **SESQUITERPEN-ALKALOIDE** Vorkommen: *Lamiaceae, Nymphaceae, Orchidaceae, Solanaceae*; z. B.: **Deoxynupharidin** aus ***Nuphar lutea*** (**Teichrose**).

- **DITERPEN-ALKALOIDE** Vorkommen: *Asteraceae, Ranunculaceae*; z. B. **Aconitin** aus *Aconitum*-Arten (LD Mensch vermutlich 1 – 2 mg). Der ostindische *Aconitum ferox* enthält **Pseudoaconitin**, eines der stärksten Pflanzengifte überhaupt, die Pflanze wird als Pfeilgift verwendet. **Salvinorin A** (**Divinorin A**; **Diterpen**) ist der psychoaktive Wirkstoff aus *Salvia divinorum*. Das ebenfalls enthaltene **Salvinorin B** besitzt keine psychoaktiven Eigenschaften. Möglicherweise existieren noch weitere psychoaktive Diterpene.

- **TRITERPEN-ALKALOIDE** Vorkommen: z. B. Daphniphyllin aus *Daphniphyllum*-Arten, **Coniin** aus *Conium maculatum* (**Conium-Alkaloide**) mit Piperidin-Grundgerüst. Die Giftwirkung beruht auf einer Lähmung der motorischen Nervenendigungen, in der Antike wurde der Schierling als Hinrichtungsmittel (Giftbecher des SOKRATES) verwendet.

- **HERZGLYKOSIDE** In ca. 15 Pflanzenfamilien (insbesondere in den Gattungen *Digitalis* und ***Strophanthus***) vorkommend. Herzglykoside besitzen die Dynamik und Rhythmik des insuffizienten Herzmuskels beein-

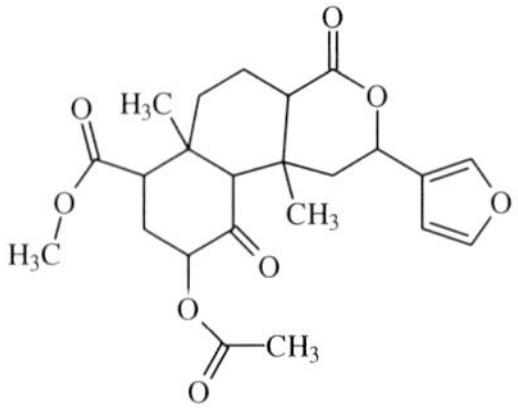

Salvinorin A

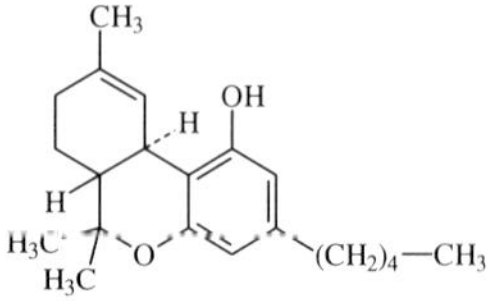

Δ9,10-Tetrahydrocannabinol

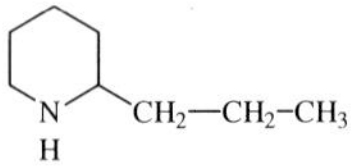

Coniin

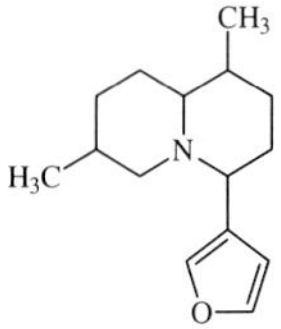

Deoxynupharidin

flussende Wirkung. Die wichtigsten herzwirksamen Verbindungen in *Digitalis*-Arten sind **Digitoxin**, **Digoxin** sowie deren Acetyl-Verbindungen. In *Strophanthus*-Arten **Strophanthin** und **Cymarin**, in *Convallaria*-Arten **Convallotoxin**. **Steroid-Alkaloide** sind meist **Glykoside** (**Glykoalkaloide**). Unterschieden werden C21-Verbindungen und C27-Verbindungen. Der erste Typ ist häufig in *Apocynaceae* nachzuweisen, der C27-Typ wird in zwei Gruppen unterteilt, die vorwiegend von den *Solanaceae* gebildeten Verbindungen und solche aus den *Liliaceae*.

Amine

Die Decarboxylierung von Aminosäuren liefert wichtige pflanzliche Amine (biogene Amine), z. B. **Dopamin**, **Tyramin**, **Cadaverin**. Andere Amine entstehen durch Übertragung von einer Aminogruppe auf ein

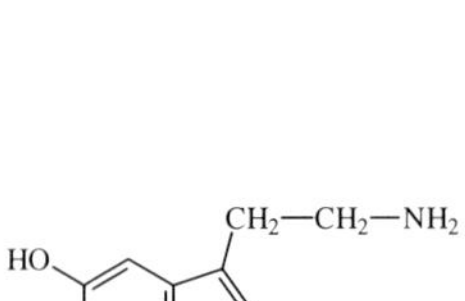

Serotonin

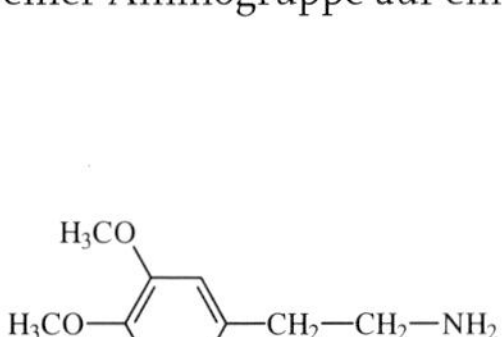

Meskalin

Aldehyd (z. B. Betaine). Durch weitere Umwandlungen entstehen komplexere Amine. Einige sind von pharmakologischem Interesse, z. B. das aus Dopamin entstehende **Meskalin** und das auf ein Tryptamin-Grundgerüst zurückgehende **Serotonin (5-Hydroxytryptamin)**. Meskalin, wichtigstes *Lophophora*-Alkaloid aus *Lophophora williamsii*, mit pharmakologischen Eigenschaften ähnlich **Anhalonidin**, **Lophophorin**, **Pellotin (Peyotin)**, ist schwach giftig, wirkt lähmend auf das Zentralnervensystem, in Dosen von 100 – 200 mg folgen visuelle, farbige Halluzinationen, Veränderung der Sinneseindrücke und gelegentlich Erregung des Brechzentrums und starke Pupillenerweiterung. In größeren Dosen (≥ 400 mg) Blutdruckabfall, Bradykardie (langsame Schlagfolge des Herzens), Atemdepression und Vasodilatation (Erweiterung der Blutgefäße), in hohen Konzentrationen fortschreitende Lähmung. Meskalin wurde 1896 von A. HEFFTNER erstmalig isoliert und im Selbstversuch eingenommen. Meskalin fällt unter das Betäubungsmittelgesetz (BtmG).

Iso(x)azole bzw. deren Derivate

Stickstoff-Heterozyklen, natürlich vorkommende Isoxazol-Derivate, z. B. **die** aus *Amanita muscaria* und anderen *Amanita*-Arten isolierte **Ibotensäure**, welche für die halluzinogene Wirkung des Fliegenpilzes verantwortlich ist(Verwirrung, Sprachstörungen, motorische Unruhe und Veränderungen der Stimmungslage). Beim Entwässern decarboxyliert Ibotensäure und wird zu **Muscimol (Pantherin)**, welches in typischen Vergiftungsfällen ausgeprägte anticholinerge Wirkung besitzt (Tachykardie, Pupillenweitung, Mundtrockenheit). Muscimol wirkt halluzinogen und hemmt die motorischen Funktionen bei Mensch und Tier. **Muscazon**, wahrscheinlich kein nativer Inhaltsstoff, sondern ein photochemisches Abbauprodukt der Ibotensäure, wirkt ebenfalls halluzinogen. Muscarin, ein Atropinantagonist, ist stark giftig. Die Substanz ist in *Amanita*-Arten, aber auch in **Risspilzen** (***Inocybe*-Arten**) und **Trichterlingen** (***Clitocybe*-Arten**) nachzuweisen. Typische Vergiftungssymptome sind Speichelfluss, Schweißausbrüche, Durchfall, Erbrechen, Miosis (Pupillenverengung) und Kreislaufkollaps.

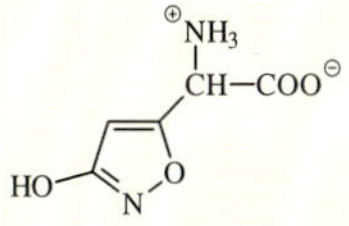

Ibotensäure

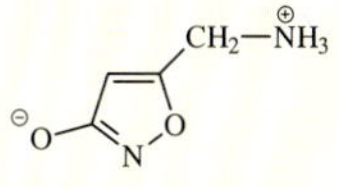

Muscimol

Monoaminoxidase-Hemmer

Monoaminoxidase (Abk.: **MAO**), Enzym, das über eine oxidative Desaminierung den Abbau verschiedener biogener Amine mit einer Aminogruppe (z. B. Katecholamine), z. B. Noradrenalin und Serotonin bewirkt. **Monoaminoxidase-Hemmer** sind Substanzen, die den Abbau von Monoaminoxidase und dadurch den Abbau von Dopamin, Noradrenalin und Serotonin hemmen. Die Dauer der Wirkung reicht je nach Substanz, von wenigen Stunden bis zu mehreren (2) Tagen. Unterschieden werden nichtselektive (z. B. Tranylcypromin) und selektive Monoaminoxidasehemmer (MAO-Hemmer; Wirkung durch Inaktivierung spezifischer Isoenzyme der Monoaminoxidase, z. B. Moclobemid, Selegilin). In der Medizin werden MAO-Hemmer typischerweise im Rahmen einer Langzeitterapie häufig als Anti-Depressiva genutzt (bei täglicher Verabreichung irreversibler Hemmer). Die therapeutische Anwendung ist auf Grund erheblicher Nebenwirkungen weitgehend in den Hintergrund getreten. Bei der Therapie mit MAO-Hemmern ist zu beachten, dass sich der Verzehr aminreicher Nahrungsmittel störend auswirken kann. Nicht zusammen mit MAO-Hemmern eingenommen werden dürfen: Tranquilizer, Alkohol, Amphetamine, Antihistaminika, Asaron, Beruhigungsmittel, Bananen, Ephedrin, Fisch, Kakao, Käse, koffeinhaltige Substanzen, Macromerine, Meskalin, Muskatnuss, Narkotika u.a.

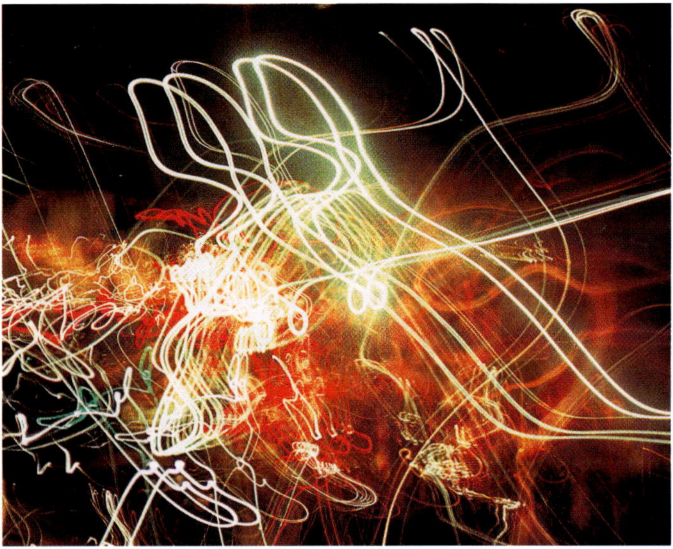

Vergiftungen mit psychoaktiven Substanzen haben mitunter unangenehme Nebenwirkungen.

Vergiftungen

In den meisten Vergiftungsfällen ist es ratsam, Kontakt mit einem Giftberatungszentrum aufzunehmen!

Neben Angaben zur Symptomatik sind folgende Informationen wichtig:

- Wer hat das Gift zu sich genommen? (Alter, Vorerkrankungen u. a.)
- Welcher Giftstoff wurde aufgenommen? (evtl. vorhandene Giftreste aufbewahren)
- In welcher Form wurde das Gift konsumiert?
- Wie wurde der Giftstoff eingenommen?
- Wann wurde das Gift eingenommen?
- In welcher Menge?

Wer? Was? Wie? Wann? Wieviel?

Giftnotruf-Zentralen

BERLIN

Beratungsstelle für Vergiftungserscheinungen und Embryonaltoxikologie

Pulsstr. 3 – 7

14059 Berlin

Tel.: 0 30 / 3 02 30 22

Fax: 0 30 / 34 30 70 21

BONN

Informationszentrale gegen Vergiftungen

Adenauerallee 119

53113 Bonn

Tel.: 02 28 / 2 87 – 32 11

Fax: 02 28 / 2 87 – 33 14

BRAUNSCHWEIG

Medizinische Klinik II des Städt. Klinikums

Salzdahlumer Str. 90

38126 Braunschweig

Tel.: 05 31 / 6 22 90

BREMEN

Kliniken der Freien Hansestadt Bremen Zentralkrankenhaus St.-Jürgen-Straße, Klinikum für Innere Medizin – Intensivstation

St.-Jürgen-Str.

28205 Bremen

Tel.: 04 21 / 4 97 – 52 68,
04 21 / 4 97 – 54 10

Fax: 04 21 / 4 97 – 33 45

ERFURT

Giftinformationszentrum der Länder Mecklenburg-Vorpommern, Sachsen, Sachsen-Anhalt und Thüringen, Klinikum Erfurt

Nordhäuserstr. 74

99089 Erfurt

Briefanschrift: Postfach 595

99012 Erfurt

Tel.: 03 61 / 7 30 – 7 30,
03 61 / 7 31 – 1 (Zentrale)

Fax: 03 61 / 7 30 – 73 17

FREIBURG

Universitäts-Kinderklinik Freiburg, Informationszentrale für Vergiftungen

Mathildenstr. 1

79106 Freiburg

Tel.: 07 61 / 2 70 – 43 61,
07 61 / 2 70 – 43 05

Fax: 07 61 / 2 70 – 44 81

GÖTTINGEN

Georg-August-Universität Göttingen, Kinderklinik und Poliklinik

Robert-Koch-Str. 40

37075 Göttingen

Tel.: 05 51 / 39 – 62 39 (Vermittlung an den diensthabenden Arzt)

Fax: 05 51 / 39 – 62 10 (Zentrale)

HAMBURG

Giftinformationszentrale Hamburg

Rübenkamp 148

22307 Hamburg

Tel.: 0 40 / 63 85 – 33 45,
0 40 / 63 85 – 33 46

HOMBURG/ SAAR

Universitätskliniken, Kliniken für Kinder- und Jugendmedizin

Robert-Koch-Str. 40

66424 Homburg/ Saar

Tel.: 0 68 41 / 16 – 22 57,
0 68 41 / 16 – 28 46

Fax: 0 68 41 / 1 60 (Zentrale)

KIEL

Zentralstelle zur Beratung bei Vergiftungsfällen, I. Medizinische Universitätsklinik

Schittenhelmstr. 12

24105 Kiel

Tel.: 04 31 / 5 97 – 42 68

Fax: 04 31 / 5 97 – 13 02

KOBLENZ

Städtisches Krankenhaus, Kemperhof, Koblenz, I. Medizinische Klinik

Koblenzer Str. 115

56073 Koblenz

Tel.: 02 61 / 4 99 – 21 11,
02 61 / 4 46 60 (Berufsfeuerwehr)

LEIBZIG

Toxikologischer Auskunftsdienst

Härtelstr. 16 – 18

04107 Leibzig

Tel.: 03 41 / 31 19 16

MAINZ

Beratungsstelle bei Vergiftungen, II. Medizinische Klinik und Poliklinik der Universität

Langenbeckstr. 1

55131 Mainz

Tel.: 0 61 31 / 2 32 – 4 66 u. 2 32 – 4 67

Fax: 0 61 31 / 1 76 – 6 05

MÜNCHEN

Giftnotruf München, Toxikologische Abteilung der II. Medizinischen Klinik rechts der Isar der Technischen Universität München

Ismaninger Str. 22

81675 München

Tel.: 0 89 / 41 40 – 22 11

Fax: 0 89 / 41 40 – 24 67

NÜRNBERG

II. Medizinische Klinik des Städtischen Kinikums, Toxikologische Intensivstation

Flurstr. 17

90419 Nürnberg

Tel.: 09 11 / 3 98 – 24 51

Fax: 09 11 / 3 98 – 29 99

PAPENBURG

Marienhospital, Pädiatrische Abteilung

Hauptkanal rechts 75

26871 Papenburg

Tel.: 0 49 61 / 8 30

ÖSTERREICH

Vergiftungsinformation, Allgemeines Krankenhaus

Wehringer Gürtel 18-20

1090 Wien

Tel.: 01 / 40 64 34 30

SCHWEIZ

Schweizerisches Toxikologisches Informationszentrum

Klosbachstr. 107

8030 Zürich

Tel.: 01 / 2 51 51 51

Register

▶ C

▶ D

▸ I

▸ J

▸ K

▸ L

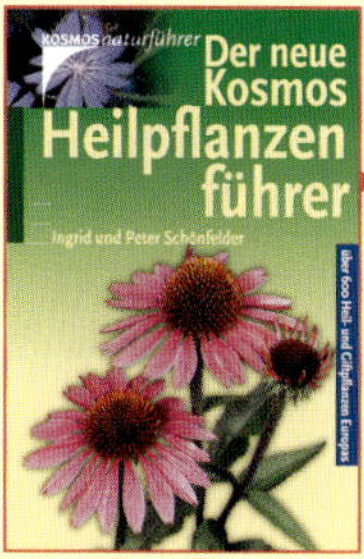
KOSMOS naturführer
Der neue Kosmos
Heilpflanzen führer
Ingrid und Peter Schönfelder
über 600 Heil- und Giftpflanzen Europas

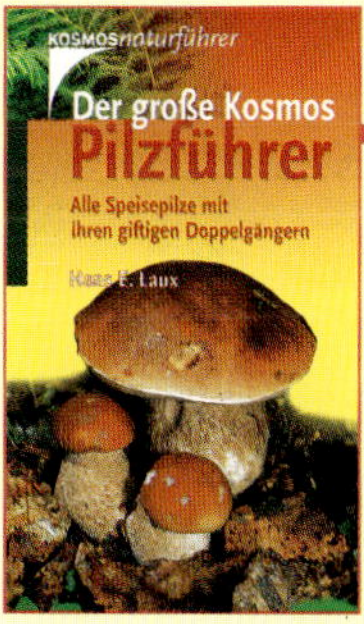
KOSMOS naturführer
Der große Kosmos
Pilzführer
Alle Speisepilze mit ihren giftigen Doppelgängern
Hans E. Laux